ESKKA BASIC SERIES

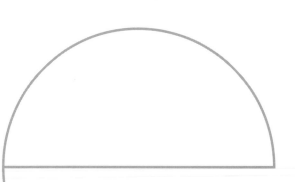

エスカベーシック

公衆栄養学概論
2024／2025

[監修] 芦川　修貳

[編著] 古畑　　公
田中　弘之

[著] 髙橋　佳子
荒井　裕介
岩瀬　靖彦
鈴木　三枝
円谷　由子
笠原　賀子
本田佳代子
内堀　佳子
岡田　文江
間中　友美
古本　美栄
木下　ゆり
児玉小百合
宮城　栄重
白川　海恋

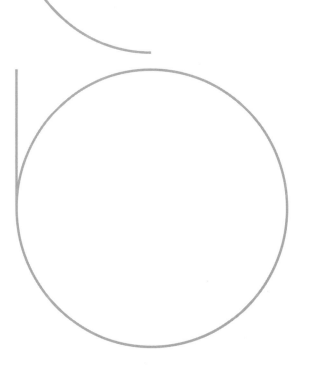

同文書院

『エスカベーシック・シリーズ』の刊行にあたって

　今，管理栄養士・栄養士を取り巻く環境は激変している。2000 年 3 月の「栄養士法」改正により，とりわけ管理栄養士は保健医療分野の重要な担い手に位置づけられた。しかし，現代の大きなテーマとなっている「食の安全」や国民の「健康保持活動」の分野で，管理栄養士・栄養士が十分な役割を果たしているかは意見が分かれるところである。

　同文書院では，2002 年 8 月に「管理栄養士国家試験出題基準（ガイドライン）」が発表されたのを受けて，『ネオエスカ・シリーズ』を新ガイドラインに対応して全面的に改訂し，より資質の高い管理栄養士の育成を目指す教科書シリーズとしての強化を図ってきた。

　『エスカベーシック・シリーズ』は，『ネオエスカ・シリーズ』のいわば兄弟版として位置づけ，ガイドラインの「社会・環境と健康」「人体の構造と機能および疾病の成り立ち」「食べ物と健康」「基礎栄養学」「応用栄養学」「臨床栄養学」「公衆栄養学」「栄養教育論」「給食管理」の各分野の基本を徹底的に学ぶことに焦点をあて，応用力があり，各職域・現場で即戦力になりうる人材の養成を目指すことにした。

　本シリーズは『ネオエスカ・シリーズ』と同様，"基本的な事項を豊富な図表・イラストと平易な文章でわかりやすく解説する"とのコンセプトは踏襲しているが，より一層「コンパクト」に「見やすく」したのが最大の特徴で，内容もキーワードを網羅し，管理栄養士・栄養士養成施設校のみならず，栄養を学ぶすべての関係者に活用いただけるものと，自負している。

　2008 年 4 月

監修者代表

（株）同文書院

執筆者紹介

【監　修】

芦川修貳（あしかわ・しゅうじ）　北海道文教大学　客員教授

【編著者】

和洋女子大学　名誉教授, 聖徳大学　教授
古畑 公（ふるはた・ただし）
　：Chap.1　Chap.2-1, 5　Chap.3-5　Chap.6-2, 3

東京家政学院大学　教授
田中弘之（たなか・ひろゆき）
　：Chap.2-2, 3　Chap.7

【著　者】

和洋女子大学　准教授
髙橋佳子（たかはし・よしこ）：Chap.1　Chap.6-2

千葉県立保健医療大学　准教授
荒井裕介（あらい・ゆうすけ）：Chap.2-1, 4, 5　Chap.4

大妻女子大学　教授
岩瀬靖彦（いわせ・やすひこ）：Chap.3-1 〜 4

金沢学院大学　教授
鈴木三枝（すずき・みえ）：Chap.3-5

相模女子大学　准教授
円谷由子（つむらや・よしこ）：Chap.5

長野県立大学　名誉教授
笠原賀子（かさはら・よしこ）：Chap.6-1, 4

鎌倉女子大学　非常勤講師
本田佳代子（ほんだ・かよこ）：演習問題（Chap.1 〜 7）

東京家政大学　特任講師
内堀佳子（うちぼり・よしこ）：Chap.1　Chap.6-2, 3

晃陽看護栄養専門学校　教授
岡田文江（おかだ・ふみえ）：Chap.1　Chap.3-5　Chap.6-2, 3

晃陽看護栄養専門学校　講師
間中友美（まなか・ゆみ）：Chap.1　Chap.3-5　Chap.6-2, 3

服部栄養専門学校　教授
古本美栄（こもと・みえ）：Chap.1　Chap.3-5　Chap.6-2, 3

東北生活文化大学短期大学部　教授
木下ゆり（きのした・ゆり）：Chap.3-5

駒沢女子大学　教授
児玉小百合（こだま・さゆり）：Chap.3-5　Chap.6-1

金沢大学　助教
宮城栄重（みやぎ・さかえ）：Chap.6-1

和洋女子大学　助手
白川海恋（しらかわ・かれん）：Chap.1　Chap.3-5　Chap.6-2, 3

まえがき

　本書は，栄養士・管理栄養士にとって必要な専門分野のうち，公衆栄養学分野の内容をまとめたものです。管理栄養士養成校の導入教育にも使用できるように編集していますが，とくに，次の6点をポイントとして作成させていただきました。また読者の使いやすさを考え，関連資料のQRコードを新たに掲載しました。

①基本的な内容は，特定非営利活動法人日本栄養改善学会の「栄養士養成のための栄養学教育モデル・コア・カリキュラム」および一般社団法人全国栄養士養成施設協会の「栄養士実力認定試験」にも対応できるものとなっております。さらに，「管理栄養士国家試験出題基準（ガイドライン）」に沿った構成となっています。

②「日本人の食事摂取基準（2020年版）」をはじめ，「第4次食育推進基本計画」「食生活指針」（2016年8月改正）など最新の保健医療分野の施策を網羅した内容になっています。

③図表を多く採用し，可能な限り，最新の数値等の情報を分かりやすく，記述に留意しています。

④各章のまとめの学習を効果的に進められるように，章末に演習問題を設けております。

⑤教員が本書を活用する際に，図表をボード上などに示して講義を進めやすくできるよう，図表データをまとめたCD‐ROMを無償で供与いたします。

⑥将来に向けて国家試験を受ける人の学びの一助となることを期して，「管理栄養士国家試験出題基準（ガイドライン）」に沿ったものとするために，内容の充実・刷新を図りました。

　本書は，栄養士・管理栄養士の教育内容がたくさんあるなかで，とくに，地域活動，集団健康管理，行政など，「公衆栄養学」の視点から地域や集団を対象とした公衆栄養活動のもっとも基礎となるものを取りまとめました。また，毎年収載内容のアップデートを行っておりますので，実践的にも大いに活用していただけたら幸いです。

　また，本書は，お忙しいなか，関係する諸先生方が，各章それぞれ分かりやすさと正確さを追求してまとめてくださいました。ただ，短時間で執筆をお願いしましたことから，思わぬ表現や分かりにくい表現があるかもしれません。何かお気づきの点等がありましたら，まず，私ども編著者にご連絡いただけますようお願いいたします。

　最後に，本書の企画・編集・発行について，同文書院の編集担当者には，多大なるご尽力に対して敬意と深謝を申し上げる次第です。

　　　2024年4月

　　　　　　　　　　　　　　　　　　　　　　　　　　　　　　　　　　　　編著者一同

c o n t e n t s ■もくじ

まえがき   iii

chapter **1**　**公衆栄養学の概念**　　　　1

1　**公衆栄養学の概念**　　1
　1）公衆栄養学とは　　1
2　**公衆栄養活動**　　4
　1）公衆栄養活動の目的　　4
　2）公衆栄養活動の現状と課題　　4
　3）保健・医療・福祉・介護システムと公衆栄養活動　　16
　4）コミュニティと公衆栄養活動（多機関連携）　　17
　5）WHO の健康格差の社会的決定要因に関する概念的枠組み　　17
　6）災害時の公衆栄養活動　　19
　7）新型コロナウイルス感染症（COVID-19）　　20
◆　**演習問題**　　22

chapter **2**　**わが国の健康・栄養問題の現状と課題**　　　　23

1　**国民の健康状態の変遷**　　23
　1）医療統計：国民医療費の現状，有訴者，通院者の状況など　　23
　2）生活習慣病の増加　　24
　3）自殺，精神衛生の現状　　31
2　**少子化社会の現状と栄養・健康政策**　　32
　1）少子化社会の現状　　32
　2）少子化社会の健康・栄養政策　　35
3　**高齢化社会の現状と栄養・健康政策**　　37
　1）高齢化社会の現状　　37
　2）高齢化社会の健康・栄養政策　　42
4　**わが国の食生活の変遷**　　48
　1）国民健康・栄養調査　　48
　2）食生活の変化　　54
　3）BMI（体位）とメタボリックシンドローム（内臓脂肪症候群）　　59
5　**食料需給と食料自給率**　　62
　1）食料需給の課題　　62
◆　**演習問題**　　74

chapter **3**　**公衆栄養マネジメント**　　　　75

1　**公衆栄養のマネジメント**　　75
　1）公衆栄養マネジメントの概念－「地域診断」の意義と目的－　　75
　2）公衆栄養のマネジメントサイクル　　76
2　**公衆栄養スクリーニング・アセスメント**　　76
　1）栄養スクリーニング　　77
　2）栄養アセスメント　　78
3　**公衆栄養プログラムの目標設定**　　82
　1）公衆栄養アセスメント結果の評価　　82
　2）改善課題の抽出　　82

3）短期，中期，長期の目標設定　82
4）改善課題に基づく改善目標の設定　82
5）公衆栄養プログラムの立案　82
6）公衆栄養プログラムの実施と関係者等の役割　83
4　公衆栄養プログラムの評価　83
5　公衆栄養プログラムの展開　85
1）公衆栄養活動と行政栄養士の業務　85
2）都道府県，保健所設置市および特別区，市町村の公衆栄養活動　87
3）食環境づくりのためのプログラムの展開　90
◆　演習問題　96

chapter 4　栄養疫学　97

1　栄養疫学の概要　97
1）疫学とは　97
2）栄養疫学とは　99
3）食習慣と健康・生活習慣病　100
2　栄養疫学調査の内容　100
1）疫学の手法　100
2）食事調査の方法と活用　104
◆　演習問題　110

chapter 5　わが国の栄養・食料政策　111

1　公衆栄養活動と関連行政・法規　111
1）わが国の健康・栄養行政　111
2）わが国の栄養士・管理栄養士制度　112
3）公衆栄養関連法規　114
2　わが国の健康づくり施策の変遷　121
1）健康日本21　121
2）「健康な食事」の普及について　125
3）健康的で持続可能な食環境戦略イニシアチブ　125
4）食育推進計画　128
5）健康科学（増進）センターの業務　130
3　栄養・健康指導のガイドライン　130
1）食生活，運動，休養等のガイドライン　130
2）地域集団の特性別プログラムの展開　139
◆　演習問題　146

chapter 6　諸外国の健康・栄養政策　147

1　世界の健康・栄養問題の現状と課題　147
1）栄養・食料水準の現状　147
2）栄養政策　149
3）世界の人口と食料・栄養問題　156
2　国際機関の健康・栄養政策　166
1）世界保健機関（World Health Organization：WHO）の動向　166

　　2）国連食糧農業機関（Food and Agriculture Organization：FAO）の栄養・食料政策等　169

3　世界の農産物生産と需要動向　170
　　1）世界の穀物需給の推移と現状　170
　　2）2050年における世界の農産物需要の見通し　171
　　3）遺伝子組換え（GM）作物と日本の食料事情　172

4　諸外国の栄養士制度　174
　　1）諸外国の栄養士制度　174
　　2）国際栄養士連盟（ICDA）と国際栄養士会議（ICND）　176
　　3）アジア栄養士連盟（AFDA）とアジア栄養士会議（ACD）　177
　　4）東京栄養サミット2021　178
◆　演習問題　180

chapter 7　日本人の食事摂取基準　　　　　　　　　　　　　　　　　181

1　日本人の食事摂取基準（2020年版）　181
　　1）食事摂取基準の策定方針　181
　　2）策定の基本的事項　184

2　日本人の食事摂取基準の活用（基本的な考え方）　188
◆　演習問題　199

関連法規抜粋：1．栄養士法　　200
　　　　　　　2．健康増進法　　201
　　　　　　　3．食品衛生法　　204
　　　　　　　4．日本農林規格等に関する法律（JAS法）　　209
　　　　　　　5．食育基本法　　212
　　　　　　　6．地域保健法　　214
　　　　　　　7．母子保健法　　215
　　　　　　　8．高齢者の医療の確保に関する法律　　217
　　　　　　　9．食品表示法　　223
関連資料①　：地域における行政栄養士による健康づくり及び栄養・食生活の改善の基本指針について　　226
関連資料②　：「健康日本21（第三次）」目標・指標・目標値　　230
付表　　　　：日本人の食事摂取基準（2020年版）　　235

さくいん　246

> ［QRコードについて］
>
> 本教科書は主要統計や法令等の元資料にアクセスできるよう，各所にQRコードを付しています。
> 統計・資料は省庁・団体のホームページと「政府統計e-Stat」，法令は「e-Gov法令検索」を主に
> 使用（2024年2月1日確認）。各ホームページのURLは改修等により変わる可能性があります。

1 公衆栄養学の概念

〈学習のポイント〉
- 公衆栄養学の概念を中心に，公衆栄養学の枠組みや歴史を理解し，栄養士・管理栄養士として栄養学における実践的活動への発展を目指す。
- 公衆栄養学とは，われわれ人間集団を対象とした実践栄養学であることを明らかにし，公衆栄養活動を通じて，人々の健康の維持・増進について理解する。
- 公衆栄養活動の現状と問題点から，個人の栄養改善とともに，地域，社会集団のための科学，学問，手段の概要を学ぶ。

1. 公衆栄養学の概念

1）公衆栄養学とは

（1）公衆栄養とは

公衆栄養（Public Health Nutrition）とは，われわれ人間（ヒト）における地域，集団の健康・栄養問題を解決するために，さまざまな要因（原因）を分析し，公衆の健康・栄養を保護するための実践的な方法を究明する学問であるとともに，科学的根拠に基づいた実践栄養学（Evidence Based Nutrition；EBN）である，というふたつの側面として位置づけられる。

健康・栄養問題に影響を与える要因としては，気候変動，地球温暖化[*1] にはじまり，国際経済や食料需給，環境汚染[*2]，食物連鎖[*3]，食品の安全・安心，食事・食環境，開発途上国の人口の増加[*4] など，さまざまあり，取り巻く問題も，世界的にますます複雑化してきている。

"生命は食に有る"といわれるように，人々は食物なくしては生命を維持することはできない。健康であるためには，もっとも基本的なこととして，食物を摂ることを通してエネルギー・栄養素を過不足なく摂取しなければならない。

（2）栄養学とは

栄養学は，人間（ヒト）の身体と食物との関係を明らかにするための基礎栄養学と，栄養素の過不足に起因する疾病の予防（一次予防）・治療（二次予防）を目的とした臨床栄養学とを中心として発展してきた。このような歴史的経緯を背景に，栄養学の実践的応用は，主として，人間（ヒト）の健康と栄養素摂取の関連を中心とした健康・栄養知識の教育と普及・実践活動におかれてきた。しかしながら，人間（ヒト）の栄養問題は，健康・栄養に関する知識のみでは解決できないものである。

人間（ヒト）の健康・栄養を取り巻く成立要因は，食物はもちろんのこと，所得（収入），家族構成，地域，環境，あるいは地方公共団体，国の政策など，さまざまなものがあり，これらが複雑に絡んでいる。

*1 **地球温暖化**：工場や自動車から排出されるCO_2が原因で地球表面の大気や海洋の平均温度が，上昇する現象。

*2 **環境汚染**：人間の生産，および生活活動によって生じる空気・水・土壌などの環境の劣悪化。大気汚染，水質汚濁などのほか，オゾン層破壊，地球温暖化などの要因ともなっており，問題となっている。p.15参照。

*3 **食物連鎖（Food chain）**：自然界における生物が，「捕食（食う）・被食（食われる）」の関係で鎖状につながっていること。この食物連鎖にともなう有害物質の生物濃縮は，人間の健康に大きな影響を与える。p.15参照。

*4 **「開発途上国の人口の増加」に係る世界人口の推移について**：世界人口の推移は，国連の推計人口によると，1950年で約25億人，2022年11月には80億人を突破した。2030年の推計は約85億人，2050年では約97億人とされている。p.156参照。

公衆栄養学は，こうした広範な領域にわたる学問であり，さまざまな環境下で生活を営む人間（ヒト）を，個人としてばかりでなく，集団としてもとらえ，学ぶことが重要である。

（3）公衆栄養学の概念と発展過程

　一般的に栄養学の基本は，個人の健康の保持・増進を目的とした適切な栄養素摂取のための栄養アセスメント（Nutritional Assessment）[*1]といえる（p.78 参照）。公衆栄養（学）の概念をまとめると，「集団・地域における健康・栄養の保持・増進のために必要な健康・栄養政策，公衆栄養活動を組織的，システム的に企画・実施・評価し，健康・栄養上の問題の改善を図る」ということになる。

　「公衆栄養」という用語には種々のとらえ方があり，国際的には"Public Health Nutrition"や"Community Nutrition"などを踏まえた解釈がある。すな

＊1　栄養アセスメント：個人，あるいは集団の栄養状態を種々の栄養指標や身体計測・生化学検査・臨床検査・食事摂取状況などから得たデータに基づき，客観的に評価すること。

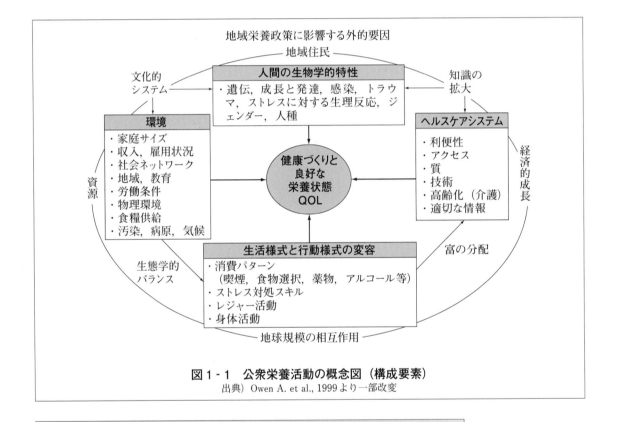

図1-1　公衆栄養活動の概念図（構成要素）
出典）Owen A. et al., 1999より一部改変

●食品の安全・安心とは
　今日，市場に多種多様な食品が豊富に出回っているなか，消費者はこれまでにも増して，豊かで健全な食生活を求めている。その一方で，農作物への農薬の残留，畜産・水産業における抗生物質などの使用，未承認の食品添加物，病原性大腸菌O157などによる食中毒，遺伝子組換え食品，内分泌かく乱化学物質の健康への影響，BSE（牛海綿状脳症），偽装表示事件などといった，さまざまな食品に関する問題が起きている。

わち，公衆栄養学は，人々に対して健康に関する知識や技術を啓発・伝授するものであるといえる。このような目的に対する栄養教育やキャンペーン運動などの取り組みは「公衆栄養活動」とよばれ，ヘルスプロモーション（health promotion）[*1]であり，地域住民のエンパワメント[*2]や生活の質の向上[*3]（QOL：Quality Of Life）を目指すものである（図1-1）。また支援の方法として，発症のリスクの高い個人を対象としたハイリスクアプローチと，集団や社会を対象としたポピュレーションアプローチがある（p.104参照）。

（4）栄養士・管理栄養士教育課程における公衆栄養学の位置づけ

公衆栄養学が栄養士・管理栄養士教育の教科のひとつとして取り入れられたのは，1973（昭和48）年度からである。栄養審議会意見具申において，「栄養学の基礎学習を指導対象の健康の保持・増進に役立てるという，いわば応用栄養学，実践栄養学，栄養指導の面での基礎理論，技術面の研究はいまだ不十分であり，栄養指導が真にその目的を果たしていない」という問題提起がなされ，それに応えるために公衆栄養学が創設されたのである。

とくに近年は，社会生活の複雑多様化にともない，健康阻害要因が増加している。たとえば，エネルギーの過剰摂取，若年女性や高齢者の低栄養，偏った食物摂取，慢性的な運動不足，過剰なストレスなどである。また，有訴者率，受療率[*4]の増加，それにともなう国民医療費の増大，疾病構造の変化にともなう食生活関連の生活習慣病の増大，肥満，貧血，高血圧などのいわゆる半健康人[*5]の増加など，国民の保健，医療，福祉，介護などを取り巻く社会環境はいちじるしく変化している。そのため，健康増進，栄養指導を進めるにあたっても，公衆栄養的視点に立った対応がきわめて重要となっている。

このように，栄養指導の複雑化と栄養指導に対する社会的要請に沿って，栄養士・管理栄養士教育への期待を込め，公衆栄養学が教科として位置づけられた。

●予防医学の概念

予防には，一次予防，二次予防，三次予防という3つの概念があり，それぞれをまとめると，以下の表のようになる。

一次予防	・健康増進 ・疾病予防 ・特殊予防	生活習慣の改善，生活環境の改善，健康教育による健康増進を図るとともに，予防接種による疾病の発生を予防したり，事故防止による傷害の発生を予防したりすること。
二次予防	・早期発見 ・早期対処 ・適切な医療と合併症対策	発生した疾病や障害を，検診などにより早期に発見し，早期に治療や保健指導などの対策を行い，疾病や傷害の重症化を予防すること。
三次予防	・リハビリテーション	治療の過程において，保健指導やリハビリテーションなどによる機能回復を図るなど，社会復帰を支援し，再発を予防すること。

2. 公衆栄養活動

1) 公衆栄養活動の目的

　公衆栄養活動の目的は,「集団または個人の健康問題が食事や栄養の種々の因子とどのように関連するか, 問題解決のためにどうあるべきかを明らかにして, 健康の維持・増進, ヘルスプロモーション, 疾病の予防といった一次予防, ひいては人々の生活の質（QOL）の向上を図ること」である。公衆栄養活動とは, それらに必要な知識や技術に関する学問, その理念, さらには地域保健, 栄養教育の考え方をもとに, 実際の健康・栄養問題の解決に向けた種々の栄養活動におけるアセスメント, 企画, 立案, 実施, 評価にいたる公衆栄養マネジメントサイクル（p.76 参照）および実践活動のことである。

　また, これら公衆栄養活動は, 各領域の専門家を含め, 地域住民とともに組織的, システム的に行う実践活動である。

2) 公衆栄養活動の現状と課題

(1) 公衆栄養活動の歴史

　わが国の公衆栄養活動の歴史は, 1864（元治元）年, 松本良順が西洋の衛生

表1-1　わが国の公衆栄養活動のおもな歴史

年		できごと
1864	元治元	松本良順が『養生法』を著す
1909	明治42	脚気予防調査会が設置される
1910	明治43	鈴木梅太郎がオリザニン（ビタミンB$_1$）を発見
1914	大正3	佐伯矩が私立栄養研究所を設立
1920	大正9	国立栄養研究所設立
1926	大正15	「栄養技手」が誕生
1927	昭和2	大阪衛生試験所に栄養研究部門を設置　→　栄養学の科学的研究の開始
1937	昭和12	保健所法の制定
1938	昭和13	厚生省発足　→　栄養行政が内務省から移管された
1939	昭和14	食糧統制の開始　→　食糧不足から国民の栄養状態が低下
1941	昭和16	第1回日本人の栄養所要量策定
1945	昭和20	連合国軍総司令部（GHQ）の指令により東京都内の栄養調査が行われた
1946	昭和21	初めての国民栄養調査（現, 国民健康・栄養調査）が行われた
1947	昭和22	栄養士法の制定　→　栄養士の資格が法制化, 保健所法の制定　→　栄養士配置を規定
1948	昭和23	医療法の制定
1952	昭和27	栄養改善法の制定
1954	昭和29	学校給食法の制定　→　全国の小中学校で給食が開始された／栄養指導車（キッチンカー）導入
1958	昭和33	厚生省から「6つの基礎食品」が発表された
1961	昭和36	特別食加算制度の開始
1962	昭和37	栄養士法の改正　→　管理栄養士制度の発足
1964	昭和39	東京オリンピック終了後, 国民に体力づくりの機運が高まり, 国民の健康体力増強対策についての閣議決定がなされた

年		できごと
1975	昭和50	第1次改定日本の栄養所要量策定
1978	昭和53	「国民健康づくり運動」の開始（第一次国民健康づくり対策）
1981	昭和56	栄養教育としての「6つの基礎食品」の普及について（改定）
1985	昭和60	栄養士法一部改正　→　管理栄養士国家試験制度導入（第1回目の国家試験は昭和62年実施） 「健康づくりのための食生活指針」が初めて公表された
1988	昭和63	「アクティブ80ヘルスプラン」策定（第二次国民健康づくり対策）
1989	平成元	「健康づくりのための運動所要量」発表
1990	平成2	「健康づくりのための食生活指針（対象特性別）」発表／「外食料理の栄養成分表示ガイドライン」発表
1993	平成5	「健康づくりのための運動指針」発表
1994	平成6	「健康づくりのための休養指針」発表／保健所法の改正 地域保健法の成立　→　保健所と市町村保健センターの業務が明確にされた 健康保険法の一部改正　→　入院時食事療養制度，管理栄養士による訪問栄養食事指導料・入院患者の栄養食事指導料が新設
1995	平成7	栄養改善法の一部改正　→　特別用途食品制度の開始
1996	平成8	食品の栄養表示基準制度の法制化／「成人病」から「生活習慣病」の概念へ
1997	平成9	HACCP，衛生管理マニュアルの導入　→　O157に対する危機管理策
2000	平成12	「21世紀の国民健康づくり運動（健康日本21）」策定 栄養士法の一部改正　→　管理栄養士が免許制になる 文部省，厚生省，農林水産省が合同で「食生活指針」を策定／介護保険法が施行
2001	平成13	「健やか親子21（第1次）」スタート
2002	平成14	健康増進法の成立，栄養改善法の廃止
2003	平成15	健康増進法の一部改正　→　国民栄養調査から「国民健康・栄養調査」へ 食品安全基本法の成立　→　内閣府に食品安全委員会が設置される
2004	平成16	栄養教諭制度の創設　→　2005（平成17）年度から実施 「日本人の食事摂取基準　2005年版」策定
2005	平成17	食育基本法が成立／介護保険法の改正　→　栄養ケア・マネジメントが保険給付の対象になる 厚生労働省，農林水産省が合同で「食事バランスガイド」策定
2006	平成18	「健康づくりのための運動基準2006」「健康づくりのための運動指針2006（エクササイズガイド2006）」策定／「食育推進基本計画」発表
2007	平成19	「新健康フロンティア戦略」策定
2008	平成20	「特定健康診査・特定保健指導」が開始 行政栄養士の業務に関する基本方針が示される（厚生労働省通知）
2009	平成21	消費者庁発足 食品衛生法，健康増進法の一部改正　→　食品などの表示制度が消費者庁に移管される
2013	平成25	「食品表示法」が公布／「健康日本21（第二次）」スタート
2015	平成27	「食品表示法」施行／『健康な食事』の普及について」通知／「健やか親子21（第2次）」スタート
2016	平成28	診療報酬改定で，外来栄養食事指導料が130点から260点に加算／「食生活指針」一部改定
2017	平成29	「地域高齢者等の健康支援を推進する配食事業の栄養管理に関するガイドライン」発表 JAS法を改正（「農林物資の規格等に関する法律」から「日本農林規格等に関する法律」に変更）
2018	平成30	「食品衛生法」の改正（HACCPに沿った衛生制度の整備など） 「健康増進法」の改正（受動喫煙防止の強化）
2019	令和元	「日本人の食事摂取基準（2020年版）」策定／「特別用途食品の表示許可基準」改正
2020	令和2	新型コロナウイルス（COVID-19）がパンデミック（世界的大流行） 「日本食品標準成分表2020年版（八訂）」発表
2021	令和3	「第4次食育推進基本計画」発表 「自然に健康になれる持続可能な食環境づくりの推進に向けた検討会」報告書発表 「妊産婦のための食生活指針」改定し，「妊娠前からはじめる妊産婦のための食生活指針」を発表 「東京栄養サミット2021」開催
2023	令和5	「健康日本21（第三次）」基本方針発表

学を『養生法』として著したことからはじまる。同書のなかで，初めて「食品重量と栄養成分は百をもって算す」と紹介されて以来，今日の「日本食品標準成分表 2020 年版」をはじめ市販食品などの栄養成分にいたるまで，この食品重量に対する栄養成分の原則に基づき，「100（％/g）」となる表示となっている。これは，『養生法』の登場から起算して，実に，150 年間以上もの長きにわたって，続いている表示法である。

　なお，わが国の公衆栄養活動のおおまかな流れを，表 1 - 1 にまとめた。

①戦後混乱期・復興期の公衆栄養活動（1945～1964）

（a）国民栄養調査の開始

　終戦直後の 1945（昭和 20）年には戦時下の栄養不足により，多くの人々が栄養失調であり，飢餓による死者も出るような状態であった。

　このような情状を受け，連合国軍総司令部（GHQ）からわが国の政府に対し，緊急食料対策の基礎資料とするため，一般住民の栄養調査を実施すべきとの司令が出され，同年 12 月に東京都内において栄養調査が行われた。翌年からは，年 4 回の国民栄養調査（現，国民健康・栄養調査）が実施されることとなった。

（b）厚生省栄養課の創設

　1946（昭和 21）年，厚生省（当時）公衆保健局（1948 年から公衆衛生局に名称変更）に栄養課が新設された。同課は栄養行政を担当し，国民に対する栄養改善指導，集団給食指導，国民栄養調査などを実施した。

（c）保健所法，栄養士法，医療法の制定

　現行憲法の施行と同時期の 1947（昭和 22）年 9 月に保健所法が制定され，栄養士配置が規定された。また，同年 12 月には新たに栄養士法が制定された。さらに，1948（昭和 23）年，医療法が制定され，100 床以上の病院への栄養士配置が規定された。乳児院，虚弱児施設および事業所付属の寄宿舎についても，関係法により栄養士配置が規定された。

●**佐伯 矩（さいき ただす，医学博士，1889 年 9 月 1 日－ 1959 年 11 月 29 日）**
　栄養学の創始者であり，「栄養学の父」とよばれている人物。
　医学から栄養学を独立させ，栄養研究所，栄養士制度を発展させるとともに，栄養は保健・経済・道徳の基本をなすとして，「栄養三輪」を唱えた。
　著書『栄養』では，栄養学だけでなく食料政策にも言及し，「魚類を重んじ畜産は小動物にすべき」と提唱している。
　自分で料理をすることはほとんどなかったといわれている。

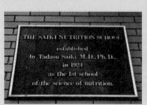
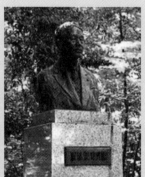

▲佐伯 矩像

※ここに掲載の写真は，佐伯栄養専門学校に許諾を得て掲載

(d) 栄養改善法の制定

1952（昭和27）年に栄養改善法が制定され，各種栄養改善施策が法的根拠のもとに実施された。

(e) 学校給食法の制定

1954（昭和29）年に学校給食法が制定され，全国の小中学校で，順次，給食が開始された。また，同年，東京都にはじめて栄養指導車（キッチンカー）が登場し，保健所が中心となり，地域に応じた機能的な栄養指導が行われた。1956（昭和31）年にはアメリカからの援助を得て，栄養指導車の導入も進み，全国的な取り組みとなっていった。

(f) 6つの基礎食品

1958（昭和33）年に，栄養教育の重要性から，厚生省（当時）が教材のひとつとして「6つの基礎食品」を発表し，1981（昭和56）年に食品標準成分表の改定等に伴い見直され，現在にいたるまで活用されている。同年には病院における基準給食制度が創設され，その後，1961（昭和36）年に特別食加算制度もスタートし，病院における栄養士の位置づけの進展に貢献した。また同じころ，不足する栄養素を添加，強化した食品が栄養改善法（現，健康増進法）により制度化され，ビタミン B_1 強化米，カルシウム強化パンなどが製造販売された。

(g) 管理栄養士制度の発足

1962（昭和37）年，栄養士法の一部改正により管理栄養士制度が制定（翌年に施行）された。また栄養改善法の一部改正により集団給食施設に管理栄養士配置の努力規定がなされ，1964（昭和39）年4月から施行された（p.114参照）。

②経済成長期の公衆栄養活動（1965～1990）

(a) 健康増進センターの設置

1964（昭和39）年の東京オリンピック終了後，政府だけでなく民間においても健康体力づくりの機運が高まり，国民の健康体力増強対策についての閣議決定がなされた。1965（昭和40）年4月には，厚生省（当時）栄養課の所管事務に健康増進事業が取り上げられ，1972（昭和47）年度には健康増進モデルセンターが宮崎県，兵庫県に設置された。これ以後，各都道府県で健康増進センター（健康科学センター）の設置が進んだ（p.130参照）。

(b) 第一次国民健康づくり対策の発足

1978（昭和53）年度より，国民の総合的な健康づくりをめざした「国民健康づくり運動」が開始され，①生涯を通じた健康づくり事業の推進，②地域における対人保健サービス充実のための市町村保健センターの創設，③全国の市町村に健康づくり推進協議会を設置して各種の健康づくり事業を実施，④（財）健康づくり振興財団を設立し，マスメディアを中心とする健康づくり思想の普及啓発，など，健康づくりの諸施策が講じられた。また，この健康づくり運動においては，地域における自主的なボランティア活動を積極的に推進するとして，「食生活改善推進員（ヘルスメイト）」が誕生した（p.89参照）。

さらに，1985（昭和 60）年に厚生省（当時）から，はじめて「健康づくりのための食生活指針」が公表された（p.130 参照）。

(c) 第二次国民健康づくり対策（「アクティブ 80 ヘルスプラン」）の推進

厚生省（当時）では，1988（昭和 63）年度から国民健康づくり運動の第二次計画として，21 世紀の超高齢化社会に対応すべく，80 歳になっても自分で身の回りのことができ，社会参加もできるアクティブな高齢者となるための「アクティブ 80 ヘルスプラン」を作成し，新たに，健康運動プログラムの作成および指導にあたる健康運動指導士の養成を開始した。また，1989（平成元）年 7 月，厚生省から「健康づくりのための運動所要量」が発表され，さらには，翌年 9 月に対象特性別（成長期，成人病予防，高齢者，女性（母性を含む）の別）食生活指針が策定された。これらに加えて，同年，厚生省より「外食料理の栄養成分表示ガイドライン」が示され，ファミリーレストランのメニューなどへの栄養成分表示の推進が図られた（p.88 参照）。

③平成の公衆栄養活動（1991〜2018）

(a) 健康づくりのための運動指針，休養指針

厚生省（当時）は，1993（平成 5）年に「健康づくりのための運動指針」を，翌年に「健康づくりのための休養指針」を策定した（p.136, 138 参照）。

(b) 地域保健法の制定と地域公衆栄養活動

1994（平成 6）年に，保健所法が改正されて地域保健法が成立し，保健所と市町村保健センターの業務が明らかになった。あわせて，栄養改善法が一部改正された。これを受けて 1997（平成 9）年度より，保健所は地域保健に関する専門的・技術的な指導，集団給食の施設指導を行い，市町村保健センターは地域住民のニーズに沿った栄養相談・指導サービスを行うこととなった（p.117 参照）。

(c) 病院食制度の改善

1994（平成 6）年の健康保険法の一部改正により，入院時の食事代の一部負担が制度化され，基準給食制度は入院時食事療養制度に改編された。また，管理栄養士による在宅患者の訪問栄養食事指導料，入院患者の栄養食事指導料が新設された。

(d) 栄養表示基準制度の法制化

1995（平成 7）年，当時の栄養改善法の一部改正により，強化食品の厚生大臣（現，内閣総理大臣）による表示許可制度が廃止され，特殊栄養食品制度は特別

●現代の食生活

現代の食生活は，四季の感覚が薄まり，食べることへの感謝さえも忘れつつあるのが実情である。健全な食文化は健全な食から，そして，健全な食は健全な環境から生み出されるものである。そのため，食のあり方や役割，食と環境の結びつきや課題について考える必要があるといえる。

用途食品制度となった（p.90 参照）。また，同年度から国民栄養調査（現，国民健康・栄養調査）は 3 日間調査から 1 日調査に変更され，個人別栄養調査を導入した（p.48 参照）。さらに，栄養改善法の一部改正により，1996（平成 8）年 5 月から食品の栄養表示基準制度が法制化された。

（e）成人病から生活習慣病へ

1996（平成 8）年の公衆衛生審議会において，加齢に基づいて用いられてきた成人病の代わりに，「生活習慣病」の概念が提案された（p.24 - 31 参照）。

（f）健康日本 21（21 世紀の国民健康づくり運動）

厚生省（当時）は，21 世紀の国民健康づくり運動として，具体的な数値目標を示した「健康日本 21」施策を立ち上げた（p.122，表 5 - 1 参照）。

（g）管理栄養士の免許化等，栄養士法の改正

2000（平成 12）年 3 月末，栄養士法の一部改正が議員立法で可決成立した。これにより管理栄養士の資格は登録制から免許制に改められ，また，実務経験による受験資格の見直しが行われた（p.114 参照）。あわせて，管理栄養士業務のひとつとして，「傷病者の療養のための栄養指導」が位置づけられた。同年 4 月，文部省，厚生省，農林水産省（ともに当時）の 3 省合同で食生活指針が策定されるとともに，栄養教育教材（ポスターなど）なども策定された。翌年の 2001（平成 13）年 1 月，省庁再編により厚生省と労働省が厚生労働省として再編成され，栄養行政は，健康局総務課生活習慣病対策室所管となり，2005（平成 17）年に厚生労働省と農林水産省の 2 省合同による，食生活指針の実現化の

●フード（food）のつくさまざまなことば－食環境を見直そう－

19 世紀にはじまった産業革命は，さまざまな製品の大量生産を可能にし，工業的な大発展を遂げた 20 世紀を経て，21 世紀にいたるまでの人々の生活を大きく変化させてきた。こうした流れのなかで，食生活もまた大量生産，大量消費という時代の流れに巻き込まれてきている。

しかしここにきて，「人間らしさ」「自然との共存」という視点から，「食」を見直そうとの動きが生まれ，フード（食）のつく多くのことばが使われるようになった。本書でも取り上げているが，そのいくつかをここに列挙する。

- スローフード：伝統的な食，食材を見直し，地域に根ざした食文化の保護を目指した活動（ファストフードの対義語）。
- フードロス（食品ロス）：まだ食べられるのに廃棄されてしまった食品（p.65）。
- フードバンク：規格外あるいは賞味期限の近い食品を無償で提供する活動（p.65）。
- フードマイレージ：食品の移送に伴い排出される CO_2 など環境への負荷の算出方法（p.70）。
- フードデザート：過疎化や都市部での小売店の閉店等により日常的に生鮮食品の入手が困難になる状況（p.43）。
- フードシステム[*1]：農漁業生産者が生産した食物が，流通，加工され，それを国民が入手し，摂取するという食物のトータルな流れのこと。

- - - - - - - - - -
＊1 **フードシステム**：その構成主体には，農漁業，食品製造業，食品卸売業，食品小売業，外産業，食料消費者とその影響要因（諸制度，行政措置，各種技術革新等）が含まれる。
- - - - - - - - - -

ための「食事バランスガイド」が作成された（p.130 参照）。

(h) 介護保険法の制定

1997（平成 9）年 12 月，高齢者の介護を社会全体で支え合う仕組みとして，介護保険法が成立，2000（平成 12）年 4 月に施行されている。

(i) 健康増進法の制定

2002（平成 14）年 8 月，健康日本 21 の施策を踏まえた形で「健康増進法」が成立し，翌年 5 月 1 日に施行された。これにともない，栄養改善法は廃止され，栄養改善法に規定されていたおもな事項は，以後，健康増進法において規定されることとなった（p.114, p.201 参照）。

(j) 食品安全基本法の成立

食品の偽装事件や BSE（牛海綿状脳症）の発生などから，食の安全・安心への関心が高まり，2003（平成 15）年に「食品安全基本法」が制定された。また，内閣府には「食品安全委員会」が設置された（p.111 参照）。

(k) 栄養教諭制度の誕生

2004（平成 16）年に，学校教育法などの一部改正により「栄養教諭制度」が創設され，2005（平成 17）年度から実施された。栄養教諭は，食に関する指導の中核的な役割を担うものとして「栄養に関する専門性」と「教育に関する資質」の両方が求められている。

(l) 食育基本法の制定

2005（平成 17）年 6 月に，①国民の心身の健康増進・豊かな人間形成，②食に関する感謝の念と理解，③食料自給率の向上，④食の安全性の確保，などを基本理念とする「食育基本法」が成立し，管理栄養士・栄養士などの役割がますます重要となった（p.116, p.128, p.212 参照）。

(m) 栄養所要量から食事摂取基準へ

それまで給食管理，栄養指導の基礎とされてきた栄養所要量はエビデンス（科学的根拠）レベルの高い論文などをもとに各データの精査が進められ，2005（平成 17）年度から食事摂取基準に改められた。2020（令和 2）年度からは「日本

● 「日本人の食事摂取基準」に法的根拠ができた！

「日本人の食事摂取基準」（2000〈平成 12〉年までの名称は，「日本人の栄養所要量」とされていた）は，5 年ごとに改定が行われ，日本人の栄養素などの摂取基準として大変重要な役割を担ってきているものである。しかし，その策定については，法律には規定されていなかった。

2009（平成 21）年の消費者庁発足時に健康増進法の一部改定がおこなわれ，同時に，健康増進法に食事摂取基準を定めることが盛り込まれたことにより，法的根拠ができた。

「日本人の食事摂取基準」策定の歴史は古いが，法的根拠ができたのはこのときがはじめてなのである。

人の食事摂取基準（2020年版）」が適用されている（p.181「Chapter7」参照）。

（n）介護保険における栄養ケア・マネジメントの導入

　2005（平成17）年の介護保険法の改正により，栄養ケア・マネジメントが保険給付の対象となり，管理栄養士の資質向上が要請されることとなった（p.45参照）。

（o）健康フロンティア戦略・新健康フロンティア戦略

　国民の健康寿命を2年程度伸ばすことを目的に2005（平成17）年に健康フロンティア戦略が，また2007年には健康寿命の延伸，予防活動重視の新健康フロンティア戦略が発表された。健康フロンティア戦略は2014年に，また新健康フロンティア戦略は2016年に終了し，その主な施策は健康日本21（第二次）に引き継がれた（p.123参照）。

（p）健康づくりのための運動基準・運動指針

　2006（平成18）年7月に厚生労働省研究班から，健康づくりのための運動，身体活動の目安となる「健康づくりのための運動基準2006」「健康づくりのための運動指針2006（エクササイズガイド2006）」が策定された。2013（平成25）年には「健康日本21（第二次）」の開始に伴い，新たに「健康づくりのための身体活動基準2013」および「健康づくりのための身体活動指針（アクティブガイド）」を発表した（p.136参照）。

（q）医療保険者への特定健康診査・特定保健指導の義務づけ

　「高齢者の医療の確保に関する法律」に基づき，2008（平成20）年度から40〜74歳を対象に，生活習慣病に着目した特定健康診査・特定保健指導が医療保険者に義務づけられ，治療より予防に重点をおき，国民医療費の適正化を図るこ

● 「和食」が世界遺産に登録

　2013（平成25）年12月，ユネスコ無形文化遺産保護条約の第8回政府間委員会において，日本の「和食：日本人の伝統的な食文化」についての登録が決まった。

　わが国の国土は南北に長く，周囲が海に囲まれていて，山岳地帯が国土の中央を貫く。その気候はモンスーン気候で，春夏秋冬の四季がはっきりしており，年平均降雨量は1,800mmにも達する。こうした自然環境を背景に，海・山・里では四季折々の食材が豊かに実る。しかし，「和食」は，食料自給率が40%を割っている今，危機に瀕しているといっても過言ではない。そのような中，今回の世界遺産への登録は，「和食」の良さを世界にPRする絶好の機会となった。

　「和食」は，野菜，魚，肉，大豆製品，米によって構成され，栄養バランスに優れている。米，麦，雑穀などを炊いたご飯と，魚介類・肉類・野菜類にだしなどを加えた主食，主菜，副菜の形式は，栄養バランスがとりやすい。その端的な例が学校給食である。わが国ではパンと牛乳を加えた完全給食が1950年からはじまった。1976年には米飯給食が導入され，2018年には週3回以上米飯給食を実施している学校が小・中学校の95.2%となっている。

ととなった（p.141 参照）。

　特定健康診査はメタボリックシンドローム（内臓脂肪症候群）の予防に着目した健診で，その意義は，健診が自分自身の健康状態を認識する機会となり，その結果を日常の生活習慣に反映し，生活習慣の改善に寄与していくことにある。

　一方の特定保健指導は，特定健康診査で「動機づけ支援」「積極的支援」（それぞれ，Chapter5 p.143 の図5 - 12 を参照）に該当した人（以下，対象者）に対してのみ実施されるもので，対象者が健康的な生活に向けて主体的に改善できるよう，働きかけやアドバイスを行うものである。なお，健診受診者全員に対して生活習慣病の特性や生活習慣に関する基本的な理解のための「情報提供」が行われている。こうした働きかけやアドバイスは，管理栄養士が医師，保健師とともに連携してあたることとなっているが，対象者の意識改革，行動変容をうながす効果的な指導が課題となっている。特定保健指導により，2024（令和6）年度から2032（令和14）年度までの糖尿病有病者数の増加を1,350 万人に抑えることを目指した。

　2024（令和6）年度から開始される健康日本21（第三次）の目標に設定された各指標と連携して取り組みを進めている。

(r) 行政栄養士の業務基準

　2013（平成25）年3月，食育基本法，高齢者の医療の確保に関する法律などを踏まえて，厚生労働省から「地域における行政栄養士による健康づくり及び栄養・食生活の改善について」の新たな通知が出され，業務の基本方針が示された（p.85 参照）。

(s) 消費者庁発足にともなう食品表示制度の改正

　2009（平成21）年9月1日の消費者庁発足にともない，食品衛生法と健康増進法の一部改正が施行され，食品などの表示制度が厚生労働省から消費者庁に移管された。食品衛生法については，食品などの表示に関する権限を内閣総理大臣に移管，食品等表示基準を定めるときには国民の意見を求めるとし，あらかじめ厚生労働大臣に協議しなければならないとされた。また，健康増進法の特別用途食品の表示の許可・承認については内閣総理大臣が行うが，厚生労働大臣の意見を求めるとされた（p.111 参照）。

(t) 管理栄養士国家試験出題基準（ガイドライン）の改定

　厚生労働省は，2019（平成31）年3月に管理栄養士国家試験出題基準を改定した。以降，おおむね4年ごとに改定を行っている。

(u) 食品表示法の施行

　食品表示については以前は，食品衛生法，JAS法，健康増進法に定められていたが，この三法を一体化した「食品表示法」が2015（平成27）年4月から施行された。食品表示法は，食品を摂取する際の安全性および一般消費者の自主的かつ合理的な食品選択の機会を確保するため，食品の表示に関する包括的かつ一元的な制度として公布された（p.90，p.120 参照）。

(v)「食生活指針」改定

　文部科学省，厚生労働省，農林水産省は，2016（平成28）年6月に「食生活指針」の改定を行った。「食生活指針」は2000（平成12）年3月に当時の文部省，厚生省および農林水産省が連携して策定したものだが，策定から16年を経てその間に「食育基本法」の制定，「健康日本21（第二次）」の開始，和食のユネスコ無形文化遺産への登録など，食生活に関する幅広い施策の進展を受けて改定されることになった（p.130参照）。

(w) 地域高齢者等の健康支援を推進する配食事業の栄養管理に関するガイドライン

　厚生労働省は，2017（平成29）年3月に「地域高齢者等の健康支援を推進する配食事業の栄養管理に関するガイドライン」を発表した。これは地域社会の高齢化が急速に進展するなか，高齢者の低栄養・フレイルや生活習慣病の予防，健康寿命の延伸を目的としたもので，配食を利用する地域の高齢者が適切な栄養管理を行えるよう配食事業者向けに策定されたものである（p.47参照）。

(x) 食品衛生法の改正

　2018（平成30）年6月に15年ぶりに改正された。改正の背景には，外食や中食など食の外部化が一般化し食環境が大きく変化したこと，毎年1,000件を超える食中毒が発生しその患者数も2万人前後で推移していること，海外からの観光客の増加により国際基準での食の安全化が求められていたことがある。

　改正の概要としては，広域的な食中毒事案への対策強化，HACCP（ハサップ）[*1]に沿った衛生管理の制度化，特別な注意を必要とする成分等を含む食品による健康被害情報の収集，国際整合的な食品用器具・容器包装の衛生規制，営業許可制度の見直し，食品リコール情報報告の制度化，輸出入食品の安全証明があげられている。HACCPは国際的な食の安全性に関する衛生管理基準として米国，EUでは義務化されている。今回の改正によって，日本においても2021（令和3）年6月から小規模営業者を含むすべての食品等事業者（食品の製造・加工，調理，販売等）でのHACCPに沿った衛生管理の実施が義務づけられた（なお1回の提供食数が20程度未満の施設は対応が不要）。

　（巻末関連法規抜粋　p.204参照）。

④令和の公衆栄養活動

(a) 第4次食育推進基本計画

　2021（令和3）年4月から2025年度までを対象期間とした第4次食育推進基本計画が発表された。第4次食育推進基本計画では，「生涯を通じた心身の健康を支える食育の推進」（国民の健康の視点），「持続可能な食を支える食育の推進」（社会・環境・文化の視点），「『新たな日常』やデジタル化に対応した食育の推進」（横断的な視点）の3つを重点課題とし，これらをSDGs（持続可能な開発目標）の観点から総合的に推進していくことを目指している（p.128参照）。

---

*1　**HACCP（ハサップ）:** HACCP（Hazard Analysis and Critical Control Point：危害分析重点管理点）。食品の安全を確保するため，原料の調達から最終製品までの各段階で予想される食中毒菌や異物混入を特定・分析し，防止に必要な管理項目を設けてチェックする方法。日本では，1996（平成8）年に病原性大腸菌O157による食中毒が多発し，厚生省（当時）は1997（平成9）年，O157対策の危機管理策としてHACCPを導入，衛生管理マニュアルを作成し，食品製造，給食施設などの衛生管理の徹底を図った。2021年10月1日現在，国内の食品製造業（959事業所）で，HACCPを「すべて又は一部の工場・工程に導入している」事業所は61.9％，「導入途中の工場がある」5.2％，「今後，導入予定」32.8％となっている（農林水産省調査）。

(b) 自然に健康になれる持続可能な食環境づくりの推進に向けた検討会「健康的で持続可能な食環境戦略イニシアチブ」

　2021（令和3）年6月に厚生労働省は「自然に健康になれる持続可能な食環境づくりの推進に向けた検討会」報告書を発表した。これは，少子高齢化のさらなる進展による「人生100年時代」の到来を見据え，健康無関心層を含めた自然に健康になれる食環境づくりの推進を図ることを目的に，食品事業者，関連省庁，関連諸団体が連携し，持続可能な食環境づくりを推進することを目指している。さらに2022（令和4）年には，同報告書ならびに東京栄養サミット2021での日本政府の食環境へのコミットメントに基づき，「健康的で持続可能な食環境戦略イニシアチブ」が設立された。同イニシアチブでは，食塩の過剰摂取，若年女性のやせ，経済格差に伴う栄養格差，地球環境に配慮した食品開発・製造などの栄養課題，環境課題に産学官等の協同で取り組んでいく。（p.125参照）。

(c) 健康日本21（第三次）基本方針

　2023（令和5）年5月に，厚生労働省は「国民の健康の増進の総合的な推進を図るための基本的な方針」を示した。この方針は，2024（令和6）年度から2035（令和17）年度まで実施される「健康日本21（第三次）」を推進するものである（p.125参照）。「健康日本21（第二次）」の最終評価において示された課題に加え，健康日本21（第三次）の計画期間に予想される社会変化を踏まえ，「全ての国民が健やかで心豊かに生活できる持続可能な社会の実現」というビジョン実現のため「誰一人取り残さない健康づくりの展開」および「より実効性をもつ取組の推進」を行い，その基本的な方向を「①健康寿命の延伸・健康格差の縮小」「②個人の行動と健康状態の改善」「③社会環境の質の向上」「④ライフコースアプローチを踏まえた健康づくり」の4つとしている。

(d) 飲酒ガイドライン（案）

　2023（令和5）年11月に厚生労働省は，飲酒に関する初めてとなるガイドライン「健康に配慮した飲酒に関するガイドライン」（案）を発表した。本ガイドラインは，アルコール健康障害の発生の防止を目的に，国民一人ひとりがアルコールについての理解を深め，自ら予防に注意を払い，不適切な飲酒を減らすために活用することを目的にしている[*1]。

　ガイドラインでは，健康に配慮した飲酒の仕方として，①自分の飲酒状況への配慮，②あらかじめ飲む量を決める，③飲酒前または飲酒中に食事を摂る，④飲酒の合間に水を飲む，⑤1週間のうち禁酒日を設ける，などをあげている。長期にわたり多量の飲酒を行うことで，アルコール依存症，生活習慣病，肝疾患，がんなどの発症のリスクが高まるとされている。

（2）公衆栄養活動の現状と問題点

　わが国では，現在，少子・高齢化が進行している。また，健康面においては，がん，心臓病，脳血管疾患などのいわゆる生活習慣病が増加しており，こうした傾向は今後も続いていくものと予測されている。

[*1] 厚生労働省では，生活習慣病のリスクを高める1日あたりの平均純アルコール摂取量を男性40g以上，女性20g以上と定めている（純アルコール20gはビール500mlに相当）。

①生活習慣病対策

　生活習慣病は，いったん発症すると治癒するまでに長時間を要するため，医療・福祉・介護などの費用負担が大きく，国民生活と国家財政に深刻な影響を及ぼすことが危惧されている。そのため，これらの疾病への対策が求められており，食事を中心とした「一次予防」(p.3 のコラム「予防医学の概念」参照) の重要性が強調されている。

　しかし，疾病の予防・健康増進につながる適正な食生活を実践するには，それを可能とする食料の生産・供給・流通が図られなければならない。また，わが国は中国に次ぐ食料輸入大国であり，食料自給率は供給熱量ベースで 40% 未満と，ほかの先進諸国では例をみない低水準で推移しており，食料の安定供給・国の安全保障といった観点からも懸念される状況にある。

②生態系と食料・栄養

　日本を含む先進国における大量生産・大量消費・大量廃棄をベースとした産業・経済活動は，大気汚染や公害の発生[*1]，生態系の異常など地球環境の悪化をもたらしている。なかでも，温暖化による干ばつの増加，またその逆の集中豪雨の頻出といった極端な気候の変化が，世界の農産物生産に悪影響を及ぼしている。さらに，食の安全性の面でも，BSE（牛海綿状脳症）や鳥インフルエンザの流行など，新たな問題も生じている。

　生態系とは，一定の地域における生物の集まりと，それを取り囲む環境を一体として地域をとらえたものである。生態系は，a.林野，山地，平原平野などの「陸上生態系」，b.海洋，湖沼，河川などの「水界生態系」，c.耕地などの「人工的な生態系」，d.「都市型の生態系」に分類される。これら生態系には，それぞれ，動物も植物もあわせてさまざまな生物が存在しているが，それらすべてをまとめて考えるとき，「生物群集」という。この生物群集の間では，つねに，「食うか食われるか」の関係が生じることになり，このことを「食物連鎖」（図 1 - 2）という。

③生態系保全・持続可能性を踏まえた公衆栄養活動

　今日，地球上では，経済の発展や科学技術の進歩，そして急激な人口増が進むなか，温暖化やオゾン層の破壊など，地球規模で環境の破壊が進行している。そのため，生態系における「食物連鎖」にさまざまな悪影響を及ぼしている。

　そうしたなかで，環境重視の経済活動や環境保全，CO_2 の排出削減，天然資源の保護や循環

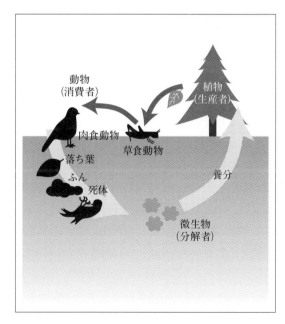

図1-2　食物連鎖図

- - - - - - - - - - - - - -
＊1　**公害による健康被害**：水俣湾沿岸地域の水俣病（メチル水銀に汚染された魚介類），神通川下流地域のイタイイタイ病（カドミウムに汚染された米，野菜），阿賀野川下流地域の新潟水俣病（メチル水銀に汚染された川魚），四日市市臨海地域の四日市ぜんそく（主に硫黄酸化物による大気汚染）が 4 大公害病とよばれている。このほかにも，宮崎県・土呂久砒素公害（ヒ素，ヒ素粉塵），大阪市・西淀川公害訴訟（硫黄酸化物等による大気汚染），都市圏での光化学スモッグ（光化学オキシダント）などがある。
- - - - - - - - - - - - - -

型社会の構築など，生態系保全のための活動を進めている。公衆栄養活動でも，生態系を考慮した活動がますます重要になってきている（p.166参照）。

④食料安全保障と公衆栄養活動

食料は人間の生命維持に欠かすことのできないものであるだけでなく，健康で充実した生活の基礎として重要な要素である。

1999（平成11）年に公布・施行された「食料・農業・農村基本法」では，食料安全保障の観点から，国内の農業生産の増大を図ることを基本として，これに輸入および備蓄を適切に組み合わせることで，凶作や輸入の途絶などの不測の事態にあっても，国民への食料の安定的な供給を確保することを目指している。

このため，不測の事態に備え，日ごろからこうした要因の影響等を分析，評価するとともに，不測の事態が生じた場合の具体的な対応手順の整備を進めておくことが重要となる。なかでも2022年2月に勃発したロシアによるウクライナ侵攻による国際的な原材料価格の上昇や同時期に始まった円安，また世界的な人口増加による食料需要の増大，気候変動による農作物の生産減少など，日本の食料安全保障への懸念が高まっている。そのため食料安全保障の強化に向けた構造転換対策として，肥料の国産化，飼料自給率の向上，米粉の利用拡大，食品原材料の切替などの施策が行われている。

また食環境は，食へのアクセス（フードシステム）と食・健康情報へのアクセスのふたつの側面からとらえられており，望ましい食環境の整備には，適切で安全な食料の安定的供給の確保が重要となる。

3）保健・医療・福祉・介護システムと公衆栄養活動

（1）地域保健対策の中核としての公衆栄養活動

公衆栄養活動は，保健，医療，福祉，介護の各分野とのネットワークを構築して展開されている。厚生労働省の「地域保健対策の推進に関する基本的な指針（最終改正，令和5（2023）年3月）」では，「少子高齢化の更なる進展や人口の減少といった人口構造の変化に加え，単独世帯や共働き世帯の増加など住民の生活スタイルも大きく変化するとともに，がん，循環器疾患，糖尿病，慢性閉塞性肺疾患等の非感染性疾患（NCDs）の増加，新興・再興感染症の感染拡大をはじめとする健康危機に関する事案の変容など地域保健を取り巻く状況は，大きく変化している。一方，地方公共団体間において地域保健に係る役割の見直しが行われる中，地域保健の役割は多様化しており，行政を主体とした取り組みだけでは，今後，さらに高度化，多様化していく国民のニーズに応えていくことが困難な状況となっている。また，保健事業の効果的な実施や高齢化社会に対応した地域包括ケアシステムの構築（p.45参照），社会保障を維持・充実するため支え合う社会の回復が求められている」と現状を規定している。

（2）医療等における公衆栄養活動（多職種連携）

この現状を打開するため，①都道府県・市町村の本庁，保健所，保健センタ

一，地方衛生研究所間の連携および地域医療機関，福祉サービス機関とのネットワーク形成の推進，②医療，介護，福祉等の関連施策との有機的な連携，③科学的な根拠に基づく地域保健対策の推進，④ソーシャル・キャピタルを活用した地域保健基盤の構築（ソーシャル・キャピタルについては，「4）コミュニティと公衆栄養活動」参照），⑤地域住民が安心して暮らせる地域社会の実現，など地域保健対策を総合的に推進することを掲げている。

また医療法に基づき都道府県が6年ごとに策定する医療計画では，がん，脳卒中，心筋梗塞などの心血管疾患，糖尿病，精神疾患の5疾病，また救急医療，災害時医療，へき地医療，周産期医療，小児医療，新興感染症等の6事業ならびに在宅医療の医療連携体制構築を推進している。

4）コミュニティと公衆栄養活動（多機関連携）

公衆栄養活動におけるコミュニティとは，単に「となり近所」という意味合いではなく，「一定の地域に居住した同じ課題，思いを持った人たちの集団」と考えるべきである。コミュニティを考える場合，近年，「ソーシャル・キャピタル」という概念が注目されている。「ソーシャル・キャピタル」とは，物的資本や人的資本に並ぶ新しい概念で，「"人々の協調行動"（支えあい）を活発にすることによって，社会の効率性を高めることのできる，"信頼""規範""ネットワーク"といった社会組織の特徴」（米国：Robert David Putnam）のことをさす。コミュニティにとって，人と人との信頼関係を醸成し，社会を円滑かつ効率的に多機関の機能を連携させることが重要になってくる。

また，公衆栄養活動の推進のためには，この地域住民の健康意識を高めることが重要である。住民の健康意識を高めるためには，地域全体の健康指標を住民に提示し，具体的な目標を設定することが必要である。行政栄養士がになう，地域の主な公衆栄養活動を表1-2に示した。

5）WHOの健康格差の社会的決定要因に関する概念的枠組み

WHOが2010年に発表した「健康の社会的決定要因のための概念的枠組み（A Conceptual Framework for Action on the Social Determinates of Health）」では，健康格差解消のための施策に必要となる分析モデルが示されている（図1-3）。

ここでは健康格差の根本的な要因として社会的階級，性差（ジェンダー），人種などの構造的決定要因（Structural Determinants）が，格差の社会的決定要因（Social Determinants）として存在することが示されている。これらの差別により教育の機会，職業，そして収入が限定され，階層化された社会経済的地位が作り出される。

つぎの段階でひとり一人が属する社会的地位を反映した，中間（媒介的）決定要因（Intermediar Determinants）である健康の社会的決定要因（Social Determinants of Health）が影響してくる。劣悪な構造的決定要因がもたらすこ

表1-2 地域栄養活動の業務内容（例）

項　目	内　容
地域の実態把握 （分析・施策化・評価）	住民健診・健康栄養相談などで把握した情報について，分析・検討を行い，改善計画を立案し施策の推進を図る。 評価は事業の区切りごとに行い，次の活動に反映させる。
住民に対する健康教育 （栄養相談）	乳児期～高齢期 ライフステージに応じた健康教育・栄養相談
地区組織の育成	住民参加型の健康づくり 食生活改善の取り組み支援 ボランティア組織づくり ネットワーク化の推進 ファシリテーターの活用
連携体制づくり	日常活動を通じて住民と関係機関，団体，企業の関係者も含めて体制を強化する。
危機管理	健康管理上，食中毒・感染症・災害発生時の飲食に関する健康危機への対応が必要。 地域の自治会，食生活改善推進員と連携を密にする。 危機発生時の情報を住民や関係機関から収集し，迅速に地域提供できる体制づくりに参画する。

出典）笹谷美惠子・江田節子編著『地域栄養活動論』同文書院，2011

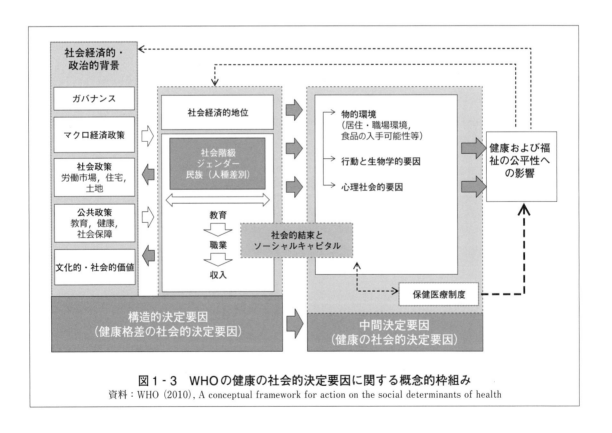

図1-3　WHOの健康の社会的決定要因に関する概念的枠組み
資料：WHO（2010），A conceptual framework for action on the social determinants of health

うした中間決定要因は，非衛生的な居住環境，食料不足，劣悪な労働環境，不健康な生活習慣，ストレスの多い環境などとなり，その結果，非感染性疾患をはじめとする慢性疾患に罹患しやすくなる。つまり劣悪な構造的決定要因の影響下にある人々は，劣悪な中間決定要因に結びつき易くなり，その結果，「健康格差」が生まれ，フィードバックされることで，健康格差の拡大という悪循環となる。

ただしこうした劣悪な環境に「保健医療制度」が介入し，集団健診，栄養指導，食料援助，労働環境の改善，メンタルヘルスケアなどにより，格差の是正が可能となる。また「構造的決定要因」と「中間決定要因」を仲介するものとして「社会的結束（Social Cohesion）」と「ソーシャル・キャピタル」が存在し，地域住民による相互扶助などにより，環境を改善し得ることを示している。

今後，保健行政において，社会的結束やソーシャル・キャピタルは，「構造的決定要因」と「中間決定要因」を仲介するものとして，重要な役割を果たしていくものと考えられている。

6）災害時の公衆栄養活動

日本栄養士会では，2012（平成24）年に大規模自然災害発生時に迅速に被災地での栄養・食生活支援活動を行う「災害支援栄養チーム（JDA-DAT：Japan Dietic Association-Disaster Assistance Team）」を設立し，被災地における支援活動を開始した。これは2011（平成23）年に発生した東日本大震災の際，初めて厚生労働省から各自治体ならびに日本栄養士会に管理栄養士の被災地への派遣が要請され，2011年8月までに800人の管理栄養士が被災地に派遣されたことを受けて，開始したものである。

近年日本では，地震や集中豪雨などの自然災害によって住居を失った人々が，避難所での生活を余儀なくされるケースが増えており，災害時への備えが重要となっている。なかでも災害発生後，避難所での生活を余儀なくされる被災者支援のひとつとして食事や栄養補給の面でのサポートが重要視されている。

厚生労働省は，2020（令和2）年4月に大規模災害時における栄養・食生活支援のための食料備蓄量の算出のための簡易シミュレーターを作成し，ホームページで公開している。以下に災害時の管理栄養士・栄養士による栄養・食生活支援活動のポイントを示す。

① 平常時の対策

主食，主菜，副菜に分けた缶詰，レトルト食品等および飲料水，特殊食品（乳幼児用液体ミルク等の乳児用食品，高齢者用食品，病態用食品，アレルギー対応食品）の備蓄，炊き出しの際に必要となる熱源，調理器具，食器の準備。

② 災害時の支援

災害発生から24時間以内に調理の必要のない食品（おにぎり，パン）と飲料水を提供，72時間以内に主食を中心とした炊き出しを開始する。4日目以降はたんぱく質，ビタミン，ミネラルに配慮した主食，主菜，副菜のそろった食事を

表1-3　避難所における食事提供の計画・評価のための栄養の参照量

目的	エネルギー・栄養素	1歳以上，1人1日当たり
エネルギー摂取の過不足の回避	エネルギー	1,800〜2,000 kcal
栄養素の摂取不足の回避	たんぱく質	55 g以上
	ビタミンB₁	0.9 mg以上
	ビタミンB₂	1.0 mg以上
	ビタミンC	80 mg以上

※日本人の食事摂取基準（2015年版）で示されているエネルギー及び各栄養素の値を基に，平成27年国勢調査結果（愛媛県）で得られた性・年齢階級別の人口構成を用いて加重平均により算出。
出典）厚生労働省「避難所における食事の提供に係る適切な栄養管理の実施について」2018

提供（表1-3）。また避難所における巡回栄養相談，食事指導などの食生活支援を開始する。仮設住宅への移行が始まる1か月以降からは食生活支援，訪問栄養指導，食生活・運動相談などを実施する。

7）新型コロナウイルス感染症（COVID-19）

（1）新型コロナウイルスと「新たな生活様式」

2019年12月末に中国・湖北省武漢市で発生した新型コロナウイルス感染症（COVID-19）は，またたくまに世界中に広がった。2020年3月にはWHO（世界保健機関）は新型コロナウイルスがパンデミック(pandemic 世界的な流行)であると宣言し，世界中の各都市でロックダウンが行われた。

その後，感染の主流は変異株のオミクロン株へと変わる一方，世界各国でのワクチン接種が進み，2023年5月にWHOは緊急事態宣言の終了を発表した[1]。

日本においても2023（令和5）年5月から新型コロナウイルスを季節性インフルエンザと同じ第5類感染症に引き下げることとし，行動制限を行うことなく，感染防止と社会経済活動の両立を進めている[2]。

WHOでは，緊急事態宣言終了後も新型コロナウイルスの脅威は消えていないとしており，各国が判断し最善と思える方法で対処していくことの重要性を強調している。日本国内でも引き続き，換気，手洗い，マスク着用は感染防止に有効としている。

（2）新型コロナウイルスと生活習慣病

一方，高齢者，また糖尿病，脂質異常症（肥満），慢性腎臓病（CKD），慢性閉塞性肺疾患（COPD），心血管疾患などの基礎疾患を持つ人の重症化率が高いことが各国の調査で明らかになっている（表1-4）。このため，生活習慣病予防を念頭に置いた日頃の食習慣，生活習慣の改善が，結果的には新型コロナウイルス感染症の重症化から身を守る有効な方策となっている（「Chapter.6」p.148参照）。

[1] 3年間で130億回分のワクチン接種が行われた。緊急事態宣言終了時点での新型コロナウイルスによる総死者数は少なくとも700万人以上，実際には2,000万人を超えたとみられ，累計感染者数は7億6,500万人以上となっている。

[2] 2023年5月までの国内の新型コロナウイルスによる死者数は7万4,654人，累計感染者数は約3,353万人となっている。

表1-4　新型コロナウイルスにより重症化リスクとなる基礎疾患等

・慢性腎臓病（CKD）	・慢性閉塞性肺疾患（COPD）
・糖尿病	・高血圧
・心血管疾患	・肥満（BMI 30 以上）
・喫煙	・妊娠後期

出典）厚生労働省ホームページ

◆ 演習問題

以下の記述の内容が正しければ「○」を，誤っていれば「×」を（　　）内に記しなさい。

1．2000（平成12）年，健康増進法が制定された。（　　）
2．2008（平成20）年，特定健康診査・特定保健指導が開始された。（　　）
3．2010（平成22）年，食品表示法が施行された。（　　）
4．2018（平成30）年の食品衛生法改正では，HACCPに沿った衛生管理の制度化などが盛り込まれた。（　　）
5．2023（令和5）年に示された健康日本21（第三次）では，「すべての国民が共に支え合い，健やかで心豊かに生活できる活力ある社会の実現」をビジョンとしている。（　　）
6．公衆栄養活動は，保健，医療，福祉，介護の分野と連携しながら進める。（　　）
7．公衆栄養活動の目的は，集団の健康の保持・増進と疾病の予防を図るもので，QOLの向上までは視野に入れない。（　　）
8．公衆栄養学では，生活習慣病を有している者の療養を，第一の目的としている。（　　）
9．地域住民は，公衆栄養活動に参加する必要はない。（　　）
10．大規模災害発生時の食生活支援は，公衆栄養活動のひとつである。（　　）

◎解答
1．（×）
2．（○）
3．（×）
4．（○）
5．（×）
6．（○）
7．（×）
8．（×）
9．（×）
10．（○）

chapter 2 わが国の健康・栄養問題の現状と課題

〈学習のポイント〉
● 国民の健康状態の現状と課題を理解する。
● 少子高齢社会における健康・栄養問題を理解し，高齢者の栄養・食生活改善に向けた栄養ケア・マネジメントの考え方を理解する。
● 国民健康・栄養調査の目的，方法，法的根拠について理解し，その結果からわが国の栄養・食生活の現状と課題を理解する。
● わが国の食料需給の現状とその対策を理解する。
● わが国の健康・栄養問題の現状と課題から，これからの栄養士・管理栄養士が果たすべき役割を理解する。

1 国民の健康状態の変遷

1）医療統計：国民医療費の現状，有訴者，通院者の状況など

（1）国民医療費の現状

2021（令和3）年度の国民医療費の総額は前年比4.8％増の45兆359億円，国民1人当たり35万8,800円（同5.3％増）となっており，国内総生産（GDP）に対する比率は8.18％となっている（表2-1）[*1]。

年齢階級別の国民医療費の構成割合をみると，年少人口（0から14歳）で5.4％，生産年齢人口（15～64歳）で34.0％（15～44歳：11.9％，44歳～64歳：22.1％），高齢者人口（65歳以上）で60.6％となっており，人口の高齢化が，国民医療費増大の一因となっている。

一方，2020（令和2）年患者調査の総患者数推計[*2]をみると，高血圧性疾患が1,511万人，糖尿病が579万人で，これに悪性新生物（がん），脳血管疾患，虚血性心疾患をあわせると，約2,758万人以上にのぼる。2021（令和3）年度の国民医療費でみると，悪性新生物4兆2,479億円，高血圧性疾患1兆7,021億円，脳血管疾患1兆8,051億円であり，糖尿病（1兆1,994億円），虚血性心疾患（6,824億円）とあわせて9兆6,369億円となり，医科診療医療費（32兆4,025億円）の30％を占めている。

これら疾患は，発症や予後について，生活習慣が強く関連することから，予防を進めるべく，健康日本21（第三次）や特定健診・特定保健指導などといったさまざまな施策が展開されている。

（2）有訴者の状況

2022（令和4）年国民生活基礎調査[*3]によれば，有訴者（病気やけがなどで自覚症状のある者）は，人口1,000人当たり276.5人（有訴者率）となっている。有訴者率を男女別にみると，男性で246.7，女性で304.2。症状別にみると，男性では「腰痛」がもっとも高く，次いで「肩こり」「頻尿（尿の出る回数が多い）」，女性でも「腰痛」がもっとも高く，次いで「肩こり」「手足の関節が痛

*1 厚生労働省「国民医療費」

*2 厚生労働省「患者調査」

*3 厚生労働省「国民生活基礎調査」

表 2 - 1　国民医療費・対国内総生産及び対国民所得比率の年次推移

年　次	国民医療費		人口一人当たり国民医療費		国内総生産（GDP）		国内総生産に対する比率（%）	総人口（千人）
	（億円）	対前年度増減率(%)	（千円）	対前年度増減率(%)	（億円）	対前年度増減率(%)		
昭和29年度	2 152	…	2.4	…	…	…	…	88239
30	2 388	11.0	2.7	12.5	85 979	…	2.78	89276*
40	11 224	19.5	11.4	17.5	337 653	11.1	3.32	98275*
50	64 779	20.4	57.9	19.1	1 523 616	10.0	4.25	111940*
60	160 159	6.1	132.3	5.4	3 303 968	7.2	4.85	121049*
平成元年度	197 290	5.2	160.1	4.8	4 158 852	7.3	4.74	123255
2('90)	206 074	4.5	166.7	4.1	4 516 830	8.6	4.56	123611*
7('95)	269 577	4.5	214.7	4.1	5 253 045	2.6	5.13	125570*
12('00)	301 418	△ 1.8	237.5	△ 2.0	5 376 162	1.4	5.61	126926*
17('05)	331 289	3.2	259.3	3.1	5 341 097	0.8	6.20	127768*
22('10)	374 202	3.9	292.2	3.9	5 048 737	1.5	7.41	128057*
27('15)	423 644	3.8	333.3	3.8	5 407 408	3.3	7.83	127095*
28('16)	421 381	△ 0.5	332.0	△ 0.5	5 448 299	0.8	7.73	126933
29('17)	430 710	2.2	339.9	2.2	5 557 125	2.0	7.75	126706
30('18)	433 949	0.8	343.2	0.8	5 565 705	0.2	7.80	126443
令和元年度('19)	443 895	2.3	351.8	2.3	5 568 363	0.0	7.97	126167
2('20)	429 665	△ 3.2	340.6	△ 3.2	5 375 615	△ 3.5	7.94	126146*
3('21)	450 359	4.8	358.8	5.3	5 505 304	2.4	8.18	125502

注：1）国内総生産（GDP）は，内閣府「国民経済計算」による。
　　2）総人口は，総務省統計局「国勢調査」（*印）及び「人口推計」（各年10月1日現在）による。
　　3）平成12年4月から介護保険制度が開始されたことに伴い，従来国民医療費の対象となっていた費用のうち介護保険の費用に移行したものがあるが，これらは平成12年度以降，国民医療費に含まれていない。
出典）厚生労働省「2021（令和3）年度国民医療費の概況」より

む」の順である（図 2 - 1）。

（3）通院者の状況

　また2022年国民生活基礎調査によれば，傷病で通院している者（通院者）は，人口1,000人当たり431.6人（通院者率）となっている。通院者率を男女別にみると，男性で401.9，女性で436.1。通院者率を傷病別にみると，男女とも「高血圧症」がもっとも高くなっている（図 2 - 2）。

2）生活習慣病の増加

（1）生活習慣病の概念

　chapter1のコラム（p.3）でも述べたように，疾病の予防対策には，健康を増進し，発病を予防する「一次予防」，早期発見，早期治療を目的とする「二次予防」，リハビリテーションなどによる社会復帰を目的とした「三次予防」がある。このうち，一次予防対策は，一人ひとりが生活習慣を改善し，健康増進に努めることが基本となる。

　生活習慣病の考え方は，国民に対して生活習慣の重要性を啓発普及し，健康に対する自発性をうながし，生涯を通じた健康増進のための個人の努力を社会全体が支援する体制を整備するため，1996（平成8）年に厚生省（当時）公衆衛生審議会「生活習慣に着目した疾病対策の基本的方向性について（意見具申）」にお

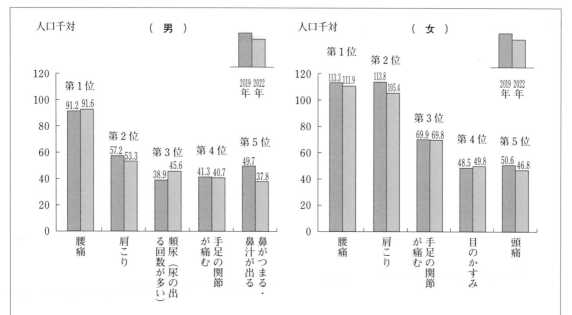

注：有訴者には入院者は含まないが，有訴者率を算出するための分母となる世帯人員には入院者を含む。

図 2-1　性別にみた有訴者率の上位 5 症状（複数回答）

出典）厚生労働省「2022（令和 4）年国民生活基礎調査」より

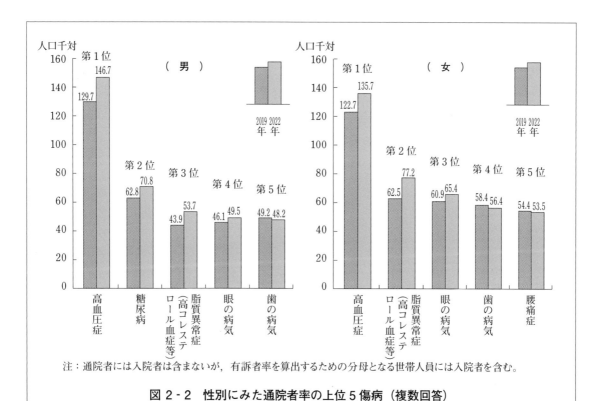

注：通院者には入院者は含まないが，有訴者率を算出するための分母となる世帯人員には入院者を含む。

図 2-2　性別にみた通院者率の上位 5 傷病（複数回答）

出典）厚生労働省「2022（令和 4）年国民生活基礎調査」より

いて提案されたものである。つまり，生活習慣病とは，不適切な食生活，運動不足，喫煙などを継続することにより起こる病気だといえる。

これまでは，「成人病」として「主として，脳卒中，がん，心臓病などの40歳前後から死亡率が高くなり，しかも全死因のなかで上位を占め，40歳から60歳位の働き盛りに多い疾患」と定義され，予防そのものよりも，二次予防に重点が置かれてきた。そのため，若年者からの生活習慣改善の動機づけがおろそかになるといった問題が生じた。

この反省から，生活習慣病では，二次予防対策に重点を置いた従来の対策に加え，一次予防対策も進めていく方針を新たに導入したものである。

(2) 生活習慣病の現状

1951（昭和26）年に脳血管疾患が結核に代わって死亡原因の第1位を占めるようになり，1958（昭和33）年には脳血管疾患，がん，心疾患といった慢性疾患が死因の上位を占めるようになった。現在では，がん，心疾患，脳血管疾患で死因の約5割を占めている。

①悪性新生物（がん）

(a) 悪性新生物（がん）による死亡数

悪性新生物（がん）は，わが国において，1981（昭和56）年から死因の第1位となっている。2022（令和4）年のがん死亡数は約38.6万人となっており，人口の高齢化にともない，がん死亡数は男女ともに年々増加している。また死亡総数に占める割合は男性27.9%，女性21.1%となっている[*1]。

国立がん研究センターの「がん統計」[*2] の部位別死亡率（2021年）をみると，男性では肺がん，大腸がん，胃がん，膵臓がんの順であり，女性では大腸がん，肺がん，膵臓がん，乳がんの順となった（大腸は直腸，結腸の合計）（図2-3）。

また全がん推定年齢調整死亡率[*3] の推移をみると，男性，女性ともに低下している（p.28の参考図参照）。

\- - - - - - - - - - - - -
*1 厚生労働省「人口動態統計」

\- - - - - - - - - - - - -
*2 国立研究開発法人国立がん研究センターがん情報サービス「がん統計」

\- - - - - - - - - - - - -
*3 年齢調整死亡率：高齢者が多い集団は，高齢者が少ない集団に比べて通常の死亡率（粗死亡率）が高くなる。そのため年齢構成の異なる地域間での死亡状況が比較できるように，年齢構成を調整した死亡率。国内では2015（平成27）年モデル人口を基準人口として，以下の式で求める。
{[観察集団の各年齢の死亡率]×[基準人口集団のその年齢の人口]}の各年齢の総和÷基準人口集団の総人口
\- - - - - - - - - - - - -

●がん，心疾患が死因の1位，2位

2022（令和4）年のわが国の死因は悪性新生物，心疾患，老衰，脳血管疾患，肺炎の順で，前年と変更はなかった。総死者数は156万8,961人と前年比12万9,105人増。一方，2022年出生数は77万747人で過去最少（対前年4万875人減少）。2022年総人口は，1億2,494万7,000人で前年比約55万人減と16年連続の減少であり，1950年以降で過去最大の減少となっている。年齢別では，15歳未満が11.6%（過去最低），15〜64歳の「生産年齢人口」が59.4%（前年横ばい），一方，65歳以上は29.0%，75歳以上で15.5%と，それぞれ過去最高。都道府県別では東京都を除きすべての都道府県で人口が減少している。

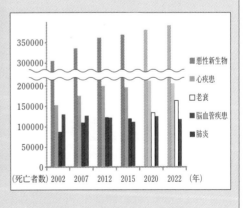

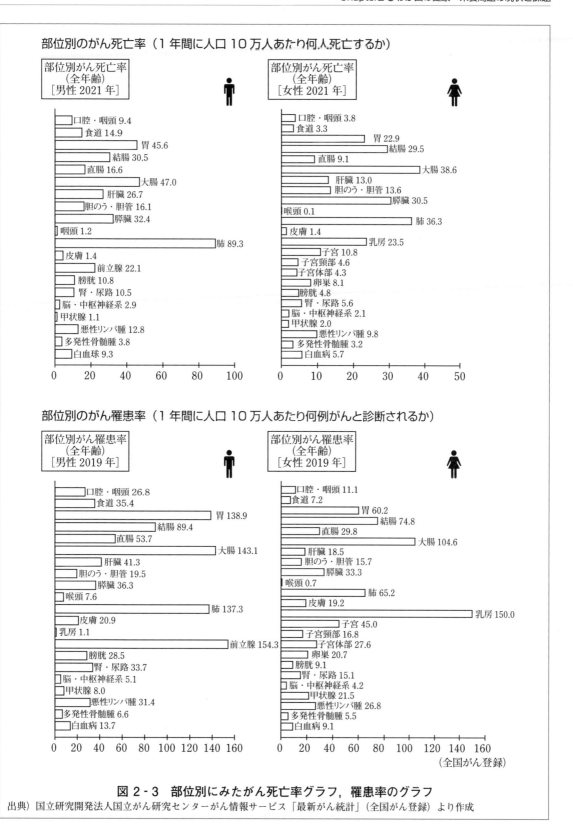

図2-3 部位別にみたがん死亡率グラフ，罹患率のグラフ
出典）国立研究開発法人国立がん研究センターがん情報サービス「最新がん統計」（全国がん登録）より作成

（b）悪性新生物（がん）の罹患数

　また同じく国立がん研究センター「がん統計」によると，2019（令和元年）に新たにがんと診断された患者数（罹患数）は全国で99万9,075例（男性56万6,460例，女性43万2,607例）となり，日本人が一生のうちにがんと診断される確率は男性65.5%，女性51.2%と男女とも2人に1人となっている。同データベースによる部位別調査で罹患数がもっとも多かったのは，男性で前立腺，大腸，胃の順，また女性では乳房，大腸，肺の順となっている。

（c）がん対策推進基本計画（第4期）の策定

　2006（平成18）年にがん対策の一層の充実を図るため「がん対策基本法」が成立し，2009（平成21）年から施行された。それに伴い，これまでに3期の「がん対策推進基本計画」が実施され，さらに2023（令和5）年度からは，2028（令和10）年度までの6年間を目安とする第4期が開始された。第4期では，第3期の「がん予防」「がん医療」「がんとの共生」の3本柱を維持しつつ，がん検診率の60%への引き上げ，デジタル化の推進など，各分野における現状・課題，それらに対する取り組むべき施策を定めている（p.121参照）。

②循環器系疾患

　2021（令和3）年度の「国民医療費の概況」によると，脳血管疾患，虚血性心疾患，高血圧性疾患などの循環器系疾患の国民医療費に占める金額は6兆1,116

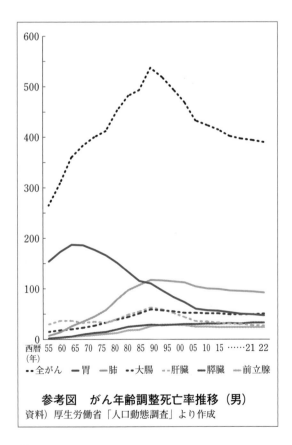

参考図　がん年齢調整死亡率推移（男）
資料）厚生労働省「人口動態調査」より作成

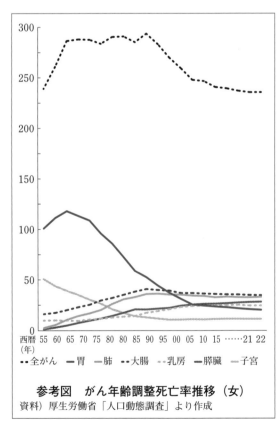

参考図　がん年齢調整死亡率推移（女）
資料）厚生労働省「人口動態調査」より作成

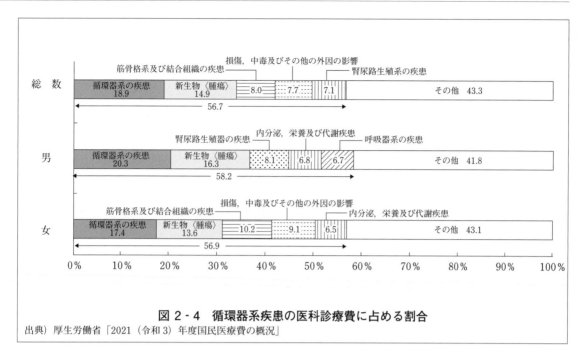

図 2 - 4　循環器系疾患の医科診療費に占める割合

出典）厚生労働省「2021（令和3）年度国民医療費の概況」

億円（構成比18.9％）と新生物（腫瘍）の4兆8,428億円（同14.9％）（悪性新生物は4兆2,479億円）を抜いて最も多くなっている（図2-4）。

　死亡者数でも2022（令和4）年の心疾患，脳血管疾患の合計死亡者数は34.0万人と悪性新生物（38.6万人）に次いで2位となっている（人口動態統計）。一方，支援または介護が必要となった原因は脳血管疾患・心疾患を合わせると認知症を抜いており，循環器系疾患は国民の生命・健康にとって重大な問題となっている（p.40の図2-15参照）。

　このため2018（平成30）年に「健康寿命の延伸等を図るための脳卒中，心臓病その他の循環器病に係る対策に関する基本法」（脳卒中・循環器病対策基本法）」が制定，2020（令和2）年には循環器病対策推進基本計画が発表された。

　同法では，生活習慣改善による予防，循環器病を発症した疑いのある者の迅速な搬送および医療機関の迅速かつ適切な受け入れ，良質かつ適切なリハビリテーションを含む医療の迅速な提供など，循環器病患者への保健，医療および福祉に係るサービスの継続的かつ総合的な提供の推進を基本理念として掲げている。循環器系疾患の予防，後遺症の軽減による高齢者のQOLの向上，健康寿命の延伸，また増加する医療費・介護費等の社会保障費の節減が期待されている（p.121参照）。

③糖尿病

　2016（平成28）年国民健康・栄養調査では，成人で，①「糖尿病が強く疑われる者」は，約1,000万人，②「糖尿病の可能性を否定できない者」は約1,000万人となっており，あわせて約2,000万人の糖尿病有病者がいるとの推計がされている（図2-5）。また同調査によると「糖尿病が強く疑われる者」のうち，

「治療あり」は76.6％で，「治療なし」が23.4％も存在しており，糖尿病合併症の予防の観点からも，適切な治療が重要となっている（図2‑6）。

　なお2019（令和元）年の同調査では「糖尿病が強く疑われる者」の割合は男性19.7％，女性10.8％で，過去10年間で男女とも有意な増減はみられない，としている。

　糖尿病は，脳卒中や虚血性心疾患などの危険因子となるものである。また，糖尿病は症状が出現したときには，すでに病状が進行した状態となっていることもあり，糖尿病に関連した合併症が重大な問題となっている。

　日本透析医学会の調査報告によると，2021（令和3）年に新規に糖尿病性腎症が原因で透析導入された患者数は約1万6,000人であり，糖尿病性腎症は透析導入の原因疾患の第1位（40.2％）となっている。さらに，日本における視覚障害の原因の第3位が糖尿病性網膜症（10.2％）であり，視覚障害の原因としても糖尿病は重大なものとなっている（厚生労働省研究事業，網膜脈絡膜・視神経委縮症に関する調査研究班　2019年度調査）。

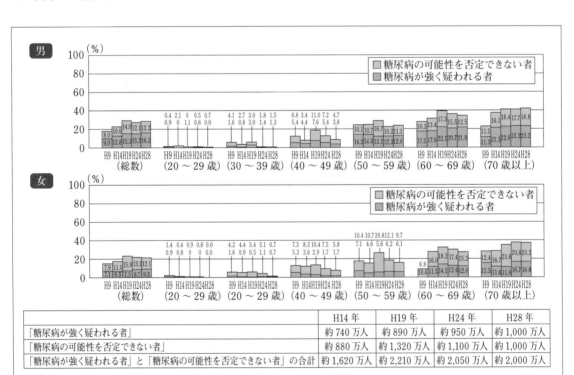

	H14年	H19年	H24年	H28年
「糖尿病が強く疑われる者」	約740万人	約890万人	約950万人	約1,000万人
「糖尿病の可能性を否定できない者」	約880万人	約1,320万人	約1,100万人	約1,000万人
「糖尿病が強く疑われる者」と「糖尿病の可能性を否定できない者」の合計	約1,620万人	約2,210万人	約2,050万人	約2,000万人

▼「糖尿病が強く疑われる者」，「糖尿病の可能性を否定できない者」の判定▼
①「糖尿病が強く疑われる者」とは，ヘモグロビンA1cの測定値がある者のうち，ヘモグロビンA1c（NGSP）値が6.5％以上（平成19年まではヘモグロビンA1c（JDS）値が6.1％以上）または「糖尿病治療の有無」に「有」と回答した者。
②「糖尿病の可能性を否定できない者」とは，ヘモグロビンA1cの測定値がある者のうち，ヘモグロビンA1c（NGSP）値が6.0％以上，6.5％未満（平成19年まではヘモグロビンA1c（JDS）値が5.6％以上，6.1％未満）で，「糖尿病が強く疑われる者」以外の者。

図2‑5　「糖尿病が強く疑われる者」および「糖尿病の可能性を否定できない者」の割合の年次推移（20歳以上，性・年齢階級別）
出典）厚生労働省「2016（平成28）年国民健康・栄養調査報告」より

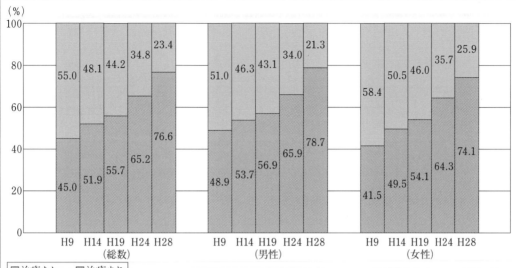

※「治療あり」とは，平成9～19年は「現在受けている」と回答した者，平成24年は「過去から現在にかけて継続的に受けている」又は「過去に中断したことがあるが，現在は受けている」と回答した者，平成28年は「糖尿病治療の有無」に「有」と回答した者。
※「治療なし」とは，平成9～19年は「ほとんど治療を受けたことがない」，「以前に受けたことがあるが，現在は受けていない」と回答した者，又は「医師から糖尿病といわれたことがない」と回答した者，平成24年は「これまでに治療を受けたことがない」，「過去に受けたことがあるが，現在は受けていない」，又は「医師から糖尿病といわれたことがない」と回答した者，平成28年は「糖尿病治療の有無」に「無」と回答した者，又は「糖尿病といわれたことの有無」に「無」と回答した者。

図2-6 「糖尿病が強く疑われる者」における治療の状況（20歳以上，性別）

出典）厚生労働省「2016（平成28）年国民健康・栄養調査報告」より

3）自殺，精神保健の現状

（1）自殺の現状

　わが国の自殺者数の推移をみると，2003（平成15年）の3万4,427人をピークに，その後減少してきたが，2019（令和元）年から再び増加傾向にあり，2022（令和3）年は前年比で874人（4.2％）増となった（図2-7）。男女別では，男性が13年ぶりの増加，女性は3年連続の増加となっている。年齢階級別では，50歳代がもっとも多く4,093人，次いで40歳代の3,665人となっている。また前年比でも50歳代がもっとも多く457人の増加となった。

　自殺の原因・動機別に見ると，健康問題（1万2,774人）がもっとも多く，次いで家庭問題，経済・生活問題となっている。ただし自殺の多くには多様かつ複合的な原因・背景が存在する。経済・生活問題，家庭問題などほかの問題が深刻化するなかで，これらと連鎖して，うつ病などの「健康問題」が生じるなど，さまざまな要因が連鎖するなかで起きている[*1]。

（2）精神保健の現状

　2020（令和2）年の患者調査によると，「精神及び行動の障害」の患者数は502万5000人となっている。2002（平成14）年以降，毎回の調査（3年ごと）で常に500万人を超えている。日本人の約4人に1人が生涯を通して精神疾患に罹患するとされ，その多くが若年において発症するとされている（日本精神神

*1　厚生労働省では，ひとりで問題を抱えこまずに「いのちを支える相談窓口」などの電話相談やSNSによる相談窓口への相談を呼びかけている。

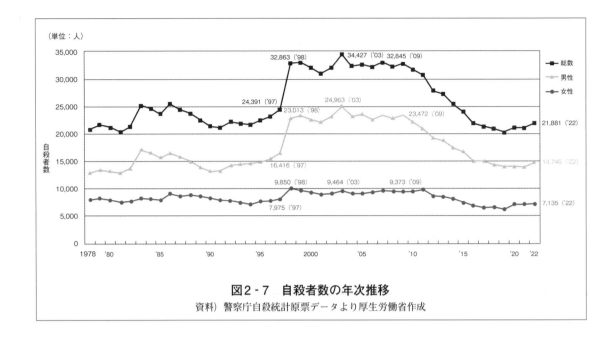

図2-7　自殺者数の年次推移
資料）警察庁自殺統計原票データより厚生労働省作成

経学会，2023年）。また自殺の原因のひとつとされるうつ病に代表される気分障
害（躁うつ病を含む）の患者数も増加傾向にあり，2020年では精神疾患の外来
患者の3分の1以上の9万1,000人となっている。

　一方，精神医療の現場では，著しく少ない人員配置の影響から強制医療や行動
制限の過度な解釈による患者の人権を損なう対応が問題視されてきた。このた
め，2022（令和4）年に精神保健福祉法が改正され，患者の人権により配慮し，
地域生活への移行を促進する方向性が示された。また精神障害にも対応した地域
包括ケアシステムの構築が唱えられており，長期入院患者の地域移行や精神科の
地域医療体制の充実が求められている[*1]。

＊1　精神疾患には疾病と障害の両側面があり，当事者の権利を守り，社会的包摂を実現するためには，社会の偏見差別の解消も重要な課題となっている。

2　少子化社会の現状と栄養・健康政策

1）少子化社会の現状[*2]

＊2　厚生労働省「人口動態統計」

（1）婚姻数の低下

　出生率の低下は，初婚年齢の上昇（晩婚化），生涯結婚しない（非婚化），産む
子ども数を増やさない（少産化）経済の長期低迷などによるものと考えられる。
　婚姻件数は，1970（昭和45）年から1974（昭和49）年にかけて年間100万
組を超え，婚姻率（人口千対）もおおむね10.0以上であった。しかしその後は，
婚姻件数，婚姻率ともに低下傾向となり，1978（昭和53）年以降は年間70万
組台（1987年のみ60万組台）で増減をくり返しながら推移。2010（平成22）
年以降，減少し，2021（令和3）年は前年比2万組以上の減となったが，2022
（令和4）年は3,740組増加の50万4,878組となった（図2-8）。

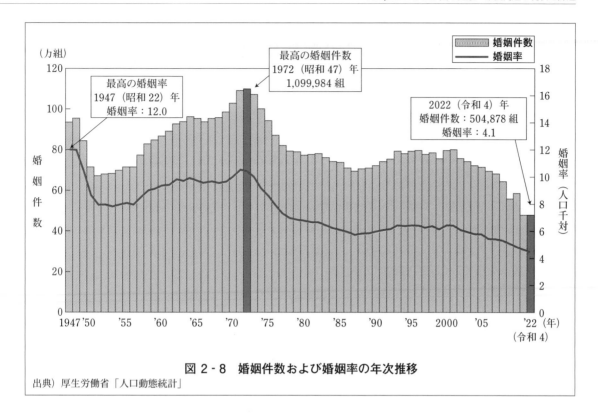

図 2 - 8　婚姻件数および婚姻率の年次推移

出典）厚生労働省「人口動態統計」

　50歳時の未婚率を1980年代と比較すると，男性は3.89％（1985年）から26.7％（2020年），女性は4.32％（1985年）から17.5％（2020年）へ大きく上昇している（図2 - 9）。

（2）合計特殊出生率

　わが国の出生数の推移は，第一次ベビーブーム（1947～1949〈昭和22～24〉年）で年間260万人以上，第二次ベビーブーム（1971～1974〈昭和46～49〉年）で年間200万人以上というふたつのピーク以降，現在まで減少傾向にある。

　出生力のおもな指標である「合計特殊出生率」には，その年次の年齢別出生率が続くと仮定した場合に1人の女性が生涯に生む子どもの数を意味する「期間合計特殊出生率」と，実際に，ある世代の1人の女性が一生の間に生む子どもの数を示す「コホート合計特殊出生率」がある。

　このうち，期間合計特殊出生率が人口置換水準[*1]（約2.1）を下回った状態が続くと，長期的には人口が減少することになる。1947（昭和22）年から1974（昭和49）年までは2以上であったが，1975（昭和50）年以降は低下傾向を示していた。2012（平成24）年は1.41とプラスに転じたが，その後はほぼ横ばいで，2016（平成28）年は前年の1.45から1.44に低下。また出生数も統計を取り始めた1899（明治32）年以来，初めて100万人を下回り，97万6,978人となった。さらに2022（令和4）年は前年を4万875人下回る77万747人，合計特殊出生率は1.26と低下した（図2 - 10）。

*1　**人口置換水準**：人口が増加も減少もしない均衡した状態となる合計特殊出生率の水準をいう。

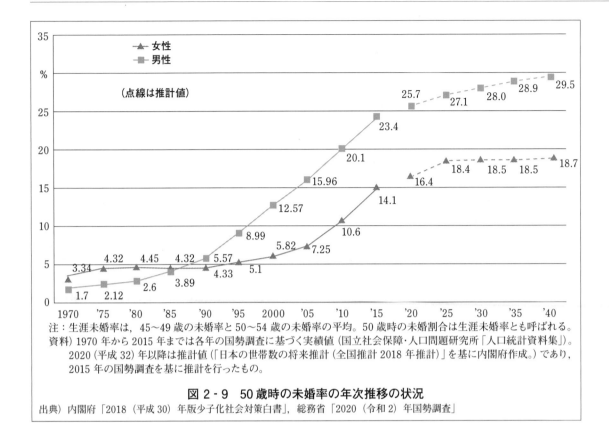

注：生涯未婚率は，45〜49歳の未婚率と50〜54歳の未婚率の平均。50歳時の未婚割合は生涯未婚とも呼ばれる。
資料）1970年から2015年までは各年の国勢調査に基づく実績値（国立社会保障・人口問題研究所「人口統計資料集」）。
　　　2020（平成32）年以降は推計値（「日本の世帯数の将来推計（全国推計2018年推計）」を基に内閣府作成。）であり，
　　　2015年の国勢調査を基に推計を行ったもの。

図2-9　50歳時の未婚率の年次推移の状況

出典）内閣府「2018（平成30）年版少子化社会対策白書」，総務省「2020（令和2）年国勢調査」

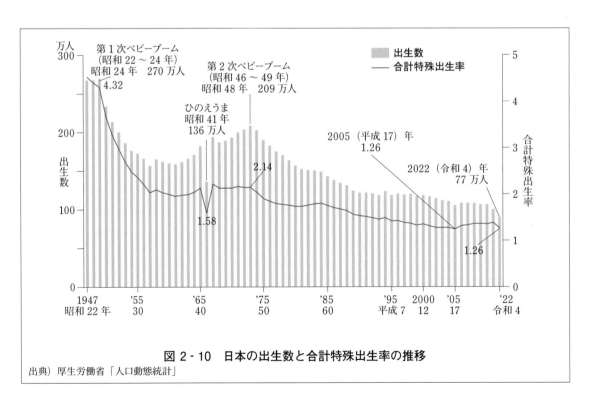

図2-10　日本の出生数と合計特殊出生率の推移

出典）厚生労働省「人口動態統計」

(3) 周産期[*1] 死亡

わが国の周産期死亡率（出産〈出生＋死産〉千対）は低下し低い水準にあり，2022（令和4）年は3.4と，諸外国に比べてきわめて低い。

*1 周産期：妊娠22週から出産後7日末満までの期間を指す。

(4) 妊産婦死亡

わが国の妊産婦死亡率は，かつては高かったが，昭和30年代から大きく低下し，近年は緩やかな低下傾向にある。2022（令和4）年は出産10万対4.2（死亡数33人）となっている。

(5) 乳児死亡・新生児死亡・早期新生児死亡

乳児死亡率，新生児死亡率，早期新生児死亡率は，出生千対のそれぞれの死亡数を示すが，わが国ではいずれも急激に低下しており，2022（令和4）年は，それぞれ1.8，0.8，0.6と，世界的にみても良好な水準にある。

乳児死亡の原因は，「先天奇形，変形及び染色体異常」が第1位であり，「周産期に特異的な呼吸障害及び心血管障害」がその後に続く。

2）少子化社会の健康・栄養政策

(1) 健やか親子21

少子化に歯止めをかけるためには，安心して子どもを産み，育てることのできる社会を構築することが重要である。そのため厚生労働省では，母子の健康水準の向上のための国民運動計画として「健やか親子21」を2001（平成13）年から開始した。2014（平成26）年度まで行われた第1次計画では，「思春期の保健対策の強化と健康教育の推進」「妊娠・出産に関する安全性と快適さの確保と不妊への支援」「小児保健医療水準の維持・向上させるための環境整備」「子どもの心の安らかな発達の促進と育児不安の軽減」の4つを課題の柱として進めてきた。そして第1次計画の結果を受け，2015（平成27）年度から2024（令和6）年度の10年間を実施年度する「健やか親子21（第2次)」が策定された。

(2) 健やか親子21（第2次)

「健やか親子21（第2次)」では，10年後に目指す姿を「すべての子どもが健やかに育つ社会」とし，すべての国民が地域や家庭環境の違いにかかわらず，同じ水準の母子保健サービスが受けられることを目指し，以下の3つの基盤課題を設定，また重点的に取り組む必要のあるものとして2つの重点課題を挙げている（図2-11）。

基盤課題A：切れ目のない妊産婦・乳幼児への保健対策
基盤課題B：学童期・思春期から成人期に向けた保健対策
基盤課題C：子どもの健やかな成長を見守り育む地域づくり
重点課題①：育てにくさを感じる親に寄り添う支援
重点課題②；妊娠期からの児童虐待防止対策

また2023（令和5）年4月に内閣府の外局として「こども家庭庁」を設立，「健やか親子21」など母子保健施策は厚生労働省からこども家庭庁に移管された。

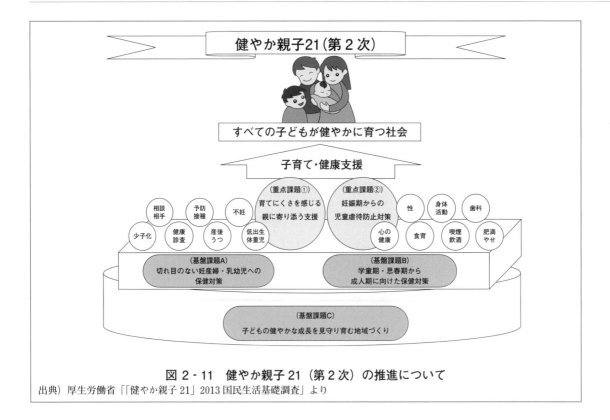

図 2 - 11 健やか親子 21（第 2 次）の推進について

出典）厚生労働省「「健やか親子 21」2013 国民生活基礎調査」より

　現在，わが国おいては，子どもの出生数・出生率の低下や晩婚化・晩産化と未婚率の上昇によりますます少子化が進んでいる。また子育て家庭では核家族化が進み，育児に取り組む保護者，特に母親の孤立化や仕事と育児による過剰負担が問題となっている。さらに雇用形態の変化による経済格差やひとり親の増加による子どもの貧困，十代の自殺や児童虐待など，母子保健を取り巻く環境は厳しい状況にある。こうした状況を改善するために，国民をはじめ国，地方公共団体，専門団体，推進協議会，その他民間団体等が連携し，国民運動計画としてさらに

● **異次元の少子化対策「こども未来戦略方針」**
　日本国内の新生児の出生数は，2016（平成 28）年に，統計を取り始めた 1899 年以降，初めて 100 万人を下回り，2022（令和 4）年には過去最低の 77 万 747 人，合計特殊出生率も 1.26 と低下した。少子化は，将来的には，経済・社会の成長率の低下や，年金・医療などの社会保障制度の根幹を揺るがす要因として看過できない問題となっている。
　そのため政府は，2023（令和 5）年 1 月に「異次元の少子化対策」を掲げ，同年 6 月に「こども未来戦略方針」を発表した。この少子化対策の基本理念として，①若い世代の所得を増やす，②社会全体の構造・意識を変える，③すべての子ども・子育て世帯を切れ目なく支援する，の 3 つをあげている。具体的には，所得制限を撤廃した高校までの児童手当，子どもが 3 歳になるまでのテレワーク・時短勤務，男性の育児休暇取得の推進，妊娠・出産時から 0〜2 歳までの支援の強化，などが計画されており，2026 年度まで年間 3 兆円台半ばとされる予算を確保していくことになる。

推進・展開していくことが望まれる。

（3）子どもの健康づくりのための食育推進

①学童期・思春期の子どもたちへの食育

　「健やか親子21（第2次）」においては，基盤課題B「学童期・思春期から成人期に向けた保健対策」の達成すべき指標として「児童・生徒における痩身傾向児（肥満傾向児）の割合」「朝食を欠食する子供の割合」の低下をあげている。また参考指標として「家族など誰かと食事する子どもの割合」が盛り込まれており，学校における食育の重要性が指摘されている。

　また子どもの貧困問題への対応として，子ども食堂の活動が全国で実施されている。貧困家庭の子どもだけでなく，孤食の子ども，また地域の高齢者の参加など地域の交流の場となっているところもある。

②妊産婦および乳幼児に対する栄養指導の充実について

　「健やか親子21（第2次）」の基盤課題A「切れ目のない妊産婦・乳幼児への保健対策」では，「全出生数中の低出生体重児の割合」の減少をあげており，妊産婦に対する栄養指導，食事指導が重要となっている。厚生労働省では「妊産婦のための食生活指針」（2006（平成18）年，2021（令和3）年改定）を発表するとともに，妊産婦の支援，乳幼児の成長支援のための「授乳・離乳の支援ガイド」（2007（平成19）年策定，2019（平成31）年改定）および「児童福祉施設における食事の提供ガイド」（2010（平成22）年）を策定・発表，これらの資料・指針を参照しながら，妊産婦および乳幼児への栄養指導が行われている。

3　高齢化社会の現状と栄養・健康政策

1）高齢化社会の現状

（1）高齢化の状況

①高齢者とは

　一般に高齢者とは，一定の年齢以上の成人で，職業生活から引退し，社会の第一線から退いた人のことをさす。

　WHOをはじめ多くの国々では，65歳以上の人のことを高齢者としている。また日本では，65〜74歳までを前期高齢者，75歳以上を後期高齢者としている。

②高齢化率

　人口の年齢構造では，14歳以下を年少人口，15〜64歳を生産年齢人口（現役世代），65歳以上を高齢人口とし，65歳以上が人口に占める割合を高齢化率としている。

　また，高齢化率7〜14％未満を高齢化社会，同14〜21％未満を高齢社会，同21％以上を超高齢社会とよぶ。わが国では，1935（昭和10）年では高齢化率が4.7％で最低であったが，1970（昭和45）年に高齢化社会に，1994（平成6）年に高齢社会，2007（平成19）年に超高齢社会となった。さらに2015（平成

27）年の高齢化率26.6％が，2036年33％，2065年には38.4％に上昇するとみられている（図2 - 12）。

③高齢化の進行

　わが国の人口ピラミッドをみると，1930（昭和5）年ごろは，いわゆるピラミッド型であったが，現在は中央部が肥大してすそがしぼむ形となっている。2065年には頭頂部が肥大して中央部とすそが次第にやせる不安定な形になると予測されている（図2 - 13）。

　1990年代までは，出生率の低下にともなう年少人口が減少するなか，平均寿命の延伸にともない，総人口の増加分は生産年齢人口と高齢者人口が増加する形となっていたが，1997（平成9）年に高齢者人口が年少人口を上回った。2000（平成12）年以降は，低い出生率のもとで年少人口の減少が続き，総人口と生産年齢人口が低下している。

　老年人口は2020（令和2）年まで増加したのち緩やかな増加期に入るが，第二次ベビーブーム世代が老年人口に入る2042年にピークを迎えると予測されている。このように，わが国では世界でも類を見な

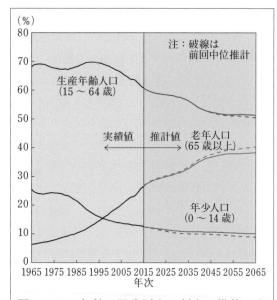

図2 - 12　年齢3区分別人口割合の推移ー出生中位（死亡中位）推計ー

出典）昭和30〜平成17年は総務省統計局「国勢調査報告」，平成18年度以降は国立社会保障・人口問題研究所「日本の将来推計人口」（2017年10月推計）の中位推計値

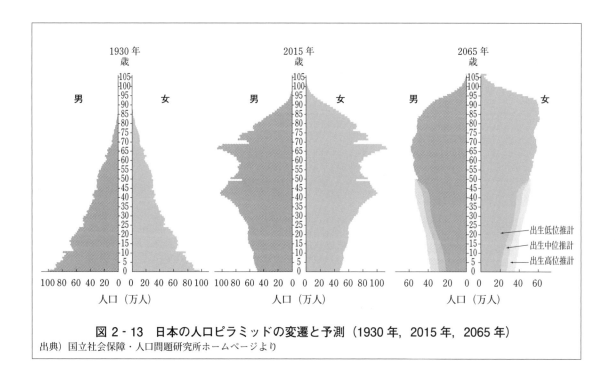

図2 - 13　日本の人口ピラミッドの変遷と予測（1930年，2015年，2065年）

出典）国立社会保障・人口問題研究所ホームページより

い速さで高齢化が進んでいるが，その要因として，平均寿命の延伸と合計特殊出生率の低下があげられる。

急速な高齢化の進行は，健康上の問題で日常生活に影響のある者や，要介護者を増加させている。介護保険事業状況報告の概況によると，2021（令和3）年度末の要介護認定者は，689万人であり，対前年比7.8万人（1.1%）の増加であった（図2‐14）。

要介護の原因をみると，全体では認知症がもっとも多く，次に脳血管疾患，骨折・転倒が続く。男性では脳血管疾患が1位，次いで認知症，高齢化による衰弱，骨折・転倒となっている。また女性では認知症が1位，次いで骨折・転倒，高齢化による衰弱，関節疾患となっている。従来の生活習慣病に加え，骨折・転倒など高齢化による要因が増えている（図2‐15）。

④平均余命と平均寿命

「平均余命」は，各年齢の生存者における今後の平均期待生存年数と定義される。そのうち，0歳の平均余命を「平均寿命」とよぶ。

平均寿命は全年齢の死亡状況を集約したものであることから，その国や地域の健康水準を示す総合的指標として幅広く使用されている。

わが国の平均寿命は，はじめて統計がとられた1891（明治24）年には，男性42.8年，女性44.3年であった。これが，1947（昭和22）年には男性が50.06

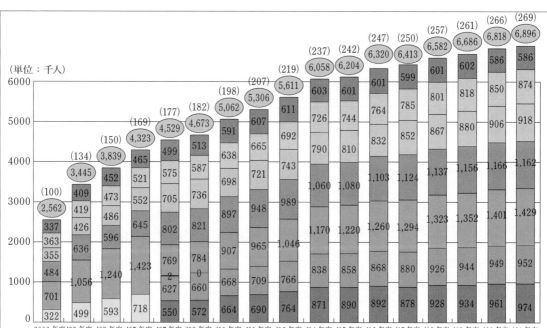

図2‐14　要介護認定者数（年度末現在）の推移

出典）厚生労働省「2020（令和2）年度　介護保険事業状況報告（年報）」より

年，女性 53.96 年となり，半世紀で 8〜9 年延伸した。

戦後，日本人の平均寿命は急速に延び，女性は 1950（昭和 25）年に，男性は 1951（昭和 26）年に 60 年を超えた。65 年を超えたのは，女性が 1953（昭和 28）年，男性が 1959（昭和 34）年である。また，女性の平均寿命が 80 年を超えたのは 1984（昭和 59）年であり，1986（昭和 61）年には男性の平均寿命が 75 年を超えた。2022（令和 4）年の日本人の平均寿命は，男性で 81.05 年，女性で 87.09 年となっており，男女とも世界的な長寿国となっている（図 2 - 16）。

⑤健康寿命

急速な寿命の延長にともない，高齢者人口が増加している。また，それにともなって認知症や要介護状態の高齢者も増えている。

そこで，平均寿命という人生の長さ（量）だけでなく，人生の質が問われるようになり，その指標として考えられたのが「健康寿命」である。

表 2 - 2　介護保険制度における被保険者・受給権者等

	第 1 号被保険者	第 2 号被保険者
対象者	65 歳以上	40 歳以上 65 歳未満の医療保険加入者
受給権者	・要介護者（寝たきりや認知症で介護が必要な者） ・要支援者（要介護状態となるおそれがあり日常生活に支援が必要な者）	左のうち，初老期における認知症，脳血管疾患などの老化に起因する疾病（特定疾病）によるもの
保険料負担	所得段階別定額保険料（低所得者の負担軽減）	・健保：標準報酬×介護保険料率（事業主負担あり） ・国保：所得割，均等割等に按分（国庫負担あり）
賦課・徴収方法	年金額一定以上は年金からの支払い（特別徴収），それ以外は普通徴収	医療保険者が医療保険料として徴収し，納付金として一括して納付

出典）厚生労働統計協会，2014/2015 年「国民衛生の動向」2014，より

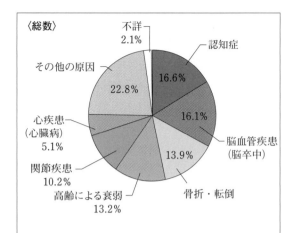

〈総数〉

不詳 2.1%
認知症 16.6%
脳血管疾患（脳卒中）16.1%
骨折・転倒 13.9%
高齢による衰弱 13.2%
関節疾患 10.2%
心疾患（心臓病）5.1%
その他の原因 22.8%

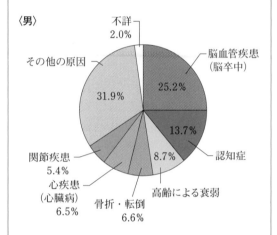

〈男〉

不詳 2.0%
脳血管疾患（脳卒中）25.2%
認知症 13.7%
高齢による衰弱 8.7%
骨折・転倒 6.6%
心疾患（心臓病）6.5%
関節疾患 5.4%
その他の原因 31.9%

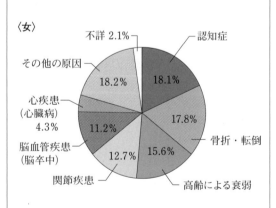

〈女〉

不詳 2.1%
認知症 18.1%
骨折・転倒 17.8%
高齢による衰弱 15.6%
関節疾患 12.7%
脳血管疾患（脳卒中）11.2%
心疾患（心臓病）4.3%
その他の原因 18.2%

注）「その他の原因」には「不明」を含む。
Note："Other causes" includes "unknown".

図 2 - 15　性別にみた介護が必要となった主な原因の構成割合

資料）厚生労働省「2022（令和 4）年国民生活基礎調査」より作成

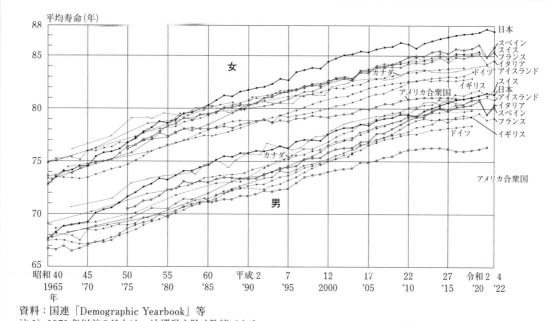

資料：国連「Demographic Yearbook」等
注 1) 1971 年以前の日本は，沖縄県を除く数値である。
　 2) 1990 年以前のドイツは，旧西ドイツの数値である。

図 2 - 16　主な国の平均寿命の年次推移

出典) 厚生労働省「2022（令和4）年　簡易生命表」より

健康寿命とは，寿命全体のうち，介護などを必要としない，あるレベル以上の健康状態で生きられる期間のことである。健康寿命の計算方法は，さまざまな方法が提案されている。WHO においても「Healthy life expectancy（HALE）」として，全加盟国の健康寿命を推計している。

2020 年に WHO が発表した 2019 年の世界の健康寿命では，日本は男女ともに世界第 1 位の健康寿命の長寿国となっている（表 2 - 3）。また，厚生労働省の 2021 年発表の日本人の健康寿命（2019（令和元）年）の資料では男性 72.68 歳，女性は 75.38 歳となっている。これは 2016（平成 28）年から男性で 0.54 歳，女性で 0.59 歳それぞれ延伸したことになり，「生活に制限のある期間」は 2010 年と比較して男性で 0.4 年，女性で 0.61 年短縮されたことになる（図 2 - 17）。

表 2 - 3　健康寿命の国際比較

男性		順位	女性	
国名	健康寿命		国名	健康寿命
日本	72.64年	1	日本	75.48年
シンガポール	72.39年	2	シンガポール	74.72年
スイス	72.19年	3	韓国	74.66年
イスラエル	71.97年	4	フランス	73.06年
キプロス	71.82年	5	キプロス	72.97年
アイスランド	71.70年	6	スイス	72.82年
スウェーデン	71.69年	7	イスラエル	72.74年

資料：WHO, Healthy Life Expectancy (HALE) 2019 より作成

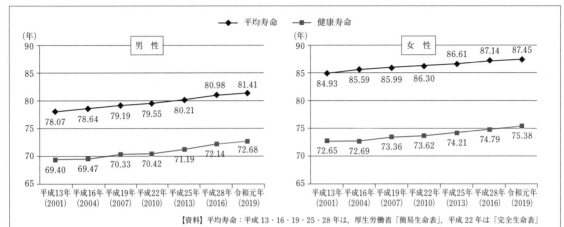

【資料】 平均寿命：平成 13・16・19・25・28 年は，厚生労働省「簡易生命表」，平成 22 年は「完全生命表」

図 2-17　平均寿命と健康寿命の推移

出典）厚生労働省「健康日本 21（第二次）推進専門委員会資料」

健康寿命の延伸は「健康日本 21（第二次）」計画で進められ，2022 年の最終評価で「達成された」と判定された。さらに厚生労働省では 2019（平成 31）年 3 月に「健康寿命のあり方に関する有識者研究会」の報告書で，2040 年までに 2016 年比で健康寿命を 3 年以上延伸することを打ち出した。これは平均寿命が 2040 年までに 2016 年比で男性 2.29 年，女性 2.50 年延伸すると推計されるため，平均寿命の延びを上回ることをめざしたもので，男性 75.14 歳以上，女性 77.49 歳以上を目標としている。

また厚生労働省では，2013 年から「健康寿命をのばそう」をスローガンにした国民運動「スマート・ライフ・プロジェクト*1」を推進している。

⑥死亡

わが国の死亡についてみると，1950（昭和 25）年ごろから，おもな死因は，結核などの感染症から，悪性新生物（がん），心疾患，脳血管疾患といった生活習慣病へと移ってきている（詳細は p.24 の「2）生活習慣病の増加」を参照）。

2）高齢化社会の健康・栄養政策

（1）高齢者の健康・栄養問題

超高齢社会において，生活習慣病の発症者が増加する一方で，低栄養問題が懸念されている（図 2-18）。低栄養状態により運動機能が低下してくると，とくに高齢者では，ロコモティブシンドローム*2，サルコペニア，フレイルや感染症をはじめとする疾患，最終的には褥瘡*3 の治癒が遷延*4 したり，寝たきり状態になったりしやすくなる。

また，近年，都市部では，郊外型ショッピングモールの乱立や商店のコンビニ化などから，商店街のシャッター通り化が増加する一方，地方でも過疎化により，バス路線が廃止される地域が増えている。その結果，自動車などの移動手段

*1 **スマート・ライフ・プロジェクト**：厚生労働省が 2013 年からスタートした国民運動。運動「毎日プラス 10 分の身体活動」，食生活「1 日あと 70g の野菜をプラス」，禁煙「禁煙でタバコの煙をマイナス」，健診・検診の受診「健診・検診で定期的な健康チェック」の 4 分野を中心にさまざまな行動の呼びかけを行っている。

*2 **ロコモティブシンドローム**：「運動機能症候群」とも呼ばれる。骨粗しょう症，変形性膝関節症，関節リュウマチなどの疾患やサルコペニアなどが原因で，運動器機能が低下し，立位・歩行，バランスなどの身体機能に支障が生じ，歩行やトイレ・入浴など日常的な活動に介護が必要となる。予防にはバランスのよい食事と日常的な運動習慣が重要となる。

*3 **褥瘡**：床ずれのこと。

*4 **遷延**：のびのびになること。

を持たない高齢者の生鮮食料品へのアクセスが悪化するフードデザート*1 が起き，高齢者の低栄養化リスクが高まるとの調査結果が報告されている。

*1 フードデザート：Food Desert（食の砂漠）。1970年代に英国で作られた言葉。地域環境の変化により，手頃な値段で新鮮な食料品を入手できない現象を指す。

（2）サルコペニア，フレイル

サルコペニアは，加齢による筋肉量の減少および筋力の低下を意味し，65歳以上の高齢者の15％はサルコペニアに該当するとされている。若いころには筋肉の合成と分解が均衡を保っているが，40歳代から徐々に筋肉の合成量が減少し始め，高齢者になると同じ食事，運動量でも，筋肉を分解する量の方が大きくなり，筋力の低下を招く。その結果，立つ，歩くなどの日常動作に影響を及ぼすようになり，転倒しやすくなったり，介護が必要になったりする。

フレイル（虚弱）は，サルコペニアなどによる日常生活活動量の低下，またそれに伴う食欲の低下，低栄養，疲労感の増加など複合的な要因により身体機能や認知機能が低下した状態を指す。その結果，要介護状態となるリスクが高い。フレイルの大きな原因としてサルコペニアと低栄養があげられている。そのため，たんぱく質を十分に摂取したバランスのよい食事とウォーキングなど日常生活に運動を取り入れることで身体機能を向上させ，予防・改善を図ることができる。また口腔機能の改善による食事の質の維持，社会活動への参加により活力を取り戻すことなどが重要とされている。

（3）高齢者への食生活支援

厚生労働省の研究では，血清アルブミン値と体重減少率を指標にし栄養状態を調べた。入院患者や入所・在宅療養者の約3～4割に低栄養の高齢者が確認され，このため「日本人の食事摂取基準（2020年度版）」では，65歳以上では少なくとも1.0g/kg体重/日以上のたんぱく質摂取が望ましいとしている。

食生活において，高齢者では加齢変化として，①食の低下（薬剤投与の副作用や生活活動の低下），②噛む力（咀嚼）力・飲み込む力（嚥下力）の低下，③唾液分泌の低下，④消化液分泌量の低下，⑤腸の動きの低下，⑥味覚の低下（濃い味つけを好むようになる），⑦生活習慣病などの慢性疾患をもつ人が多い，などの身体的機能の低下や，⑧社会参加の低下（人間関係の喪失や配偶者の死）などの変化が認められる。よって，高齢者の栄養・食生活の問題の原因は複合的であるため，低栄養の予防と対策には，対象者の状況を評価し，優先順位にしたがった支援を着実に進めること

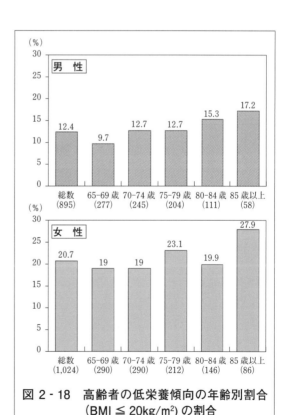

図2-18 高齢者の低栄養傾向の年齢別割合（BMI ≦ 20kg/m²）の割合

出典）厚生労働省「2019（令和元）年国民健康・栄養調査」

が重要である。また，高齢者の単独世帯や夫婦のみの世帯が増加している。特に単独世帯は2040年には890万世帯を超えるとみられ，今後の対策が急務となっている（表2-4）。

（4）要介護者の増加

①被保険者・要介護認定者・受給者数の状況

平均寿命が延びる一方で，要介護者と受給者の数は増加している（図2-19，図2-20）。

要介護認定者は，2000（平成12）年4月末で218万人だったものが，2023（令和4）年4月末では696万人と，219%増となっている。サービス受給者数の推移は，2000（平成12）年4月では149万人であったが，2022年4月では595万人となり，299%増となっている。居宅サービス受給者数は，2000（平成12）年4月では97万人であったが，2022年4月では411万人と324%の増となっており，在宅サービスの充実強化の必要性がうかがえる（前年同月比では9万人増）。

表2-4　高齢者の世帯形態の将来推計

(万世帯)

		2015年	2020年	2025年	2030年	2040年
一般世帯		5333	5410	5411	5348	5075
世帯主が65歳以上		1918	2065	2103	2126	2242
	単独	625	703	751	796	896
	夫婦のみ	628	674	676	669	687
世帯主が75歳以上		888	1042	1225	1276	1217
	単独	337	396	470	505	512
	夫婦のみ	274	328	388	398	363

資料）国立社会保障・人口問題研究所「日本の世帯数の将来推計—2018（平成30）年推計」より作製

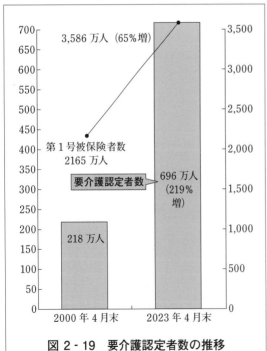

図2-19　要介護認定者数の推移

出典）厚生労働省「2023（令和5）年4月介護保険事業状況報告」より

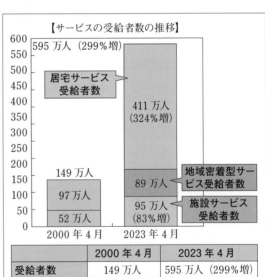

図2-20　要介護サービス受給者数の推移

出典）厚生労働省「2023（令和5）年4月分介護保険事業状況報告」より

	2000年4月	2023年4月
受給者数	149万人	595万人（299%増）
居宅サービス	97万人	411万人（324%増）
地域密着型サービス		89万人（H18年4月創設）
施設サービス	52万人	95万人（83%増）

また，要介護度別認定者数の推移では，要介護度2以下の増加が目立つ。

（5）高齢者の栄養・食生活

①栄養ケア・マネジメントの位置づけ

高齢者にとって「食べること」の意義は，①楽しみ，②生きがい，③社会参加の支援であり，④「食べること」にともなう生活機能の向上により，⑤コミュニケーションの回復や，⑥生活のリズムの調整にもなる。その結果，低栄養状態の予防と改善だけでなく，生活の質の改善にもつながる。

栄養士・管理栄養士による栄養ケアは，①高齢者の「食べること」「食べることを楽しむこと」を支援すること，②高齢者の低栄養状態等の予防・改善のために個別の高齢者の栄養状態に着目した栄養ケアを提供すること，③低栄養状態の予防・改善を通じて，利用者の生活機能の維持・改善や尊厳ある自己実現に寄与すること，を目的とする。

このため，以下の介護保健制度に則ったサービスが行われる（表2-5）。

②栄養ケア・マネジメントとは

栄養ケア・マネジメントは，ヘルスケアサービスの一環として，個々人に最適な栄養ケアを行い，その実務遂行上の機能や方法手順を効率的に行うための体制をいう。高齢者の低栄養状態などの予防・改善のために，個別の高齢者の栄養状態に着目した栄養ケア・マネジメントの実施を，介護報酬上，栄養マネジメント加算として評価するものである。

すなわち，簡便な栄養スクリーニングを行い，栄養アセスメントによって，生活の場における「食べること」を支援するための課題を明確にする。そして，個別の栄養状態，食習慣・し好，個別性を尊重した実行可能な計画を自助，共助し，多職種協同の視点に立ち，本人・家族の同意のもとに，長期目標，短期目標の期間を設定する。これらを，モニタリングによるサービスの評価に基づいた質の担保を図り，継続的な品質の改善を行っていくものである（p.46，図2-21）。

③地域包括ケアシステム

厚生労働省では，団塊の世代が75歳以上を迎える2025（令和7）年をめどに，要介護状態になっても住み慣れた地域で，自分らしい生活を人生の最後まで送ることができるよう，住まい・医療・介護・予防・生活支援が一体的に提供される地域の包括的な支援・サービス提供体制（地域包括ケアシステム）の構築の実現を進めている（p.46，図2-22）。

表2-5　介護保険制度における予防重視型システムの栄養に関するサービス

地域支援事業 （介護予防特定 高齢者施策）	新予防給付	介護給付
対象者：要支援・要介護になるおそれのある者	対象者：要支援者 （現行の要支援者 ＋現行の要介護 1の一部）	対象者：要介護者
栄養改善 プログラム	栄養改善 サービス	〈施設・通所系〉 栄養マネジメント 加算 〈訪問系〉 居宅療養管理 指導

地域包括ケアシステムは，介護保険の保険者である市町村，都道府県が，地域の自主性や主体性に基づき，地域の特性に応じて構築していくことが求められ，「住まい」を中心に「医療」「介護」「予防」「生活支援・介護予防」を一体的に提供するものである。またその単位は，おおむね30分以内に必要なサービスが提供される日常生活圏域（具体的には中学校区）を想定している。

日本では，2042年には高齢者人口は約3,900万人でピークを迎え，その後も75歳以上の人口は増加し続けることが予想されている。特に今後，認知症高齢者の増加が見込まれることから，認知症高齢者の地域での生活を支えるためにも，地域包括ケアシステムの構築が重要となっている。

④栄養ケア・ステーション

栄養ケア・ステーションは，疾病の一次予防および重篤化予防の観点から，専門的な立場で，適切な栄養・食事の指導を組織的に行い，住民のQOLの向上を図るとともに，栄養士・管理栄養士の業務の活動をアピールし，社会的な地位・身分の向上および活動の場の開拓を図ることを目的としている。

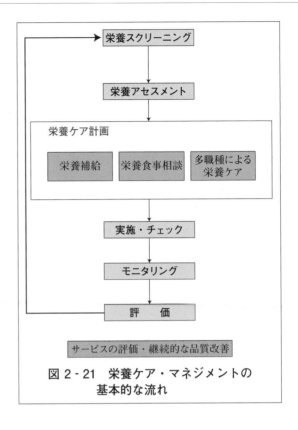

図2-21 栄養ケア・マネジメントの基本的な流れ

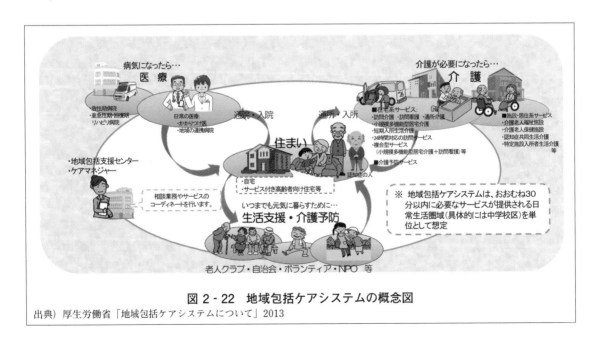

図2-22 地域包括ケアシステムの概念図

出典）厚生労働省「地域包括ケアシステムについて」2013

46

2018（平成30）年度からは栄養ケア・ステーション認定制度をスタートした。これは，栄養士会による栄養ケア・ステーションとは別に，事業者が栄養士会に申請し，事業所が所在する都道府県栄養士会のネットワークのひとつとして，地域住民が栄養ケアの支援・指導を受けることのできる拠点である[*1]。

事業所には業務に従事する管理栄養士を1名以上，専任で配置するほか，専任で業務に従事する管理栄養士を責任者とすることが義務づけられている。

⑤地域高齢者等の健康支援を推進する配食事業の栄養管理に関するガイドライン

「地域高齢者等の健康支援を推進する配食事業の栄養管理に関するガイドライン」（以下「ガイドライン」）は，高齢化が急速に進展するなか，低栄養・フレイルや生活習慣病の予防，健康寿命の延伸を目的に，配食を利用する地域の高齢者が適切な栄養管理を行えるよう，2017（平成29）年3月に配食事業者向けに策定されたものである。

ガイドラインでは，継続的な提供食数[*2]がおおむね1回100食以上または1日250食以上の事業者であって，提供食数の全部または一部が栄養素等調整食または物性等調整食である当該食種の献立作成にあたっては，管理栄養士または栄養士（栄養ケア・ステーション等，外部の管理栄養士または栄養士を含む）が担当（監修を含む）することが望ましいとしている。

献立作成にあたって，想定される利用者の身体状況（BMI，身体活動レベル，摂食嚥下機能等），食のし好，食事状況を把握したうえで，「日本人の食事摂取基準」の参照体位等をもとに，エネルギーおよび栄養素の給与目安量を設定し，取り扱う食種を決定することを基本とするとしている（なおこれに限定せず，他の合理的な手順でも差しつかえない）。

[*1] 認定事業所で行う栄養ケア業務：①栄養相談（⑦，⑧，⑨を除く），②特定保健指導，③セミナー・研修会への講師派遣，④健康・栄養関連の情報，専門的知見に基づく成果物（献立等）の提供，⑤スポーツ栄養に関する指導・相談，⑥料理教室・栄養教室の企画運営，⑦診療報酬・介護報酬にかかる栄養食事指導とこれに関連する業務，⑧上記以外の病院・診療所などの医療機関と連携した栄養食事指導，⑨訪問栄養食事指導，⑩食品・栄養成分表示に関する指導・相談，⑪地域包括ケアシステムにかかる事業関連業務，

[*2] 利用者1人につき，おおむね週当たり2食以上の配食を継続して提供しているもの

● **日本食スコアは認知症，腸内細菌と関連あり ・ 2021年発表 ・**

国立長寿医療研究センターなどの研究結果から，認知症のない人は，認知症の人よりも日本食スコアが高く，魚介類・きのこ・大豆・コーヒーを多く摂取していること，また腸内細菌の代謝産物濃度が低いことがわかった。

国立長寿医療研究センターもの忘れ外来などでは，腸内細菌と認知症との関係について研究を進めてきた。今回，伝統的日本食（米，味噌，魚介類，緑黄色野菜，海藻類，漬物，緑茶，牛肉・豚肉，コーヒー）から算出した伝統的日本食スコア（JDI₉，牛肉・豚肉，コーヒーは各−1，それ以外は各+1），JDI₉に大豆・果物・きのこを加えた現代的日本食スコア（JDI₁₂），さらにJDI₁₂にコーヒーを+1としたrJDI₁₂の3区分から日本食スコアを算出。

その結果，認知症のない人は，認知症の人よりも日本食スコアが高く，また魚介類・大豆・きのこ・コーヒーを多く摂取していることがわかった。さらに検便サンプルの分析から，これらの食品を多く摂取している人の腸内細菌では，腸内腐敗発酵産物の指標であるP-クレゾール，インドールの中央値が低く，代謝産物濃度が低いことがわかった。

今回の研究を通じて，今後，さらに食事，腸内細菌，認知機能との関連性が明かになっていくことが期待されている。

現在，65歳以上の単独世帯あるいは夫婦のみの世帯が増加しており，配食が日々の食事を支える重要な手段となっているケースが少なくない。このため，配食による地域高齢者の栄養管理推進だけでなく，配食サービスを利用する地域高齢者が配食だけに頼らず，配食の献立を参考にし，配食以外の食事も適切なものとしていくことが期待されている。

4　わが国の食生活の変遷

1）国民健康・栄養調査*1

*1　厚生労働省「国民健康・栄養調査」

（1）国民健康・栄養調査の沿革

国民健康・栄養調査は，健康増進法（平成14年法律第103号）に基づき，「国民の身体の状況，栄養摂取量及び生活習慣の状況を明らかにし，国民の健康の増進の総合的な推進を図るための基礎資料を得ること」を目的に実施している日本国民を母集団とした標本調査である。

政府は1945（昭和20）年12月に東京都下の約3,500世帯，約3万人を対象に，栄養摂取状況調査（食事調査），身体状況調査を実施した。これが，現在の国民健康・栄養調査のはじまりである。

1946（昭和21）年以降も調査は継続され，対象都市や都道府県が拡大し，1948（昭和23）年からは全国調査となった。1952（昭和27）年からは栄養改善法に基づく「国民栄養調査」として，国民の食生活改善，体位向上などへの利用に調査目的の範囲も拡大し，日本における栄養・食生活をモニタリングする調査となった。

食事調査は，当初，年4回，世帯単位で3日間かけて行われていたが，①1956（昭和31）年からは年1回（5月），連続3日間，②1964（昭和39）年からは年1回（5月，ただし1964年のみ11月），連続5日間，③1972（昭和47）年からは年1回（11月），連続3日間かけての実施となり，④1995（平成7）年からは比例案分法（案分比率）を用いた方法で年1回（11月）の1日調査となった。現在も，この方法が用いられている。

当初の課題は，栄養欠乏の調査が主眼であったが，成人病（現在の生活習慣病）が問題視されるようになるなか，血圧や血液検査項目，歩行数調査など，健康状態や生活習慣に関する調査項目が追加されていった。また，国民栄養調査と同時期に循環器疾患基礎調査や糖尿病実態調査，歯科疾患基礎調査など，健康づくり全般にかかわる調査と組み合わせて行われようになる。

そして2002（平成14）年，当時の医療制度改革にあわせ，健康増進政策をより強化することを目的に栄養改善法が廃止され，健康増進法が成立した。これを受けて，いままでの栄養・食生活の把握中心の調査から，健康・栄養状態にかかるさまざま事項について調査する役目を担う「国民健康・栄養調査」として実施されることとなった。

このように，70年以上，名称・形式を変更しながらでも，国民の健康・栄養状態をモニタリングしている調査は，世界的にみても類をみないものである。

日本では，同調査結果は，さまざまな政策立案や評価に用いられてきた。また，都道府県などにおいても，この調査と同時に自治体独自の健康・栄養調査を行う機会となっており，地域における健康・栄養状態を評価する重要な役割を担っている（図2-23）。

（2）調査方法の推移

わが国では，1945（昭和20）年から，国民におけるエネルギーおよび栄養素摂取量や食品群別摂取量，身体の状況，生活習慣について，国民栄養調査からはじまり国民健康・栄養調査を通じて毎年調査を実施し，モニタリングしている。

ここでは過去の調査方法の推移をまとめていくが，まず，先にも述べたように調査方法は，変化をしながら発展してきたことをおさえておきたい。

たとえば食事調査方法は，以前は世帯一括で調査したものを世帯の人数で割って計算する世帯員1人当たりの摂取量から国民の摂取量を推定していた。しかし，1995（平成7）年から比例案分法が導入され，個人ごとの摂取量推定が可能になり，調査日数も1日間に短縮されて，この方法が現在も続けられている。

また，栄養素等の摂取量を算出する食品成分表も，2000（平成12）年までは厚生労働省が独自に編纂した成分表を用いていたが，2001（平成13）年からは「日本食品標準成分表」に切り替わるとともに，今までの食品の生重量に基づく

＊1 **国立研究開発法人医薬基盤・健康・栄養研究所：**独立行政法人医薬基盤研究所と独立行政法人国立健康・栄養研究所を統合し，医薬品および健康・栄養に関する研究を実施する研究所として，2015（平成27）年4月に設置。医薬品に関する専門性と食品・栄養に関する専門性の融合が図られ，生活習慣病等への応用，医薬品と食品との相互作用などの研究促進面での効果が期待されている。

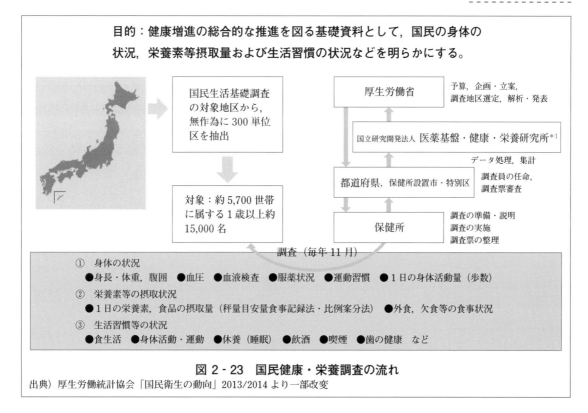

目的：健康増進の総合的な推進を図る基礎資料として，国民の身体の状況，栄養素等摂取量および生活習慣の状況などを明らかにする。

国民生活基礎調査の対象地区から，無作為に300単位区を抽出

対象：約5,700世帯に属する1歳以上約15,000名

調査（毎年11月）

厚生労働省　予算，企画・立案，調査地区選定，解析・発表

国立研究開発法人 医薬基盤・健康・栄養研究所＊1

データ処理，集計

都道府県，保健所設置市・特別区　調査員の任命，調査票審査

保健所　調査の準備・説明 調査の実施 調査票の整理

① 身体の状況
●身長・体重，腹囲　●血圧　●血液検査　●服薬状況　●運動習慣　●1日の身体活動量（歩数）
② 栄養素等の摂取状況
●1日の栄養素，食品の摂取量（秤量目安量食事記録法・比例案分法）　●外食，欠食等の食事状況
③ 生活習慣等の状況
●食生活　●身体活動・運動　●休養（睡眠）　●飲酒　●喫煙　●歯の健康　など

図2-23　国民健康・栄養調査の流れ
出典）厚生労働統計協会「国民衛生の動向」2013/2014より一部改変

栄養素等摂取量の算出から，調理による重量成分変化率を加味して，できるだけ実際に摂取した状態での評価を行うようになった。

さらに，2012（平成24）年からは「健康日本21（第二次）」の推進にあわせて，地域間の格差を把握するため，4年に一度，対象者数を約4倍に拡大した大規模調査が行われている。

このように，そのときどきの状況に応じて調査方法等が異なっているということを念頭におき，細かい数値の変動というよりも，その動向に注目して評価をすることが大切である。

（3）栄養素等摂取量の推移

①エネルギー産生栄養素

1946（昭和21）年の全国1人1日当たりの摂取量を100としたとき，現在まで，エネルギーは横ばいから漸減傾向にある。炭水化物は60〜65以下にまで減少し，たんぱく質は1975（昭和50）年までは徐々に増加したが，それ以降は横ばいの状況である。

また，70年間で動物性たんぱく質の摂取量は約3.5倍，動物性脂肪は約4倍にまで増加している。カルシウムの摂取量は，ここ30年間で約2倍に増加したが，1975（昭和50）年以降は横ばいである（図2-24）。

過去15年間の栄養素別摂取構成比率の推移をみると，たんぱく質約15％，脂質約29％，炭水化物約56％となっている（図2-25）。また2019（令和元）年の国民健康・栄養調査の栄養素等摂取量を表に示した（p.52，表2-6）。

②食塩（ナトリウム）

食塩摂取量は，1972（昭和47）年に国民1人当たりの平均値は14.5gであったが，2000（平成12）年には13.1gとなり，1.5g程度減少している。2001（平成13）年以降も減少傾向にあり，2019（令和元）年の調査結果からみると国民（成人）1人当たり10.1g，成人男性の平均値で10.9g，女性で9.3gとなった。男女とも60歳代の摂取量がもっとも多い（p.53，図2-26，27）。「日本人の食事摂取基準（2020年版）」で示された成人における1日当たりの目標量は，男性7.5g未満，女性6.5g未満，また日本高血圧学会では循環器疾患予防のため，成人の1日当たりの食塩の摂取量を6g未満にすることを推奨している。

（4）食品群別摂取量の推移

表2-7（p.56）および図2-28（p.53）において，食品群別摂取量の推移を示した。栄養素等摂取量と同様，調査の歴史のなかで，調査手法の変更にともなって食品群の分類も変わってきていることから，過去の結果の比較は，食品群の摂取の動向を見る参考程度にする。

①米類の摂取量

米類の摂取量は，全体として減少する傾向にあり，現在では1975（昭和50）年と比べると，飯換算で約60％程度となっている。

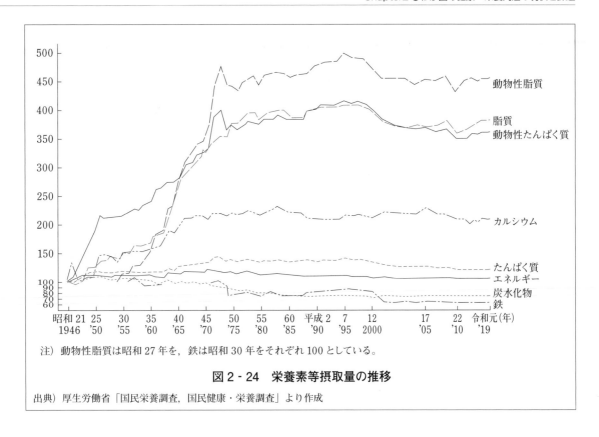

注）動物性脂質は昭和27年を，鉄は昭和30年をそれぞれ100としている。

図2-24　栄養素等摂取量の推移

出典）厚生労働省「国民栄養調査，国民健康・栄養調査」より作成

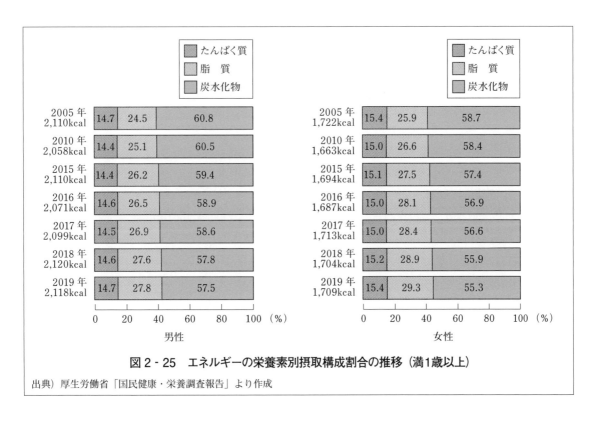

図2-25　エネルギーの栄養素別摂取構成割合の推移（満1歳以上）

出典）厚生労働省「国民健康・栄養調査報告」より作成

表2-6 栄養素等摂取量（1歳以上，男女計・年齢階級別）

（1人1日当たり平均値）

		総数	1-6歳	7-14歳	15-19歳	20-29歳	30-39歳	40-49歳	50-59歳	60-69歳	70-79歳	80歳以上	(再掲)20歳以上
解析対象者	人	5,865	235	454	249	365	460	742	775	1,046	1,042	497	4,927
エネルギー	kcal	1,903	1,247	1,945	2,219	1,900	1,859	1,939	1,918	1,972	1,945	1,750	1,915
たんぱく質	g	71.4	44.6	71.5	80.6	70.6	67.6	72.2	70.2	75.2	76.3	65.8	72.2
うち動物性	g	40.1	26.0	42.4	49.4	41.7	37.8	41.9	38.4	41.1	41.9	35.1	40.1
脂　質	g	61.3	40.6	65.0	76.4	64.2	62.8	64.1	63.1	62.1	59.9	50.6	61.2
うち動物性	g	32.4	22.8	36.8	43.0	34.3	31.7	34.3	32.2	32.3	31.1	26.6	31.9
飽和脂肪酸	g	18.30	14.04	22.31	23.76	19.49	18.69	19.10	18.43	17.86	17.17	14.57	17.86
一価不飽和脂肪酸	g	22.50	14.13	22.84	29.18	24.20	23.63	23.97	23.58	22.71	21.58	18.09	22.53
n-6系脂肪酸	g	10.50	6.23	9.89	12.47	10.70	10.80	11.16	11.22	10.95	10.39	8.86	10.66
n-3系脂肪酸	g	2.36	1.22	1.94	2.12	2.14	2.17	2.23	2.33	2.67	2.81	2.33	2.46
コレステロール	mg	335	188	315	430	347	324	340	331	350	355	306	340
炭水化物	g	248.3	172.0	260.6	290.4	244.2	239.1	245.9	242.3	254.5	257.4	244.7	248.7
食物繊維	g	18.4	11.0	17.4	18.5	16.0	17.0	17.1	18.0	20.2	21.2	18.9	18.8
うち水溶性	g	3.5	2.2	3.4	3.3	2.9	3.2	3.2	3.4	4.0	4.2	3.6	3.6
うち不溶性	g	11.5	6.7	10.5	10.7	9.5	10.3	10.3	11.1	13.0	13.7	12.0	11.8
ビタミンA	μgRE	534	350	513	490	449	438	504	536	600	601	575	547
ビタミンD	μg	6.9	3.7	5.7	5.6	5.3	5.2	5.8	6.0	7.5	9.9	7.9	7.2
ビタミンE	mg	6.7	4.0	6.0	7.0	6.2	6.3	6.4	6.8	7.3	7.6	6.5	6.9
ビタミンK	μg	240	130	199	226	202	224	226	242	272	284	238	250
ビタミンB₁	mg	0.95	0.64	1.00	1.08	0.92	0.92	0.98	0.91	0.98	0.99	0.85	0.95
ビタミンB₂	mg	1.18	0.80	1.24	1.22	1.09	1.05	1.10	1.13	1.26	1.33	1.16	1.19
ナイアシン当量	mg	30.7	17.7	28.7	33.6	29.6	29.5	31.9	30.6	32.9	32.9	28.0	31.3
ビタミンB₆	mg	1.18	0.73	1.08	1.20	1.02	1.04	1.12	1.13	1.29	1.38	1.18	1.20
ビタミンB₁₂	μg	6.3	3.5	5.8	4.7	5.4	5.2	5.2	5.8	7.3	8.1	6.8	6.5
葉　酸	μg	289	153	234	253	231	242	260	290	331	353	321	302
パントテン酸	mg	5.65	4.02	6.14	6.25	5.29	5.18	5.46	5.44	5.93	6.12	5.38	5.65
ビタミンC	mg	94	52	68	78	62	65	75	85	111	132	118	99
ナトリウム	mg	3,828	2,027	3,381	3,779	3,718	3,684	3,817	3,863	4,216	4,179	3,739	3,958
食塩相当量	g	9.7	5.2	8.6	9.6	9.4	9.4	9.7	9.8	10.7	10.6	9.5	10.1
食塩相当量	g/1,000kcal	5.2	4.1	4.5	4.5	5.1	5.1	5.1	5.3	5.6	5.6	5.5	5.4
カリウム	mg	2,299	1,503	2,229	2,174	1,912	1,990	2,145	2,215	2,548	2,704	2,365	2,350
カルシウム	mg	505	416	639	480	435	401	442	472	536	579	509	498
マグネシウム	mg	247	150	226	226	209	219	234	248	277	286	249	255
リン	mg	1,007	685	1,077	1,087	952	911	980	978	1,067	1,096	955	1,012
鉄	mg	7.6	4.2	6.5	7.4	6.8	6.8	7.1	7.6	8.6	8.9	7.8	7.9
亜　鉛	mg	8.4	5.4	8.9	10.1	8.5	8.1	8.5	8.3	8.6	8.5	7.7	8.4
銅	mg	1.12	0.68	1.06	1.17	1.02	1.05	1.06	1.11	1.21	1.26	1.13	1.14
脂肪エネルギー比率	%	28.6	28.7	29.8	30.5	30.2	30.2	29.4	29.2	28.0	27.2	25.5	28.4
炭水化物エネルギー比率	%	56.3	57.1	55.3	54.9	54.7	55.1	55.6	56.1	56.5	57.0	59.4	56.4
動物性たんぱく質比率	%	54.3	56.5	58.4	59.1	57.5	54.0	55.8	52.6	53.0	53.0	51.2	53.6
穀類エネルギー比率	%	39.5	38.9	40.5	43.2	43.1	42.0	41.2	39.5	37.1	37.0	40.0	39.3

出典）厚生労働省「2019（令和元）年　国民健康・栄養調査結果の概要」を一部改変

②いも類・小麦類の摂取量

　いも類は，戦後直後は米類に代わる主食として食べられていたが，米類の摂取増加とともに減少し，1975（昭和50）年ごろからは横ばいである。小麦類も昭和50年代以降は大きな変化はない。

③野菜類の摂取量

　野菜類は，経済変動や気象状況などの影響を受けやすく，ここ数年は天候不順による価格変動が大きくなっている。個人ごとの摂取量の把握を行うようになった2003（平成15）年以降をみると，一時的な減少もあるが，国民1人当たりの摂取量は，ほぼ横ばいである（p.54，図2-29）。また，健康日本21（第三次）における目標値のひとつである野菜類350gを摂取している者は，1日調査によ

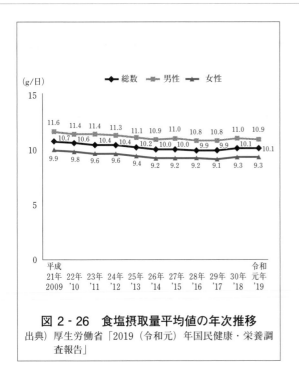

図2-26　食塩摂取量平均値の年次推移
出典）厚生労働省「2019（令和元）年国民健康・栄養調
　　　査報告」

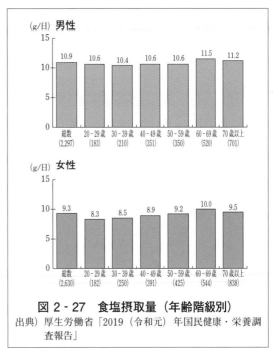

図2-27　食塩摂取量（年齢階級別）
出典）厚生労働省「2019（令和元）年国民健康・栄養調
　　　査報告」

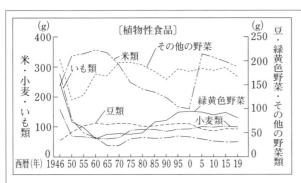

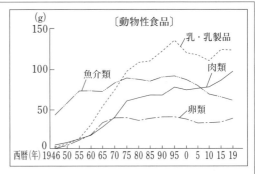

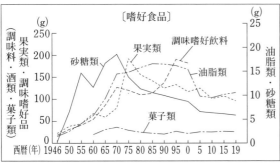

図2-28　国民栄養調査における食品群別摂取量の推移
出典）厚生労働省「国民健康・栄養調査」より作製

ることから結果に限界はあるが，男女とも約3割となっている（図2-30）。

④動物性たんぱく質の摂取量

　戦後，動物性たんぱく質の摂取量が着実に増加したのは，乳類，卵類の寄与が大きく，1950（昭和25）年と比べると，現在は，乳類は約17倍，卵類は約6倍となっている。これは，生鮮食品である乳類や卵類を，インフラ整備などにともない，新鮮なまま各地域へ届けることが可能になったことや，食品としての重要性，食卓へ取り入れる工夫などの地道な普及啓発によるものと考えられる。ただ，これらの食品も，現在は横ばいの状況である。

　そのほか，肉類は横ばいの状況であり，魚介類はやや減少している。

　2019（令和元）年調査における性・年齢階級別の摂取量を表2-8（p.57）に示す。

2）食生活の変化

（1）食の外部化，簡便化などの食習慣の変化

①朝食欠食率の推移

　2019（令和元）年の国民健康・栄養調査の結果より食事状況をみると，朝食を欠食する者の割合は，男では40歳代がもっとも多く28.5％，女性でも30歳代がもっとも多く22.4％である。また，2008（平成20）年からの年次推移をみると，欠食率に大きな改善はみられない（図2-31，32）。

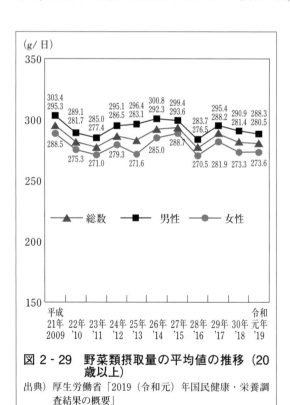

図2-29　野菜類摂取量の平均値の推移（20歳以上）

出典）厚生労働省「2019（令和元）年国民健康・栄養調査結果の概要」

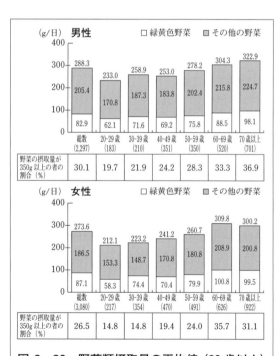

図2-30　野菜類摂取量の平均値（20歳以上）

出典）厚生労働省「2019（令和元）年国民健康・栄養調査結果の概要」

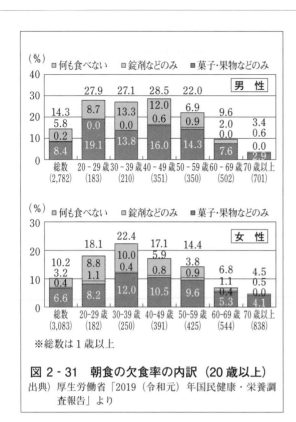

図 2 - 31　朝食の欠食率の内訳（20 歳以上）

出典）厚生労働省「2019（令和元）年国民健康・栄養調査報告」より

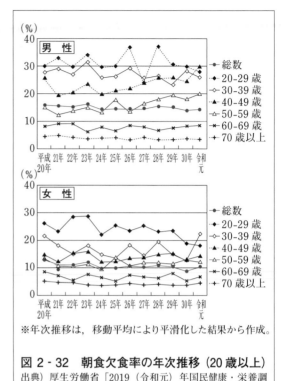

※年次推移は，移動平均により平滑化した結果から作成。

図 2 - 32　朝食欠食率の年次推移（20 歳以上）

出典）厚生労働省「2019（令和元）年国民健康・栄養調査報告」より

②食の簡便化

　総務省家計調査における食料費支出に占める割合をみると，昭和 30 年代は外食約 4 ％，加工食品約 39 ％，生鮮食品・穀類が約 57 ％であったが，近年では外食約 20 ％，加工食品約 45 ％，生鮮食品・穀類約 35 ％となっている。

　2021 年の外食産業市場は，新型コロナウイルス蔓延による緊急事態宣言の影響から大きく売り上げを落としており，市場規模は，2019 年比 35.8 ％減の 16 兆 9,494 億円と推計されている。自治体からの営業時間短縮要請に加え，海外からの入国制限によりインバウンド需要が大幅に減少したことが大きい。このうちファミリーレストラン，一般食堂，専門店を含む「食堂・レストラン」は 2019 年比 34.1 ％減となっている。このほか，右肩上がりで市場が拡大してきた持ち帰り弁当や総菜店などの「料理品小売業」，いわゆる中食部門も 2019 年比 1.5 ％減の 7 兆 1,161 億円となった。(p.58，図 2 - 33)。

　2019 年国民健康・栄養調査報告では，外食を週 1 回以上利用している者の割合は男性 41.6 ％，女性 26.7 ％で，男性の 20 歳代 66.9 ％，30 歳代 63.3 ％，女性の 20 歳代 56.6 ％，30 歳代 43.5 ％と 2015 年の調査よりもすべての年齢層で上回っている（全体で男性 1 ％，女性 1.6 ％増）。また持ち帰り弁当・惣菜（中食）を週 1 回以上利用している者の割合は男性 47.2 ％，女性 44.3 ％で，こちらも 2015 年に比べすべての年齢層で上回った（全体で男性 6.1 ％，女性 4.9 ％増）（図 2 -

表 2 - 7 食品群別摂取量の年次推移（1人1日当たり：全体）

(g)

	昭和50年 1975	55年 1980	60年 1985	平成2年 1990	7年 1995	15年 2003	17年 2005	22年 2010	23年 2011	24年 2012	25年 2013	27年 2015	28年 2016	29年 2017	30年 2018	令和元年 2019
総量	1,411.6	1,351.9	1,345.6	1,331.4	1,449.2	2,070.6	2,080.7	1,994.5	2,027.5	2,018.3	2,019.1	2,205.8	1,999.5	2,038.0	1,994.0	1,979.9
穀類 総量	340.0	319.1	308.9	285.2	264.0	462.0	452.0	439.7	433.9	439.7	434.9	430.7	422.1	421.8	415.1	410.7
米・加工品	248.3	225.8	216.1	197.9	167.9	356.0	343.9	332.0	323.0	329.1	321.7	318.3	310.8	308.0	308.5	301.4
小麦・加工品	90.2	91.8	91.3	84.8	93.7	96.6	99.3	100.1	103.0	102.4	105.3	102.6	100.7	103.6	97.3	99.4
その他の穀類・加工品	1.5	1.5	1.8	2.6	2.5	9.3	8.8	7.6	7.9	8.1	7.9	9.8	10.6	10.2	9.2	9.9
いも類 総量	60.9	63.4	63.2	65.3	68.9	59.7	59.1	53.3	54.1	54.3	52.6	50.9	53.8	52.7	51.0	50.2
さつまいも・加工品	11.0	10.4	10.7	10.3	10.8	7.1	7.2	7.2	6.5	7.4	6.8	6.6	7.4	8.0	6.9	6.3
じゃがいも・加工品	22.1	23.2	25.6	28.2	30.3	28.5	28.5	25.9	27.5	26.4	25.2	25.1	26.2	25.1	24.8	23.0
その他のいも・加工品	27.8	29.8	26.9	26.7	27.8	24.0	23.5	20.3	20.1	20.6	20.6	19.3	20.2	19.6	16.7	17.6
砂糖・甘味料類	14.6	12.0	11.2	10.6	9.9	7.2	7.0	6.7	6.6	6.5	6.6	6.6	6.5	6.8	6.4	6.3
豆類 総量	70.0	65.4	66.6	68.5	70.0	58.1	59.3	55.3	51.7	57.9	60.4	60.3	58.6	62.8	62.9	60.6
大豆・加工品	67.2	63.2	64.3	66.2	68.0	56.4	57.7	53.9	50.3	56.6	59.1	58.6	57.2	61.6	61.4	59.2
その他の豆・加工品	2.8	2.2	2.3	2.3	2.0	1.7	1.5	1.3	1.4	1.3	1.3	1.7	1.4	1.2	1.4	1.4
種実類	1.5	1.3	1.4	1.4	2.1	2.1	1.9	2.1	2.0	2.1	1.9	2.3	2.5	2.6	2.4	2.5
野菜類 緑黄色野菜	48.2	51.0	73.9	77.2	94.0	94.2	94.4	87.9	86.6	86.8	83.6	94.4	84.5	83.9	82.9	81.8
その他の野菜	189.9	192.3	178.1	162.8	184.4	183.4	185.3	180.0	179.8	187.8	187.8	187.6	181.5	192.2	186.3	167.5
果実類	193.5	155.2	140.6	124.8	133.0	115.1	125.7	101.7	105.7	107.0	111.9	107.6	98.9	105.0	96.7	96.4
きのこ類	8.6	8.1	9.7	10.3	11.8	15.0	16.2	16.8	14.7	16.1	16.6	15.7	16.0	16.1	16.0	16.9
藻類	4.9	5.1	5.6	6.1	5.3	13.2	14.3	11.0	10.4	9.9	10.2	10.0	10.9	9.9	8.5	9.9
動物性食品 総量	303.3	313.3	318.7	340.0	366.8	327.7	324.7	308.2	314.8	319.7	323.2	329.0	329.7	337.4	340.6	340.1
魚介類	94.0	92.5	90.0	95.3	96.9	86.7	84.0	72.5	72.7	70.0	72.8	69.0	65.6	64.4	65.1	64.1
肉類	64.2	67.9	71.7	71.2	82.3	76.9	80.2	82.5	83.6	88.9	89.6	91.0	95.5	98.5	104.5	103.0
卵類	41.5	37.7	40.3	42.3	42.1	36.6	34.2	34.8	34.8	33.9	35.5	35.5	35.6	37.6	41.1	40.4
乳類	103.6	115.2	116.7	130.1	144.5	126.4	125.1	117.3	122.7	125.8	125.8	132.2	131.8	135.7	128.8	131.2
油脂類	15.8	16.9	17.7	17.6	17.3	10.4	10.4	10.1	10.1	10.4	10.3	10.8	10.9	11.3	11.0	11.2
菓子類	29.0	25.0	22.8	20.3	26.8	25.8	25.3	25.1	25.2	26.7	26.7	26.7	26.3	26.8	26.1	25.7
嗜好飲料類	119.7	109.4	113.4	137.4	190.2	592.8	601.6	598.5	632.2	603.9	605.0	788.7	605.1	623.8	628.6	618.5
調味料・香辛料類	—	—	—	—	—	93.2	92.8	87.0	87.5	90.6	88.7	85.7	93.5	86.5	60.7	62.5
補助栄養素・特定保健用食品	—	—	—	—	—	11.9	11.8	12.3	13.2	—	—	—	—	—	—	—
その他	11.7	14.0	13.7	14.3	17.6											

注1) 平成13年より分類が変更された。特に「ジャム」は「砂糖類」から「果実類」に、「味噌」は「豆類」から「調味料・香辛料類」に、「マヨネーズ」は「油脂類」から「調味料・香辛料類」に分類された。「動物性食品」の「総量」には「バター」「動物性油脂」が含まれるため、内訳合計としては一致しない。また、平成13年より調理を加味した数量となり、「米」は「めし」「かゆ」など、「その他の穀類・加工品」の「干しそば」は「ゆでそば」など、「藻類」の「乾燥わかめ」は「水戻しわかめ」など、「嗜好飲料類」の「茶類」は「茶浸出液」などで算出している。「その他のいも・加工品」には、「でんぷん・加工品」が含まれ、「その他の野菜」には、「野菜ジュース」「漬けもの」が含まれる。

注2) 平成15年から23年までは補助栄養素（顆粒、錠剤、カプセル、ドリンク状の製品（薬剤も含む）及び特定保健用食品からの摂取量の調査が追加された。

注3) 平成24年、28年は全国補正値である。

出典）厚生労働省「2018（平成30）年 国民健康・栄養調査報告」「2019（令和元）年 国民健康・栄養調査報告」を一部改変

表 2 - 8　食品群別摂取の状況（1 歳以上，性・年齢階級別）

(g，1人1日あたり平均値)

	食品群	総　数	1- 6歳	7-14歳	15-19歳	20-29歳	30-39歳	40-49歳	50-59歳	60-69歳	70-79歳	80歳以上	(再掲)20歳以上
総　数	調査人数（人）	5,865	235	454	249	365	460	742	775	1,046	1,042	497	4,927
	穀　類	410.7	257.9	429.1	524.4	448.8	432.4	433.6	413.1	401.7	388.7	388.1	410.5
	いも類	50.2	36.1	52.9	61.3	41.3	42.5	48.2	42.6	51.1	61.3	51.9	50.0
	砂糖・甘味料類	6.3	4.0	5.7	6.1	5.8	5.5	5.9	6.0	6.7	7.3	7.4	6.5
	豆　類	60.6	31.0	43.9	40.8	46.8	44.8	51.7	64.6	76.7	76.1	65.1	64.6
	種実類	2.5	1.5	1.7	1.3	1.3	2.9	2.1	3.0	3.2	3.2	2.2	2.7
	野菜類	269.8	129.0	241.1	243.4	222.6	239.5	246.8	268.6	307.1	323.1	284.2	280.5
	緑黄色野菜	81.8	45.3	71.3	69.9	60.5	73.2	69.8	78.0	94.9	103.9	88.4	85.1
	果実類	96.4	93.2	73.9	66.3	46.9	43.9	55.2	70.6	118.6	159.4	141.7	100.2
	きのこ類	16.9	8.3	14.6	13.9	14.2	15.8	15.1	15.1	22.4	19.6	16.4	17.7
	藻　類	9.9	5.8	5.8	7.7	7.0	8.0	8.8	10.5	11.4	12.5	12.8	10.6
	魚介類	64.1	29.7	45.2	43.3	50.8	50.8	52.8	59.2	77.7	88.9	73.8	68.5
	肉　類	103.0	63.1	110.1	168.3	130.7	116.1	130.3	106.9	94.5	81.5	66.5	101.0
	卵　類	40.4	19.6	33.5	54.7	38.9	37.7	40.4	40.1	43.7	44.5	38.4	41.4
	乳　類	131.2	211.7	302.7	149.1	111.9	77.5	96.0	101.3	117.3	127.8	127.5	110.7
	油脂類	11.2	6.4	9.0	15.3	12.4	12.3	12.8	12.1	11.4	10.3	8.8	11.4
	菓子類	25.7	23.5	35.9	34.6	21.9	26.5	22.6	24.3	25.2	25.1	24.3	24.4
	嗜好飲料類	618.5	235.6	315.5	442.3	523.4	629.6	702.9	727.8	753.5	662.2	551.3	673.5
	調味料・香辛料類	62.5	32.4	53.1	59.1	63.5	64.1	60.6	62.8	71.2	67.8	57.2	64.9
男　性	調査人数（人）	2,782	105	250	130	183	210	351	350	502	502	199	2,297
	穀　類	478.1	268.3	463.3	630.5	545.0	516.8	502.7	495.5	466.0	443.9	447.8	480.6
	いも類	52.5	39.7	54.0	68.1	47.1	43.6	53.4	47.1	50.2	59.8	56.5	52.0
	砂糖・甘味料類	6.4	4.0	6.0	6.2	6.2	5.5	5.8	5.8	6.8	7.5	7.4	6.5
	豆　類	60.0	31.4	45.3	40.8	45.6	45.5	51.1	65.9	72.5	76.2	67.3	64.0
	種実類	2.5	1.9	1.7	1.0	1.2	3.5	1.6	3.2	3.2	3.0	1.9	2.6
	野菜類	276.7	135.3	247.9	240.2	233.0	258.9	253.0	278.2	304.3	332.5	298.6	288.3
	緑黄色野菜	79.8	46.8	72.1	66.9	62.1	71.6	69.2	75.8	88.5	101.7	89.2	82.9
	果実類	85.8	106.4	75.0	59.6	41.2	32.9	49.3	53.4	96.8	147.4	141.1	87.5
	きのこ類	16.5	9.9	12.6	10.2	14.2	17.0	13.7	13.8	22.6	20.0	16.6	17.6
	藻　類	10.2	4.4	4.9	8.5	7.5	8.2	9.1	12.1	11.2	12.6	15.4	11.1
	魚介類	70.4	33.5	46.1	42.4	60.0	56.2	59.9	67.4	85.6	96.8	82.5	76.3
	肉　類	118.4	65.5	112.2	190.8	152.8	137.8	152.8	126.4	108.0	91.6	73.5	117.4
	卵　類	42.7	22.7	34.2	60.0	43.4	40.7	40.2	42.6	47.1	46.9	36.8	43.5
	乳　類	131.4	233.6	328.3	169.6	119.3	59.8	85.2	83.6	105.8	125.8	135.3	103.1
	油脂類	12.3	6.6	9.1	17.1	14.2	13.7	14.6	13.3	12.6	11.1	9.6	12.6
	菓子類	23.4	17.4	35.9	34.7	21.5	21.1	20.9	21.5	19.4	23.2	26.1	21.7
	嗜好飲料類	699.9	237.8	342.7	504.6	541.0	709.0	820.3	830.8	888.5	745.5	623.7	771.0
	調味料・香辛料類	67.3	37.1	54.5	63.9	69.5	70.6	65.7	67.4	75.6	73.3	62.7	70.3
女　性	調査人数（人）	3,083	130	204	119	182	250	391	425	544	540	298	2,630
	穀　類	349.9	249.5	387.2	408.4	352.0	361.4	371.6	345.2	342.4	337.4	348.3	349.3
	いも類	48.1	33.2	51.7	53.9	35.4	41.7	43.5	38.9	51.9	62.7	48.8	48.3
	砂糖・甘味料類	6.3	4.0	5.3	6.0	5.4	5.4	6.0	6.2	6.6	7.1	7.4	6.5
	豆　類	61.2	30.7	42.2	40.9	48.1	44.2	52.2	63.6	80.7	76.1	63.7	65.1
	種実類	2.6	1.2	1.8	1.7	1.3	2.4	2.6	2.8	3.2	3.3	2.4	2.8
	野菜類	263.6	123.8	232.8	246.9	212.1	223.2	241.2	260.7	309.8	314.4	274.5	273.6
	緑黄色野菜	83.6	44.2	70.3	73.2	58.8	74.4	70.4	79.9	100.8	105.9	87.9	87.1
	果実類	106.0	82.5	72.5	73.6	52.7	53.2	60.5	84.7	138.8	170.5	142.0	111.2
	きのこ類	17.3	7.0	17.0	17.8	14.2	14.7	16.4	16.2	22.2	19.3	16.2	17.8
	藻　類	9.7	6.9	7.0	6.9	6.6	7.8	8.5	9.2	11.6	12.4	11.0	10.1
	魚介類	58.4	26.6	44.2	44.3	41.6	46.3	46.5	52.5	70.4	81.6	68.0	61.7
	肉　類	89.2	61.3	107.5	143.6	108.6	97.9	110.3	90.8	82.1	72.2	61.7	86.7
	卵　類	38.4	17.2	32.6	48.8	34.4	35.2	40.5	38.0	40.6	42.2	39.5	39.4
	乳　類	131.1	194.0	271.3	126.6	104.5	92.4	105.7	115.8	127.9	129.6	122.3	117.4
	油脂類	10.1	6.3	9.0	13.3	10.5	11.2	11.2	11.1	10.2	9.5	8.4	10.3
	菓子類	27.8	28.4	35.9	34.6	22.2	31.0	24.2	26.5	30.7	26.8	23.1	26.8
	嗜好飲料類	544.9	233.9	282.3	374.2	505.8	562.8	597.4	643.0	628.9	584.8	503.0	588.4
	調味料・香辛料類	58.1	28.6	51.4	53.9	57.5	58.8	56.0	59.0	67.2	62.7	53.6	60.3

出典）厚生労働省「2019（令和元）年国民健康・栄養調査結果の概要」一部改変

34, 図2-35)。また外食・持ち帰り弁当を定期的（週2～3回以上）に利用している割合は男性31.7％, 女性25.2％で, 男女ともに20歳～50歳代の約3割が定期的に利用している。

調理食品, 外食の動向には, 女性の社会進出にともなう食事準備を含めた家事への取り組み方や食に対する意識の変化, 単独者世帯の増加, 高度経済成長やバブル崩壊などによる経済的な変化が反映していると考えられる。

（2）健康日本21（第三次）と地域や社会経済要因による健康格差の現状

健康日本21（第三次）では, 第二次から引き続き, 目標のひとつに健康格差の縮小が掲げられた。健康格差とは「地域や社会経済状況の違いによる集団間の健康状態の差」であり, その縮小の実現を目指している。地域格差の現状は, 国民健康・栄養調査では4年おきに行う大規模調査で都道府県間の差を把握している。過

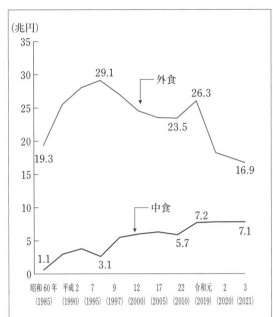

図2-33　外食・中食産業の市場規模の推移

注：1）中食産業の市場規模は料理品小売業（弁当給食を含まない）の値

資料）日本フードサービス協会「外食産業市場規模推計」, 藤澤良知編著「栄養・健康データハンドブック2020/2021」同文書院

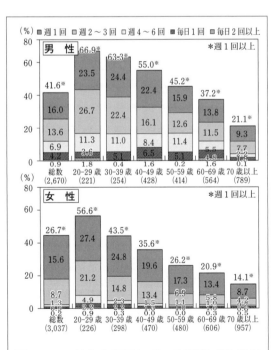

図2-34　外食を利用している頻度（20歳以上, 性・年齢階級別）

出典）厚生労働省「2019（令和元）年国民健康・栄養調査報告」より一部改変

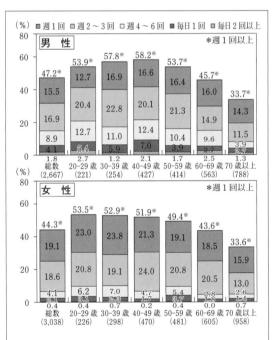

図2-35　持ち帰りの弁当・惣菜を利用している頻度（20歳以上, 性・年齢階級別）

出典）厚生労働省「2019（令和元）年国民健康・栄養調査報告」より一部改変

去の調査では，成人の BMI，野菜摂取量，食塩摂取量，歩数，現在習慣的に喫煙している者の割合（男性）で，地域差が生じていることを報告している。

社会経済的な要因による格差は，国民健康・栄養調査では成人における世帯所得と栄養・食生活の状況を報告している。世帯所得の低い群では女性の肥満者の割合が高く，朝食欠食率が男女とも高い。同様に主食・主菜・副菜を組み合わせた食事を 1 日 2 回以上食べる頻度が「ほとんど毎日」の者，食品を選択する際に栄養価を重視すると回答した者は男女とも低い。さらに男性で野菜類，男女で肉類，乳類摂取量，エネルギー摂取量が低いと報告されている。

また生活習慣全体をみても，世帯所得の低い群では男女とも，現在習慣的に喫煙している者の割合が高い，歩行数の平均値が低い，歯の本数が 20 本未満と回答した割合が高い，健診未受診者が多い等の関係が見られており，社会経済的要因は栄養・食生活も含めた生活習慣の決定要因のひとつとなっている。健康日本 21（第三次）では「誰一人取り残さない健康づくりの展開」を掲げていることから，社会経済的に不利な立場の人々も含めて，誰しもが健康づくりに取り組むことができるよう取組を考え，進めていくことが大切である（p.125 参照）。

3）BMI（体位）とメタボリックシンドローム（内臓脂肪症候群）

戦後の食生活の改善や生活環境の変化は，国民の体位（身長，体重）に大きな影響を与えた。

（1）BMI（体位）

成人における体位の評価は BMI（Body Mass Index）を用い，日本肥満学会における下記の判定方法を参照している。

BMI ＝体重（kg）／身長（m）^{2}
低体重やせ：18.5 未満
普　　通：18.5 以上 25.0 未満
肥　　満：25.0 以上

2009（平成 21）年から 10 年間における体型の推移を図 2-36（p.60）に示す。肥満者（BMI ≧ 25kg /m2）の割合をみると，女性は有意な変化は見られないが，男性は 2013（平成 25）年から有意に増加している。やせの者（BMI ＜ 18.5kg /m2）の割合は，男女とも有意な変化はみられない。なお，20 歳代の女性のやせの割合は，2019（令和元）年の結果で 20.7 ％である。また，65 歳以上の低栄養傾向（BMI ≦ 20kg /m2）の高齢者の割合は 2019 年男性 12.4 ％，女性 20.7 ％となっており，85 歳以上で男女ともに高くなっている（p.43 の図 2-18）。

2019（令和元）年国民健康・栄養調査によると，BMI 状況別の食習慣改善の意思について，男女とも BMI が普通および肥満では「関心はあるが改善するつ

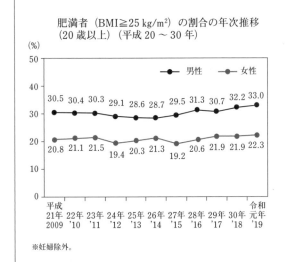

肥満者（BMI≧25 kg/m²）の割合の年次推移
（20歳以上）（平成20～30年）

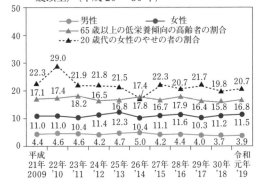

やせの者（BMI＜18.5 kg/m²）及び低栄養傾向
の者（BMI≦20 kg/m²）の割合の年次推移（20
歳以上）（平成20～30年）

図2-36　肥満者およびやせの者の状況

出典）厚生労働省「2019（令和元）年国民健康・栄養調査結果の概要」より一部改変

もりはない」との回答がもっとも高く，やせでは「食習慣に問題はないため改善する必要はない」との回答がもっとも高い。また同調査での，BMI状況別の運動習慣改善の意思については，男女ともBMIが普通および肥満では「関心はあるが改善するつもりはない」との回答がもっとも高い。一方，やせの男性では「改善することに関心がない」がもっとも高く，またやせの女性では「関心はあるが改善するつもりはない」がもっとも高かった（図2-37，2-38）。

（2）メタボリックシンドローム（内臓脂肪症候群）

肥満や，前述した生活習慣病の増加にともない，内臓脂肪に着目したメタボリックシンドローム（内臓脂肪症候群）の概念が導入されている。

日本内科学会などが2005（平成17）年に診断基準を策定し，内臓脂肪が過剰に蓄積されている腹囲の状況に加え，血中脂質，血圧，血糖値のうち2つ以上が基準値を超えた症状をいう。国民健康・栄養調査では，実施上，空腹時血糖の採取がむずかしいことから，ヘモグロビンA1c値などを基準に「疑いの判定」を行っている（図2-39）。

男性では，「メタボリックシンドロームが強く疑われる者」の割合は，20歳代の0.0％から，40歳代では15.7％となり，50歳代で31.5％，70歳代で37.4％となっている。これに「予備群」を加えると，40歳から74歳の区分では50％以上となっている。女性は，男性に比べてメタボリックシンドロームが疑われる人の割合は少ない。「強く疑われる者」「予備群」をあわせた割合は，30歳代の約2.7％から50歳代では約15％と，年齢とともに高くなっている（図2-40）。

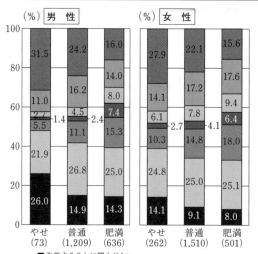

図2-37 BMI状況別食習慣改善の意思（20歳以上）

出典）厚生労働省「2019（令和元）年国民健康・栄養調査報告」より

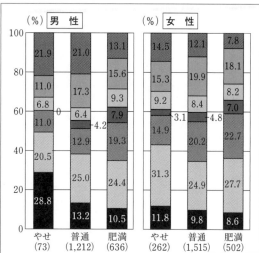

図2-38 BMI状況別運動習慣改善の意思（20歳以上）

出典）厚生労働省「2019（令和元）年国民健康・栄養調査報告」より

"メタボリックシンドローム（内臓脂肪症候群）の疑い"の判定

　国民健康・栄養調査の血液検査では，空腹時採血が困難であるため，メタボリックシンドローム（内臓脂肪症候群）の診断基準項目である空腹時血糖値及び中性脂肪値により判定はしない。したがって，本報告における判定は以下の通りとした。

メタボリックシンドローム（内臓脂肪症候群）が強く疑われる者

　腹囲が男性85cm，女性90cm以上で，3つの項目（血中脂質，血圧，血糖）のうち2つ以上の項目に該当する者。

メタボリックシンドローム（内臓脂肪症候群）の予備群と考えられる者

　腹囲が男性85cm，女性90cm以上で，3つの項目（血中脂質，血圧，血糖）のうち1つに該当する者。
※"項目に該当する"とは，下記の「基準」を満たしている場合，かつ／または「服薬」がある場合とする。

腹　囲	腹囲（ウエスト周囲径）　男性：85cm以上　女性：90cm以上		
項　目	血中脂質	血　圧	血　糖
基　準	・HDLコレステロール値　40mg/dl未満	・収縮期血圧値130mmHg以上 ・拡張期血圧値85mmHg以上	・ヘモグロビンA1c（NGSP）値6.0%以上
服　薬	・コレステロールを下げる薬服用 ・中性脂肪（トリグリセライド）を下げる薬服用	・血圧を下げる薬服用	・血糖を下げる薬服用 ・インスリン注射使用

（参考）厚生労働科学研究　健康科学総合研究事業「地域保健における健康診査の効率的なプロトコールに関する研究～健康対策指標検討研究班中間報告～」　平成17年8月
※厚生労働省健康局がん対策・健康増進課／厚生労働省保険局総務課「平成25年度以降に実施される特定健康診査・特定保健指導における特定保健指導レベル判定値，受診勧奨判定値及びメタボリックシンドローム判定値等の取り扱いについて」平成24年11月13日

図2-39　メタボリックシンドロームの疑いの判定

出典）厚生労働省「2013（平成25）年国民健康・栄養調査報告」より一部改変

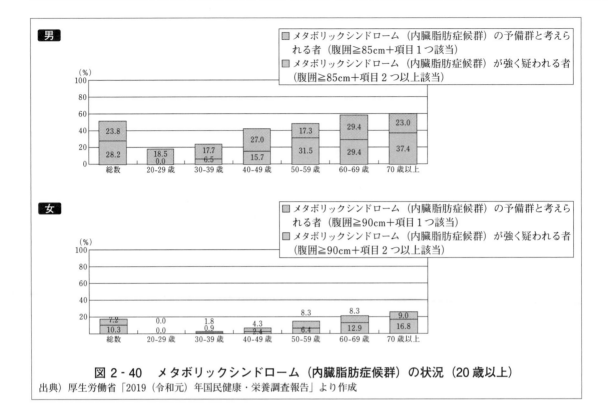

図 2 - 40　メタボリックシンドローム（内臓脂肪症候群）の状況（20歳以上）

出典）厚生労働省「2019（令和元）年国民健康・栄養調査報告」より作成

5　食料需給と食料自給率

1）食料需給の課題

（1）食料需給の現状[*1]

①わが国の農産物輸入

　2003（平成15）年からのわが国の農産物の輸入額推移（図2‐41）をみると，2008（平成20）年に発生したリーマンショックにより2009‐2010（平成21‐22）年は穀物の国際価格が下落しそれに伴い輸入額も低下した。その後，2012（平成24）年に米国での干ばつの影響で穀物の国際価格が急上昇したが，当時の為替相場が1ドル＝79円台と極端な円高であったために，国内への影響はほとんど見られなかった。しかしながら日本の農産物輸入額は，増減を繰り返しながらも，ほぼ増加傾向をたどってきた。

　さらに2022（令和4）年の農産物の輸入額は，過去最高の9兆2,402億円（前年同期比31.2％増）となっている。2022年2月に始まったロシアによるウクライナ侵攻による国際的な穀物価格の高騰，日米の金利差による急激な円安，原油価格の高止まりによる運送コストの拡大が主な要因となっており，こうした農産物輸入額の急激な上昇が，国内の食料品価格の上昇を招いている。

　ただし，農産物の輸入金額の上昇はここ数年の間に始まったわけではない。2010年比での単位当たりの輸入金額の推移をみると，すでに2015年の段階で

*1　農林水産省「農林水産物輸出入情報・概況」

牛肉69.8％増，小麦35.6％増，とうもろこし（飼料用）24.5％増，大豆36.9％増，ナタネ36.0増と上昇し，2022年では同じく2010年比で牛肉118.9％増，小麦131.3％増，とうもろこし136.7％増，ナタネ181.2％増となっている（表2 - 9）。

一方，輸入量に関しては，2022年でみると2010年比で牛肉12.0％増のほかは，小麦2.3％減，とうもろこし（飼料用）5.6％減，大豆1.3％増，ナタネ10.3％減と，マイナスあるいはほぼ横ばいの状態が続いており，わが国の農産物輸入金額の拡大は，農産物の国際市場での価格上昇や急激な円安が大きな要因となっていることがわかる。ウクライナ侵攻に加え，中長期的には中国，インドなどの人口大国の経済成長に伴う食料需要の増大，新興国での畜産物消費の増加，バイオ燃料向けの需要の拡大，異常気象による減産なども，国際市場での穀物をはじめとする農産物価格を引き上げている。

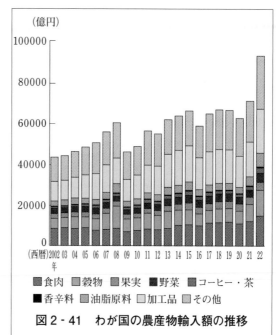

図2 - 41　わが国の農産物輸入額の推移

出典）農林水産省「農林水産物輸出入統計」および「加工食品の輸出入動向」に基づき独自に算出（野菜には生鮮野菜・冷蔵野菜・乾燥野菜・冷凍野菜が含まれる）

わが国の場合，カロリーベースで国内で消費する食料の60％以上を海外に依存している。そのための2022年から始まったウクライナ侵攻といった大規模な国際紛争による穀物の国際価格の上昇や，原油価格の高騰，さらには急激な為替相場の変動（円安）は，国内の食料品価格の上昇を引き起こす結果となった。また，地球温暖化がこのまま進むと，干ばつと洪水という極端な災害が地球規模で頻発するとの報告もされており，将来的な農産物の減産が懸念されている。

そのため，今後，食料自給率を向上させ，食料の海外依存度を下げていくことが不可欠となっている。なお，日本政府では，2021（令和3）年7月に緊急事態食料安全保障指針を改正したのにともない，安定した食料確保に懸念が生じる前段階での情報収集・発信を行う「早期注意段階」を適用している。

表2 - 9　主要輸入農産物の価格推移

	2010	2015	2020	2021	2022
牛肉　（/kg）	401	681（＋69.8％）	594（＋48.1％）	696（＋73.6％）	878（＋118.9％）
豚肉　（/kg）	524	537（＋2.4％）	532（＋1.5％）	540（＋3.0％）	566（＋8.0％）
鶏肉　（/kg）	227	299（＋31.7％）	219（－3.5％）	221（－2.6％）	352（＋55.0％）
小麦　（/t）	26,662	36,156（＋35.6％）	30,288（＋13.6％）	38,203（＋43.3％）	61,692（＋131.3％）
とうもろこし（飼料用）（/t）	20,885	26,002（＋24.5％）	21,789（＋4.3％）	33,777（＋61.7％）	49,444（＋136.7％）
大豆　（/t）	46,469	63,597（＋36.9％）	50,313（＋8.2％）	69,607（＋49.8％）	96,792（＋108.3％）
ナタネ　（/t）	43,476	59,152（＋36.0％）	45,746（＋5.2％）	75,096（＋72.7％）	122,266（＋181.2％）

主要農産物の単位当たり輸入金額の推移（単位：円，小数点以下は切り捨て）（カッコ内は2010年比）
資料）農林水産省「農林水産物輸出入概況」に基づき算出

②わが国と主要諸外国の農産物貿易

　主要国の農産物貿易の状況をみると，EU 諸国では，域内でさまざまな農産品・食料品の貿易が多く，輸出入とも多い。米国では，バナナ等の熱帯産品や肉類の輸入が多い一方で，穀物などの輸出が非常に多い。また，中国では，農業者1人当たりの農地面積がわが国に比べてはるかに小さく，労働集約的な野菜，果物などの輸出も多い一方，人口増や急速な経済成長に伴う所得の増加などにより，大豆，肉類などの輸入が急増している。この結果，2020 年の中国の農産物純輸入額（輸入額−輸出額）は 1,020 億ドルと，世界第 1 位となっている。

　わが国は，多国間貿易交渉などを通じ，農産物貿易の自由化を進めてきた結果，世界有数の農産物純輸入国となっており，圧倒的に輸入にかたよっている輸出入バランスは，ほかの国とは異なる構造となっている（図 2 - 42）。このため，近年，世界的な日本食ブームやアジア諸国の経済成長による高所得者の増加などから，日本の農林水産物・食品の輸出拡大の可能性が拡大しており，官民一体となった輸出取り組みが行われている。

　わが国の 2022（令和 4）年の農産物輸入額は，米国，中国，カナダ，豪州，タイの上位 5 つの国からの輸入が 53.2％を占めている。

　とうもろこしは米国からの輸入が約 65％，小麦では米国，カナダ，豪州でほぼ 100％，大豆では米国，ブラジル，カナダで約 99％を占めるなど，特定国に大きく依存した構造となっている（図 2 - 43）。

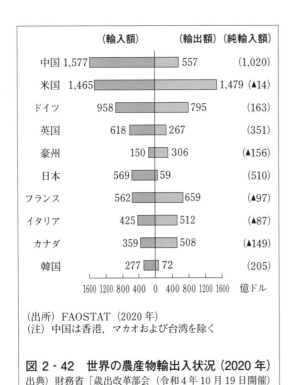

（出所）FAOSTAT（2020 年）
（注）中国は香港，マカオおよび台湾を除く

図 2 - 42　世界の農産物輸出入状況（2020 年）
出典）財務省「歳出改革部会（令和 4 年 10 月 19 日開催）資料 2」

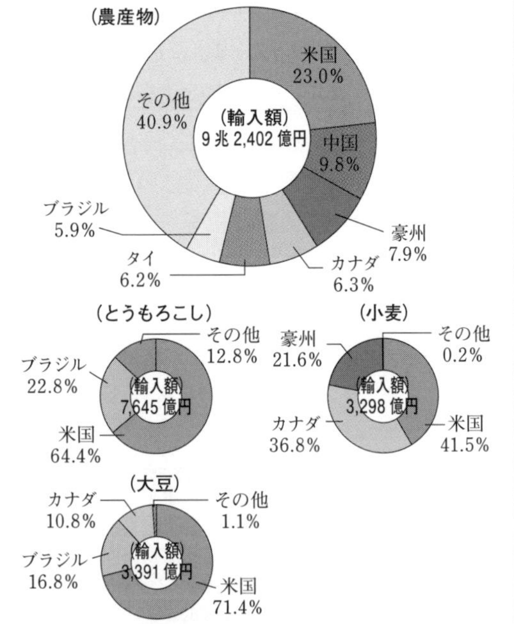

図 2 - 43　主要農産物の国別輸入額割合（金額ベース，2022 年）
出典）農林水産省「農林水産物輸出入概況 2022 年（令和 4 年）」

このような特徴を有するわが国の農産物輸入は，世界の農産物輸出が特定国により占有されている状況を踏まえると，一部の国における作柄や作づけの変動，価格上昇，気象災害などの影響を受けやすいという問題を有しているということになる。

おもな食料の輸入率の推移をみると，とうもろこし，大豆，小麦では，1970年代ごろには既に8割以上と高い割合となっているが，1985（昭和60）年ごろから，果実，肉類，牛乳・乳製品，野菜の輸入率が上昇してきている。その要因として，食生活の多様化の進展に国内生産が対応できなくなってきたことや，近年では，加工食品類の輸入が増加したことも考えられている。

③わが国の食品ロス問題と対策[1]

わが国では，2021（令和3）年推計で国内および海外から調達された約1億181万tの農林水産物が食用に向けられているが，一方で，食品関連事業者（食品製造業者，食品流通業者，食品小売業者，外食産業）から約1,670万t，一般家庭から約732万t，あわせて年間約2,402万tの食品廃棄物が排出されている（農林水産省および環境省推計）。

食品廃棄物には，製造過程で発生する製造副産物や調理くずなど，食用に供することが適さないものだけでなく，本来，食べられるにもかかわらず廃棄されているもの（以下，「食品ロス」という）が相当程度含まれている。2021年では事業系の食品ロスの（規格外品，返品，売れ残り，食べ残し）は279万t，家庭の食品ロス（食べ残し，過剰除去，直接廃棄）は244万t，合計523万t，国民1人当たりに換算すると年間42kgの食品ロスが発生したものとみられている。

こうした食品ロスの削減を目的に2019（令和元）年5月に「食品ロスの削減の推進に関する法律」（令和元年法律第19号）が公布された。同法は，食品ロスの削減に関し，国，地方公共団体，事業者，消費者の責務等を明らかにするとともに，基本方針の策定その他食品ロスの削減に関する施策の基本となる事項を定めることにより，食品ロス削減を総合的に推進することを目的としている。

また民間の活動として，食品製造工程で発生する規格外の食品や賞味期限が近い食品などを福祉施設などに無償で提供するフードバンク活動や，各家庭で余っている食材や使わない食材を持ち寄り料理して参加者がシェアするサルベージ・パーティなど，食品ロス削減のための取り組みも行われている。

国連では，2019年に9月29日を「食品のロスと廃棄に関する啓発の国際デー」（International Day of Awareness of Food Loss and Waste）と定め，世界的な規模での食品ロスに向けた活動を行っている（Chapter6 p.164 参照）。

（2）食料需給表[2]

食料需給表（フードバランスシート）は，国連食糧農業機関（FAO）の作成の手引きに準拠して，農林水産省が毎年度作成している。①食料需給の全般的動向，②栄養量の水準とその構成，③食料消費構造の変化，などを把握するため，わが国で供給される食料の生産から最終消費（摂取ではない）にいたるまでの総

*1　農林水産省「食品ロスとは」

消費者庁「めざせ！食品ロス・ゼロ」

環境省「食品ロスポータルサイト」

*2　農林水産省「食料需給表」

量を明らかにするとともに，国民1人当たりの供給純食料および栄養量を示し，食料自給率の算出の基礎となっている。

食料需給表により算出される食料の供給数量および栄養量は，消費者などに到達した（供給された）食料に関する指標であり，国民が実際に摂取した食料の数量および栄養量ではない。つまり，調理による損失分や，食べ残された廃棄分（ロス）を含む指標であることに注意が必要である。

(3) 食料自給率

食料自給率とは，国内の食料消費が，国内の農業生産でどの程度まかなえているかを示す指標のことである。食料自給率は，FAOの食糧需給表作成の手引きに準拠して作成されているため，国際的な比較が可能である。

食料自給率には，以下で示すように「重量ベース自給率」「供給熱量（カロリー）ベース総合食料自給率」「生産額ベース総合食料自給率」の3種類の計算方法がある。

①重量ベース自給率

重量ベース自給率は，国内生産量，輸入量など，その食料の重さそのものを用いて計算した自給率の値をいう。小麦や米など，品目別の自給率は，この重量ベースで算出する。

```
重量ベース（品目別）自給率
＝国内生産量(t)/国内消費仕向量(t)×100
※国内消費仕向量＝国内生産量＋輸入量－輸出量－在庫の増加量（または＋在庫減少量）
```

②供給熱量（カロリー）ベース総合食料自給率

食料は，米，野菜，魚など，どれをとっても重さが異なる。重さが異なるすべての食料を合算するため，その食料に含まれる熱量（カロリー）を用いて計算した自給率の値を供給熱量（カロリー）ベース総合食料自給率という。畜産物には，それぞれの飼料自給率がかけられて計算される。

```
供給熱量ベースの食料自給率
＝国民1人1日当たりの国産供給熱量(kcal)/国民1人1日当たりの供給熱量
　(kcal)×100
```

③生産額ベース総合食料自給率

熱量の代わりに，価格を用いて計算した自給率の値を生産額ベース総合食料自給率という。比較的低い熱量であるものの，健康を維持，増進するうえで重要な役割を果たす野菜や果物などの生産などが，より的確に反映されるという特徴がある。

```
生産額ベースの食料自給率
＝国内生産額(円)/国内消費仕向額(円)×100
```

表 2 - 10　わが国の食料自給率の推移

(単位：%)

		昭和40年度	50	60	平成7年度	17	22	26	27	28	29	30	令和元	2	3年度	4年度(概算)
品目別自給率	米	95	110	107	104	95	97	97	98	97	96	97	97	97	98	99
	小麦	28	4	14	7	14	9	13	15	12	14	12	16	15	17	15
	大麦・はだか麦	73	10	15	8	8	8	9	9	9	9	9	12	12	12	12
	いも類	100	99	96	87	81	75	78	76	74	74	73	73	73	72	70
	かんしょ	100	100	100	100	93	93	94	94	94	94	95	95	96	95	96
	ばれいしょ	100	99	95	83	77	71	73	71	69	69	67	68	68	67	65
	豆類	25	9	8	5	7	8	10	9	8	9	7	7	8	8	7
	大豆	11	4	5	2	5	6	7	7	7	7	6	6	6	7	6
	野菜	100	99	95	85	79	81	79	80	79	79	79	79	80	80	79
	果実	90	84	77	49	41	38	42	41	41	40	38	38	38	39	39
	うんしゅうみかん	109	102	106	102	103	95	104	100	100	100	100	99	102	103	102
	りんご	102	100	97	62	52	58	56	59	60	57	60	56	61	58	59
	肉類（鯨肉を除く）	90(42)	77(16)	81(13)	57(8)	54(8)	56(7)	55(9)	54(9)	53(8)	52(8)	51(7)	52(7)	53(7)	53(8)	53(8)
	牛肉	95(84)	81(43)	72(28)	39(11)	43(12)	42(11)	42(12)	40(12)	38(11)	36(10)	36(10)	35(9)	36(9)	38(10)	39(11)
	豚肉	100(31)	86(12)	86(9)	62(7)	50(6)	53(6)	51(7)	51(7)	50(7)	49(6)	48(6)	49(6)	50(6)	49(6)	49(6)
	鶏肉	97(30)	97(13)	92(10)	69(7)	67(8)	68(7)	67(9)	66(9)	65(9)	64(8)	64(8)	64(8)	66(8)	65(9)	64(9)
	鶏卵	100(31)	97(13)	98(10)	96(10)	94(11)	96(10)	95(13)	96(13)	97(13)	96(12)	96(12)	96(12)	97(11)	97(13)	97(13)
	牛乳・乳製品	86(63)	81(44)	85(43)	72(32)	67(29)	67(28)	63(27)	62(27)	62(27)	60(26)	59(25)	59(25)	61(26)	63(27)	62(27)
	魚介類	100	99	93	57	51	55	55	55	53	52	55	52	55	58	54
	うち食用	110	100	86	59	57	62	60	59	56	56	59	57	57	59	56
	海藻類	88	86	74	68	65	70	67	70	69	69	68	65	70	68	67
	砂糖類	31	15	33	31	34	26	31	33	28	32	34	34	36	36	34
	油脂類	31	23	32	15	13	13	13	12	12	13	13	13	13	14	14
	きのこ類	115	110	102	78	79	86	88	88	88	88	88	88	89	89	89
飼料用を含む穀物全体の自給率		62	40	31	30	28	27	29	29	28	28	28	28	28	29	29
主食用穀物自給率		80	69	69	65	61	59	60	61	59	59	59	61	60	61	61
供給熱量ベースの総合食料自給率		73	54	53	43	40	39	39	39	38	38	37	38	37	38	38
生産額ベースの総合食料自給率		86	83	82	74	69	69	64	66	67	65	66	66	67	63	58
飼料自給率		55	34	27	26	25	25	27	28	27	26	25	25	25	26	26

（注1）　品目別自給率，穀物自給率及び主食用穀物自給率の算出は次式による。
　　　　　自給率＝国内生産量／国内消費仕向量×100（重量ベース）
（注2）　米については，国内生産と国産米在庫の取崩しで国内需要に対応している実態を踏まえ，平成10年度から国内生産量に国産米在庫取崩し量を加えた数量を用いて，次式により品目別自給率，穀物自給率及び主食用穀物自給率を算出している。
　　　　　自給率＝国産供給量（国内生産量＋国産米在庫取崩し量）／国内消費仕向量×100（重量ベース）
　　　　　なお，国産米在庫取崩し量は，24年度が▲371千トン，25年度が▲244千トン，26年度が126千トン，27年度が261千トン，28年度が86千トン，29年度が98千トン，30年度が102千トン，令和元年度が48千トン，2年度が▲302千トン，3年度が▲45千トンである。
　　　　　また，飼料用の政府売却がある場合は，国産供給量及び国内消費仕向量から飼料用政府売却数量を除いて算出している。
（注3）　供給熱量ベースの総合食料自給率の算出は次式による。ただし，自給率では，畜産物に飼料自給率を，加工品に原料自給率を乗じる。
　　　　　一方，国産率では，加工品には原料自給率を乗じるが，畜産物には飼料自給率を乗じない。
　　　　　自給率＝国産供給熱量／供給熱量×100（供給熱量ベース）
（注4）　生産額ベースの総合食料自給率の算出は次式による。ただし，畜産物は輸入飼料額を，加工品は原料輸入額を控除する。一方，国産率では，加工品は原料輸入額を控除するが，畜産物は輸入飼料額を控除しない。
　　　　　自給率＝食料の国内生産額／食料の国内消費仕向額×100（生産額ベース）
（注5）　飼料自給率については，TDN（可消化養分総量）に換算した数量を用いて算出している。
（注6）　肉類（鯨肉を除く），牛肉，豚肉，鶏肉，鶏卵，牛乳・乳製品の（　）については，飼料自給率を考慮した値である。
（注7）　平成28年度以前の食料国産率の推移は，令和2年8月に遡及して算定を行った。
出典）農林水産省「食料需給表　2022（令和4）年度」より一部改変

④おもな自給率の指標

わが国における食料問題に関する指標としては，おもに，「供給熱量ベース総合食料自給率」が使用されている。

日本の供給熱量ベースの食料自給率は，1965（昭和40）年度の73％から大きく低下し，2022（令和4）年で38％となっている（図2-44）。先進国と比べると，わが国の食料自給率は最低の水準となっている（図2-45）。

日本においては，戦後，食生活の洋風化が急速に進んだという特徴があり，この急激な変化が食料自給率を引き下げてきた大きな要因となっている（図2-46）。日本では，昔から主食（ごはん）を中心とした食生活が行われてきたが，戦後に入り，副食（おかず）の割合が増え，なかでも，とくに畜産物（肉，乳製品，卵など）や油脂の消費が増えた。自給率の高い米の消費が減り，自給率の低い畜産物や油脂の消費が増えてきたことにより，

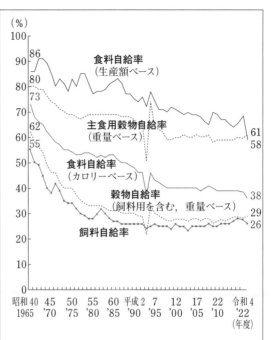

図2-44　わが国における食料自給率の推移

出典）農林水産省「食料需給表　2022（令和）4年度」より作製

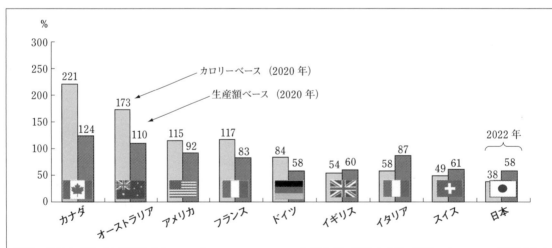

資料：農林水産省「食料需給表」，FAO "Food Balance Sheets" 等を基に農林水産省で試算。（アルコール類等は含まない）

(注)　1. 数値は暦年（日本は年度）。スイス（カロリーベース）およびイギリス（生産額ベース）については，各政府の公表値を掲載。

2. 畜産物及び加工品については，輸入飼料・輸入原料を考慮。

図2-45　食料自給率の諸外国との比較

出典）農林水産省「令和4年度食料自給率・食料自給力指標について」より

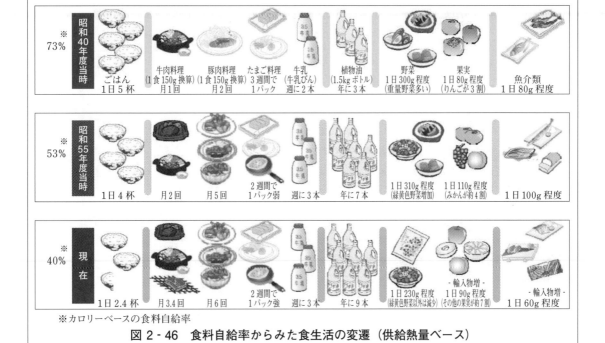

昭和40年度当時 ※73%
ごはん 1日5杯
牛肉料理（1食150g換算）月1回
豚肉料理（1食150g換算）月2回
たまご料理 3週間で1パック
牛乳（牛乳びん）週に2本
植物油（1.5kgボトル）年に3本
野菜 1日300g程度（重量野菜多い）
果実 1日80g程度（りんごが3割）
魚介類 1日80g程度

昭和55年度当時 ※53%
1日4杯
月2回
月5回
2週間で1パック弱
週に3本
年に7本
1日310g程度（緑黄色野菜増加）
1日110g程度（みかんが約4割）
1日100g程度

現在 ※40%
1日2.4杯
月3.4回
月6回
2週間で1パック強
週に3本
年に9本
1日230g程度（緑黄色野菜以外は減少）
1日90g程度（その他の果実が約7割）-輸入物増-
1日60g程度 -輸入物増-

※カロリーベースの食料自給率

図 2-46 食料自給率からみた食生活の変遷（供給熱量ベース）
出典）農林水産省「我が国の食料自給率の現状及びその向上への取組について」（2008年），「知ってる？日本の食料事情 2022」2022年12月を一部改変

食料全体の自給率が低下してきた。このことは，食の外部化・サービス化などの食料消費構造の変化や経済のグローバル化といった社会経済情勢の変化のなかで，わが国の農業生産が，消費者や食品産業のニーズに品質・価格などの面で，必ずしも十分に対応できておらず，結果として原材料を海外から調達していることも要因となっていると考えられる。

（4）わが国の食料政策

①食料自給率の向上

現在のわが国は，飽食ともいうべき豊かな食生活を享受するなかで，供給熱量ベースで6割を輸入に頼っている。

そのため2020（令和2）年3月に新たな「食料・農業・農村基本計画」が策定され，今後10年程度を見通し，食料・農業・農村に関して講ずべき施策などを明らかにした。そのなかで，食料自給率向上に向けた施策として，2030（令和12）年度に食料自給率を供給熱量ベースで45%，生産額ベースで75%まで引き上げる目標を設定。また，食料自給力指標を見直し，農地の確保，単収の向上，青年層の新規就農者率の向上による労働力の確保，さらには技術革新による労働生産性の向上によって，供給可能熱量の押上げを進めていく考えである[*1]。

供給熱量ベースでみた食料自給率の低下は，先にも述べたように，日本人の食生活の変化にともなう畜産物や油脂類消費の増加による，原料食品や畜産物の飼料の輸入増加の影響が大きい。そのため，消費者が食生活を改善していくこと

*1 農林水産省「令和3年度 食料・農業・農村白書」

農林水産省「食料・農業・農村基本計画」

が，食料自給率の向上につながると考えられている。

②フード・マイレージ[*1]

食料の輸入は，環境面からも考えていく必要がある。その指標として提案されているのが，「フード・マイレージ」である。この考え方は，1994年にイギリスのティム・ラング氏によって提唱されたもので，わが国では，農林水産政策研究所によって試算が行われている[*2]。

フード・マイレージとは，食料の輸送量に輸送距離を掛け合わせた指標であり，これに CO_2（二酸化炭素）排出係数を乗ずることによって，食料の輸送にともなう環境負荷の大きさを計測することができる。日本の輸入食料のフード・マイレージは，諸外国に比べて大きい（図2-47）。

③地産地消の考え方

日本人の食生活の大きな変化は，食料自給率の低下等の問題を生じさせただけでなく，大量の輸入食料を長距離輸送する過程で相当量の二酸化炭素を排出し，地球環境に負荷を与えているという問題も引き起こしている。地球環境への負荷が小さな食生活を送るためには，なるべく近くでとれた食料を消費すること（地産地消）が重要な手段となる（p.165，表6-20参照）。

④食育推進施策等の推進

国は，2006（平成18）年に食育基本法に基づき食育推進基本計画を作成し，5か年間計画を推進してきた。現在，「第4次食育推進基本計画」（2021（令和3）

*1 フード・マイレージ：もともとの名称は「フード・マイルズ」であるが，わが国になじみやすい名称として「マイレージ」が用いられた。

*2 農林水産省「「フード・マイレージ」について」

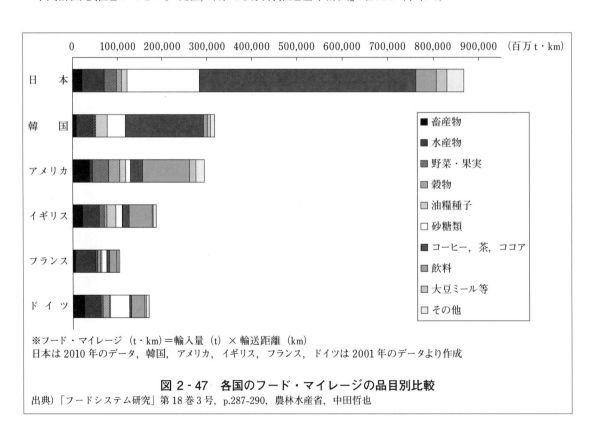

※フード・マイレージ（t・km）＝輸入量（t）×輸送距離（km）
日本は2010年のデータ，韓国，アメリカ，イギリス，フランス，ドイツは2001年のデータより作成

図2-47 各国のフード・マイレージの品目別比較

出典）「フードシステム研究」第18巻3号，p.287-290，農林水産省，中田哲也

～2025（令和 7）年度）を推進している（表 2 - 11）（Chapter5, p.128 参照）。

食育基本法は, わが国の食をめぐる状況の変化等に伴い, 国民が生涯にわたっ て健康な心身をつちかい, 豊かな人間性を育むための食育が課題になっているこ とから, 食育に関し, 基本理念を定め, 国, 地方公共団体などの責務を明らかに するとともに, 食育に関する施策を総合的かつ計画的に推進し, 現在および将来 にわたる健康で文化的な国民の生活と豊かで活力のある社会の実現に寄与するこ とを目的として, 2005（平成 17）年 7 月に施行された。

食育基本法では, 食育は, 生きるうえでの基本であって, 知育, 徳育, 体育の 基礎となるものと位置づけられるとともに, さまざまな経験を通じて,「食」に 関する知識と「食」を選択する力を習得し, 健全な食生活を実践することができ る人間を育てるものとして食育の推進が求められている。

⑤食から日本を考える。ニッポンフードシフト[1]

*1 「食から日本を考える。 NIPPON FOOD SHIFT」

農林水産省では, 2008（平成 20）年より日本の食料自給率向上や食の安全な どを目的とした国民運動「フード・アクション・ニッポン」に取り組んできた。 食料の持続的な確保が国際的な共通課題となるなかで, 消費者と生産者が一体と なって自分たちの課題ととらえ, 行動変容につなげていくことが必要となってい る。そのため時代の変化に対応し, 日本各地の食を支えてきた農林漁業者・食品 事業者の努力や創意工夫について消費者の理解を深め, よいところは伸ばし, 変 えるべきところは変え, 新しいことにチャレンジする取り組みを応援する「食か ら日本を考える。ニッポンフードシフト」を 2021（令和 3）年から実施してい る。この取組は, 消費者, 生産者, 食品関連事業者, 日本の「食」を支えるあら ゆる人々と行政が一体となって, 考え, 議論し, 行動する国民運動であり, 特に Z 世代をターゲットに展開している。

取り組みとして, メディアなどを通じて, 全国各地の農林漁業者などの取り組 み, 地域の食や農山漁村の魅力などを伝え, 国産の農林水産物や有機農産物の積 極的な選択に向けた行動変容に繋がることをめざし, 生産者団体や食品関連事業 者等と連携した官民協働による取り組みを推進するとしている。

主な内容としては, この運動に賛同する企業や個人を登録する「推進パートナ ー」や, 地域ごとに共に考えるきっかけとなるイベント「NIPPON FOOD SHIFT FES.」の開催, 芸能事務所とコラボしたお笑い芸人による日本各地の 「フードシフト」にまつわる動画配信などを行っている。

表2-11 第4次食育推進基本計画の重点課題

1. 重点事項
　今後5年間に特に取り組むべき重点事項を以下のとおり定め，総合的に推進する。
（1）生涯を通じた心身の健康を支える食育の推進
　社会における高齢化の進行の中で，健康寿命の延伸が国民的課題であり，国民が生涯にわたって健全な心身を培い，豊かな人間性を育むためには，妊産婦や，乳幼児から高齢者に至るまで，ライフステージやライフスタイル，多様な暮らしに対応し，切れ目のない，生涯を通じた食育を推進する。
　しかしながら，依然として，成人男性には肥満者が多いこと，若い女性にはやせの者が多いこと，高齢者では男女とも低栄養傾向の者の割合が高いこと等，食生活に起因する課題は多い。
　少子高齢化が進むとともに，世帯構造や社会環境も変化し，単独世帯やひとり親世帯が増えており，また，貧困の状況にある子供に対する支援が重要な課題になるなど，家庭生活の状況が多様化する中で，家庭や個人の努力のみでは，健全な食生活の実践につなげていくことが困難な状況も見受けられる。
　こうした状況を踏まえ，「人生100年時代」に向けて，生活習慣病の予防や健康寿命の延伸を実現し，全ての国民が健全で充実した食生活を実現することを目指し，家庭，学校・保育所，職場，地域等の各場面において，地域や関係団体の連携・協働を図りつつ生涯を通じた食育を推進する。また，子供のうちに健全な食生活を確立することは，生涯にわたり健全な心身を培い，豊かな人間性を育んでいく基礎となることに留意する。
　加えて，健康や食に関して無関心な層も含め，デジタルツールや行動経済学に基づく手法の1つであるナッジ（そっと後押しする：人々がより良い選択を自発的に取れるように手助けする手法）を活用する等，自然に健康になれる食環境づくりを推進する。
（2）持続可能な食を支える食育の推進
　国民が健全な食生活を送るためには，その基盤として持続可能な環境が不可欠であり，食育関係者を含む国民が一体となって，食を支える環境の持続に資する食育を推進する。
（食と環境の調和：環境の環（わ））
　農林水産業・食品産業の活動が自然資本や環境に立脚していることから，国民の食生活が，自然の恩恵の上に成り立つことを認識し，食料の生産から消費等に至る食の循環が環境へ与える影響に配慮して，食におけるSDGsの目標12「つくる責任・つかう責任」を果たすことができるよう国民の行動変容を促すことが求められている。食に関する人間の活動による環境負荷が自然の回復力の範囲内に収まり，食と環境が調和し，持続可能なものとなる必要がある。
　さらに，我が国では，食料及び飼料等の生産資材の多くを海外からの輸入に頼っている一方で，大量の食品廃棄物を発生させ，環境への負担を生じさせている。また，年間612万トン（平成29年度推計）の食品ロスが発生しており，この削減に取り組むことにより，食べ物を大切にするという考え方の普及や環境への負荷低減を含む各種効果が期待できる。
　このため，生物多様性の保全に効果の高い食料の生産方法や資源管理等に関して，国民の理解と関心の増進のための普及啓発，持続可能な食料システム（フードシステム）につながるエシカル消費（人や社会，環境に配慮した消費行動）の推進，多様化する消費者の価値観に対応したフードテック（食に関する最先端技術）への理解醸成等，環境と調和のとれた食料生産とその消費に配慮した食育を推進する。
（農林水産業や農山漁村を支える多様な主体とのつながりの深化：人の輪（わ））
　食料の生産から消費等に至るまでの食の循環は，多くの人々の様々な活動に支えられており，そのことへの感謝の念や理解を深めることが大切である。
　一方で，ライフスタイル等の変化により，国民が普段の食生活を通じて農林水産業等や農山漁村を意識する機会が減少しつつある。
　そのような中で，生産者等と消費者との交流や都市と農山漁村の共生・対流等を進め，消費者と生産者等の信頼関係を構築し，我が国の食料需給の状況への理解を深め，持続可能な社会を実現していくことが必要である。
　このため，農林漁業体験の推進，生産者等や消費者との交流促進，地産地消の推進等，食の循環を担う多様な主体のつながりを広げ深める食育を推進する。
（日本の伝統的な和食文化の保護・継承：和食文化の和（わ））
　南北に長く，海に囲まれ，豊かな自然に恵まれた我が国では，四季折々の食材が豊富であり，地域の農林水産業とも密接に関わった豊かで多様な和食文化を築き，「和食；日本人の伝統的な食文化」はユネスコの無形文化遺産に登録された。和食文化は，ごはんを主食とし，一汁三菜1を基本としており，地域の風土を活かしたものであり，その保護・継承は，国民の食生活の文化的な豊かさを将来にわたって支える上で重要であるとともに，地域活性化，食料自給率の向上及び環境への負荷低減に寄与し，持続可能な食に貢献することが期待される。
　また，和食は栄養バランスに優れ，長寿国である日本の食事は世界的にも注目されている。
　しかし，近年，グローバル化，流通技術の進歩，生活様式の多様化等により，地場産物を生かした郷土料理，その作り方や食べ方，食事の際の作法等，優れた伝統的な和食文化が十分に継承されず，その特色が失われつつある。
　このため，食育活動を通じて，郷土料理，伝統料理，食事の作法等，伝統的な地域の多様な和食文化を次世代へ継承するための食育を推進する。
　これらの持続可能な食に必要な，環境の環（わ），人の輪（わ），和食文化の和（わ）の3つの「わ」を支える食育を推進する。
（3）「新たな日常」やデジタル化に対応した食育の推進
　新型コロナウイルス感染症の拡大前から，生活を支える多くの分野でICTやAI（人工知能）の活用等デジタル技術の進展・普及が加速していたが，当該感染症の拡大防止のため，身体的距離の確保や3密（密接，密閉，密集）の回避が迫られる中，デジタル技術の活用は喫緊の課題となっている。
　他方，こうした「新たな日常」は，在宅時間や家族で食を考える機会が増えることで，食を見つめ直す契機ともなっており，家庭での食育の重要性が高まるといった側面も有している。
　当該感染症の影響は長期間にわたり，収束後も以前の生活に完全に戻ることは困難と考えられる。そのため，上記（1）及び（2）に示した重点事項に横断的に取り組むため，「新しい生活様式」に対応し，「新たな日常」においても食育を着実に実施するとともに，より多くの国民による主体的な運動となるよう，ICT等のデジタル技術を有効活用して効果的な情報発信を行うなど，新しい広がりを創出するデジタル化に対応した食育を推進する。
　一方，デジタル化に対応することが困難な高齢者等も存在することから，こうした人々に十分配慮した情報提供等も必要である。
　また，「新たな日常」の中ではテレワークによる通勤時間の減少等から，自宅で料理や食事をすることも増えており，食生活を見直す機会にもなるものであることから，乳幼児から高齢者までの全ての世代において栄養バランス，食文化，食品ロスなど，食に関する意識を高めることにつながるよう食育を推進する。

出典）内閣府食育推進室「第4次食育推進計画参考資料集」2021

【参考文献】

・厚生労働省「国民医療費の概況」

・厚生労働省「人口動態調査」

・厚生労働省「国民生活基礎調査」

・国立研究開発法人国立がん研究センターがん情報サービス「がん統計」

・厚生労働省「簡易生命表の概況」

・農林水産省「農林水産物輸出入情報・概況」

・厚生労働省「国民健康・栄養調査報告」

・厚生労働省「健康日本 21（第三次）推進のための説明資料」

・農林水産省「食料・農業・農村白書」

・農林水産省「食料・農業・農村基本計画」

・農林水産省「食料需給表」

・農林水産省「食品ロスとは」

・農林水産省「「フード・マイレージ」について」

・「食料の総輸入量・距離（フード・マイレージ）とその環境に及ぼす負荷に関する考察」『農林水産政策研究所レビュー　No.11』pp.9-15

・農林水産省「食から日本を考える。NIPPON FOOD SHIFT」

・消費者庁「めざせ！食品ロス・ゼロ」

・環境省「食品ロスポータルサイト」

・藤澤良知編著「栄養・健康データハンドブック」同文書院

◆演習問題

以下の記述の内容が正しければ「〇」を，誤っていれば「×」を（　）内に記しなさい。

1．最近のわが国では，悪性新生物，心疾患，脳血管疾患の死亡者数はいずれも減少している。
　　（　　）

2．循環器系疾患の予防，後遺症の軽減により，健康寿命の延伸が期待されている。　（　　）

3．国民健康・栄養調査の実施は，地域保健法に規定されている。　（　　）

4．国民健康・栄養調査では，身体状況も調査している。　（　　）

5．健康格差とは，若年層と高齢者層で健康状態が異なることを意味する。（　　）

6．食料需給表は，毎年度WHOの示す作成手引に沿ってつくられる。　（　　）

7．食料需給表を用いて，外国との大まかな比較が可能である。　（　　）

8．食料需給表の供給栄養素量は，国民健康・栄養調査結果と一致する。　（　　）

9．食品ロスとは，本来食べられるにもかかわらず廃棄されている食品をいう。　（　　）

10．ニッポンフードシフトとは，朝食の摂取を推進する取り組みである。（　　）

◎解答
1．（×）
2．（〇）
3．（×）
4．（〇）
5．（×）
6．（×）
7．（〇）
8．（×）
9．（〇）
10．（×）

3 公衆栄養マネジメント

〈学習のポイント〉
●公衆栄養活動におけるプログラムの流れを確実に理解する。
●公衆栄養プログラムの各項目が実施できるための知識およびスキルを，関連する教科を含め習得する。
●保健医療に携わる専門職種を理解する。

1 公衆栄養のマネジメント

　公衆栄養のマネジメントとは，地域社会における健康増進や疾病予防などのために実践される公衆栄養活動において，問題解決のために適用される手法である。

　すなわち公衆栄養活動の対象となる地域社会について，実態の把握を行い，問題点を抽出して整理した後に，問題点を改善するための目標（短期，中期，長期）を設定し，具体的なカリキュラムを検討し，公衆栄養活動のプログラムとするものである。

1）公衆栄養マネジメントの概念ー「地域診断」の意義と目的ー

　「公衆栄養」とは，Chapter1でも説明したように，地域社会の健康増進や疾病予防において，栄養や食生活を主として，組織的に取り組むことである。一方，マネジメントとは，「経営，管理」を意味する言葉である。

　したがって，「公衆栄養マネジメント」とは，地域社会において健康増進や疾病予防などを組織的に実践するために，問題点を改善するための目標を設定し，効率的に目的を実現していくプロセスのことである，といえる。

　なお，各地域の公衆栄養活動には，住民の視点を取り入れた計画策定が望ましいとされており，策定に際しては「課題解決型アプローチ」と「目的設定型アプローチ」のふたつがある。「課題解決型アプローチ」は，専門家が現状分析から課題を選び出したのちに，行政と住民が一緒になって解決策を探り，計画を策定する。一方，「目的設定型アプローチ」では，目指す方向性を住民と行政が一緒になって考え，目的となる理想の姿を共有し，計画を策定する。

　また，「公衆栄養マネジメント」を実践する際には，地域における課題を明らかにするための「地域診断」が求められる。「地域診断」とは，地域住民および地域環境，行政サービスなどの"地域"そのものを対象ととらえ，健康寿命の延伸に向けて地域のニーズをボトムアップするためのツールである。

2）公衆栄養のマネジメントサイクル

公衆栄養プログラムでは，問題点を改善するために設定された各種目標を達成するために，マネジメントサイクルとして，「PDCA：Plan（計画）→ Do（実施・実行）→ Check（点検・評価）→ Act（処置・改善）」がくり返し実行される。ヘルスプロモーション活動を展開するための枠組みとして，プリシード・プロシードモデル*1 があり，公衆栄養プログラムの展開に活用されている（図3-1）。

- - - - - - - - - - - - -
*1　プリシード・プロシードモデル：ヘルスプロモーションの企画・実施・評価のためのモデル。対象集団のQOL（生活の質）向上を最終目標としている。プリシード（precede）では対象集団のQOLのアセスメントを行い，健康教育プログラムを作成する。次にプロシード（proceed）でプログラムの実施および実施経過の評価・修正を行い，QOLが向上したかどうかプログラム全体の総合的評価を行う。
- - - - - - - - - - - - -

2　公衆栄養スクリーニング・アセスメント

栄養士・管理栄養士は，健康増進法第17条において，「栄養の改善その他の生活習慣の改善」に関する事項につき，「住民からの相談に応じ，必要な栄養指導その他の保健指導を行う」とされている。

したがって，行政栄養士（管理栄養士）には，医師，歯科医師，薬剤師，看護師，保健師，歯科衛生士，その他の市町村の職員と十分に連携して，さまざまなライフステージにおける，あらゆる健康状態の住民を対象とした保健指導，栄養指導を行うことが求められている。公衆栄養スクリーニング・アセスメントは，その基礎になることから，きわめて重要な業務といえる。

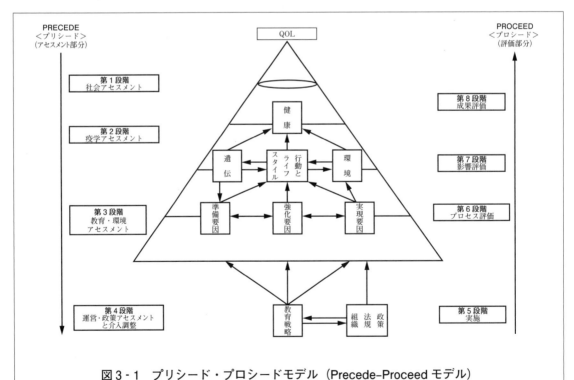

図3-1　プリシード・プロシードモデル（Precede-Proceed モデル）
資料）逸見幾代「第1章　公衆栄養学の概念」逸見幾代（編）『知る！わかる！身につく!!公衆栄養学』同文書院，p.15，2012

1) 栄養スクリーニング

　栄養スクリーニングは，対象者の栄養状態を評価するための基礎的データとなる，身体状況，生化学検査，食事摂取状況などを把握することで，対象者の栄養状態や栄養障害のリスクを判定する重要なプロセスである。

(1) 身体計測

　身体計測は栄養アセスメントを進めるうえで基本となるもので，身長，体重のほか，体格指数（BMI：Body mass index）や理想体重比（% IBW：percent ideal body weight），平常時体重比（% UBW: percent usual body weight）などを計測する。

(2) 生化学検査

　生化学検査は，血液中に含まれるさまざまな成分を分析し，病気の診断・治療の判定などに利用するもので，項目単独で判定せず，複数の検査結果を組み合わせて診断する。生化学検査の項目および基準値一覧を表3-1に示す。

表 3-1　健診検査項目の健診判定値

項目名	保健指導判定値	受診推奨判定値
収縮期血圧（mmHg）	≧130	≧140
拡張期血圧（mmHg）	≧85	≧90
空腹時中性脂肪（mg/dl）	≧150	≧300
随時中性脂肪（mg/dl）	≧175	≧300
HDLコレステロール（mg/dl）	＜40	―
LDLコレステロール（mg/dl）	≧120	≧140
Non-HDLコレステロール（mg/dl）	≧150	≧170
空腹時血糖（mg/dl）	≧100	≧126
HbA1c（NGSP）（%）	≧5.6	≧6.5
随時血糖値（mg/dl）	≧100	≧126
AST（GOT）（U/L）	≧31	≧51
ALT（GPT）（U/L）	≧31	≧51
γ-GT（γ-GTP）（U/L）	≧51	≧101
eGFR（ml/min/1.73 ㎡）	＜60	＜45
血色素量［ヘモグロビン値］（g/dl）	≦13.0（男性） ≦12.0（女性）	≦12.0（男性） ≦11.0（女性）

出典）厚生労働省「標準的な健診・保健指導プログラム（令和6年度版）」

2) 栄養アセスメント

栄養アセスメントとは，身体計測・臨床検査・生化学検査・食事摂取状況などから得たデータをもとに，栄養状態を評価することである。

これまでは，病院において，栄養障害の判定のために行われていたが，最近では，食生活が生活習慣病と深く関わることが認識されるようになった。そのため，生活習慣病の予防や健康増進の手段としても，栄養アセスメントが重要視されるようになっている。

（1）公衆栄養アセスメントの目的と方法

公衆栄養アセスメントの目的は，個人および集団の栄養状態を食事調査，身体計測そして臨床診査などを通じて評価することにある。その方法には，栄養状態と関連して，臨床症状が出る前の身体状況や主訴を把握する「臨床診査」，身体各部の計測や体組成を観察する「身体計測」，生理学的・生化学的検査法を用いて，栄養状態を反映する血液や尿中の成分，さらに生理機能を評価する「臨床検査」がある。

（2）公衆栄養アセスメントの活用－食事摂取基準を用いて－

公衆栄養アセスメントの活用例として，食事摂取基準を用いた方法がある。その方法を順序立てて示すと，以下のとおりとなる。なお，「集団の食事改善を目的として食事摂取基準を活用する場合の基本的事項」を表3-2に示す。

①食事摂取基準を適用し，摂取不足や過剰摂取の可能性のある人の割合などを推定する。

②①の結果に基づき，食事摂取基準を適用して，食事摂取状態のアセスメントを行う。

③②により，集団の摂取量の分布を把握し，摂取不足や過剰摂取を予防する。

④さらに，生活習慣病の一次予防のため，適切なエネルギーや栄養素の摂取量について目標値を提案する。

⑤④をもとに，食事改善の計画を立て，実施につなげる。

（3）量的調査と質的調査

量的調査は，調査対象から数値として扱うことが可能なデータをさまざまな調査手法で収集し，集めたデータから調査対象の性質を統計学手法により探求する方法である。

質的調査は，調査対象に対してインタビューによる言語記録や観察記録などのデータを収集する調査手法であり，得られたデータを評価・分析することにより，その意味を把握する方法である。

（4）社会調査法

地域住民の意識あるいは意思（ニーズ）の確認を行う方法を「社会調査法」という。社会調査法には，大きく分けて「実態調査」と「文献調査」がある。とくに，公衆栄養アセスメントにおいて行われる実態調査として「質問紙法」「面接法」「電話調査法」がある（p.80の図3-2）。

表 3 - 2　集団の食事改善を目的として食事摂取基準を活用する場合の基本的事項

目　　的	用いる指標	食事摂取状況のアセスメント	食事改善の計画と実施
エネルギー摂取の過不足の評価	体重変化量BMI	○体重変化量を測定 ○測定されたBMIの分布から，BMIが目標とするBMIの範囲を下回っている，あるいは上回っている者の割合を算出	○BMIが目標とする範囲内に留まっている者の割合を増やすことを目的として計画を立案 〈留意点〉一定期間をおいて2回以上の評価を行い，その結果に基づいて計画を変更し，実施
栄養素の摂取不足の評価	推定平均必要量目安量	○測定された摂取量の分布と推定平均必要量から，推定平均必要量を下回る者の割合を算出 ○目安量を用いる場合は，摂取量の中央値と目安量を比較し，不足していないことを確認	○推定平均必要量では，推定平均必要量を下回って摂取している者の集団内における割合をできるだけ少なくするための計画を立案 ○目安量では，摂取量の中央値が目安量付近かそれ以上であれば，その量を維持するための計画を立案 〈留意点〉摂取量の中央値が目安量を下回っている場合，不足状態にあるかどうかは判断できない
栄養素の過剰摂取の評価	耐容上限量	○測定された摂取量の分布と耐容上限量から，過剰摂取の可能性を有する者の割合を算出	○集団全員の摂取量が耐容上限量未満になるための計画を立案 〈留意点〉耐容上限量を超えた摂取は避けるべきであり，超えて摂取している者がいることが明らかになった場合は，問題を解決するために速やかに計画を修正，実施
生活習慣病の発症予防を目的とした評価	目標量	○測定された摂取量の分布と目標量から，目標量の範囲を逸脱する者の割合を算出する。ただし，発症予防を目的としている生活習慣病が関連する他の栄養関連因子及び非栄養性の関連因子の存在と程度も測定し，これらを総合的に考慮した上で評価	○摂取量が目標量の範囲内に入る者又は近づく者の割合を増やすことを目的とした計画を立案 〈留意点〉発症予防を目的としている生活習慣病が関連する他の栄養関連因子及び非栄養性の関連因子の存在とその程度を明らかにし，これらを総合的に考慮した上で，対象とする栄養素の摂取量の改善の程度を判断。また，生活習慣病の特徴から考え，長い年月にわたって実施可能な改善計画の立案と実施が望ましい

出典）厚生労働省「日本人の食事摂取基準（2020年版）検討会報告書」2019

①質問紙法

　調査用紙などの文書で質問して，回答者に文書で回答してもらう方法であるが，回答者が質問の意味をはき違えることがあるほか，質問数が多いと回答率が低下するなどの欠点がある。

②面接法

　面接者が回答者に直接会って質問する方法。質問紙法と比較して，画一的な質問にとどまらず，回答者の状況に合わせて質問することができるため，より的確な情報収集が可能である。

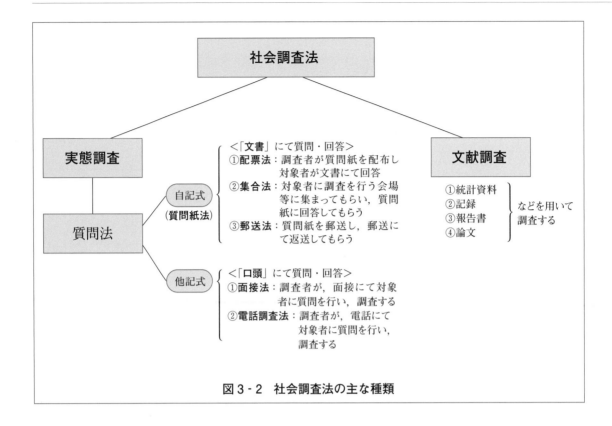

図 3 - 2　社会調査法の主な種類

③電話調査法

　直接回答者に電話で質問して答えてもらう方法であるが，質問の意味が回答者に伝わりやすいという利点があるものの，費用面や回答者が限定されてしまい，詳細な質問が難しいなどの欠点がある。

(5) 既存資料活用の方法と留意点

　公衆栄養アセスメントの対象となる地域や，全国的な栄養，食料，健康にかかわる状況を把握し，比較検討などを行うために活用できる既存資料は，表 3 - 3 にあるように，各省庁から公的な統計調査資料が公表されている。活用にあたっては，最新の情報を活用することに留意する必要がある。

(6) 健康・栄養情報の収集と管理

　表 3 - 3 に示した既存資料のほか，民間企業をはじめとして，さまざまな社会調査が行われているが，これらの情報を収集するためには，信頼性の高いものを収集するよう留意しなければならない。「信頼性が高い」情報を収集するためには，多くの学術論文の結果を収集してまとめた系統的レビューが重要な資料となる。情報は日進月歩で変化が激しく，常に最新の情報を収集できるようにしていく必要がある。

表 3-3　公衆栄養アセスメントに活用できるおもな既存資料

厚生労働省	人口動態調査	出生数，死亡数（率），死因別死亡数（率），年齢調整死亡率，死産数，周産期死亡，婚姻，離婚など
	生命表	平均余命，平均寿命，健康寿命
	国民生活基礎調査	世帯構造，所得額，有訴者の状況，通院者の状況，要支援・介護者世帯状況など
	患者調査	受療率，推計患者数，通院期間など
	国民医療費の概況	性別国民医療費，傷病分類別医科診療医療費，人口一人当たり国民医療費，都道府県別国民医療費など
	乳幼児栄養調査	乳幼児の授乳・離乳など栄養・食事状況，生活習慣・健康状態，アレルギー・社会経済的要因に関する状況
	受療行動調査	患者の構成（外来・入院），待ち時間，診察時間，満足度
	感染症発生動向調査	感染症の種類別発生状況
	食中毒統計調査	病因物質別，原因食品別，原因施設別の発生件数・患者数・死亡数
	国民健康・栄養調査	栄養素等摂取状況，身体状況，生活習慣状況
	衛生行政報告例	精神保健福祉関係，栄養関係，生活衛生関係，食品衛生関係など
農林水産省	食料需給表	供給純食料，供給栄養量，PFC熱量比率，食料自給率
環境省	食品ロスの発生量推計値	家庭系および事業系の食品ロスの発生量
文部科学省	学校保健統計調査	体格（身長・体重・胸囲・座高），おもな疾患，う歯の処置状況
	学校給食実施状況調査	学校別実施状況，調理方式，学校栄養職員・調理員配置状況
	体力・運動能力調査	運動能力（握力・反復横とびなど），体力診断
総務省	国勢調査	世帯状況（種類・世帯員数・住居面積など）
	家計調査	家計収支（収入，食費や住居費などの支出），貯蓄，負債など
	消費者物価指数	指数の動向（費目別，地域別，世帯属性別など）
自治体	都道府県等県民栄養調査	内容・方法は各自治体によって異なるが，地域に応じた調査を実施

3 公衆栄養プログラムの目標設定

1) 公衆栄養アセスメント結果の評価

　公衆栄養アセスメントの結果を踏まえて，改善課題を明確化して，次のステップである公衆栄養プログラム計画策定に向けた目標を設定する。

2) 改善課題の抽出

　改善課題の抽出にあたっては，プリシード・プロシードモデル（公衆栄養のマネジメントサイクル，p.76の図3-1参照）の第1段階（社会診断）および第2段階（疫学診断）から得られた結果を用いる。その次のステップとして，抽出された複数の課題を，目標の設定に反映する。第1段階は公衆栄養アセスメントによって導かれた結果を，対象とする集団の生活の質（QOL）の向上，そして，社会目標やニーズに反映する。第2段階は，第1段階で打ち出されたQOLの向上に影響を与えている健康課題を抽出する。

3) 短期，中期，長期の目標設定

　公衆栄養プログラムを展開する目的は，対象者のQOL（生活の質）を向上させ，健康寿命の延伸を促進することにある。この目的の実現には長期的な視野からの目標の設定が望まれる。目標を達成するためには，短期，中期，長期と目標を区切り，経過ごとの目標を設定する。各目標の概要を表3-4に示す（なお表3-4は社会，地域などのより広範な集団を対象にした目標設定であり，個人を対象とした（例：p.143の図5-12，特定保健指導）目標設定とは期間が異なることに注意してほしい）。

4) 改善課題に基づく改善目標の設定

　これまでに得られた改善課題をふまえて，改善目標を設定する。目標値は，公衆栄養プログラム計画の実施後に評価が行われることから，疫学調査などで得られた値や，国民健康・栄養調査などの既存資料の値を現状値として，短期，中期，長期の期間ごとの目標値を示すことになる。

5) 公衆栄養プログラムの立案

　公衆栄養活動の対象は集団であり，活動を評価する場合は地域集団として評価するが，その集団を構成しているのは個々人であることを忘れてはならない。

　公衆栄養プログラムを策定する際，あらかじめ国や都道府県が市町村に政策としての計画を提示するケースでは，長期目標は政策としての計画となる。

　公衆栄養プログラムの流れを，表3-5と図3-3にて示す（p.84～85）。

表3‑4　短期・中期・長期目標

短期目標（約1～2年）	中期目標（約3～10年）	長期目標（約10～20年）
プリシード－プロシードモデルの第3段階で得られた動機づけや環境づくりに対応する目標 （個々の事業の目標）	プリシード－プロシードモデルの第2段階で得られた行動目標・環境目標 （プログラム全体の目標の設定）	プリシード－プロシードモデルの第2段階で得られた健康問題に対応する。 （組織全体の大きな目標）
・身体所見の変化 ・知識や態度の変化 ・行動の変化	・健診受診率の変化 ・受療行動の変化 ・生活習慣の変化 ・栄養状況の変化	・健康寿命の変化 ・罹患率や有病率の変化 ・死亡率の変化 ・QOLの変化 ・生活満足度の変化

資料）橋本加代「第6章　公衆栄養マネジメント」逸見幾代（編）『知る！わかる！身につく！！公衆栄養学』同文書院，p.130，2012

6）公衆栄養プログラムの実施と関係者等の役割

　公衆栄養プログラムを実施する際には，社会資源を有効に利用し，ヘルスプロモーションにのっとった形でプログラムを実現させるよう働きかける必要がある。

　社会資源とは，人的資源や環境的資源など対象者が利用できるすべての資源のことである。また，公衆栄養活動における人的資源とは，おもに保健医療に従事する専門職種で，栄養士・管理栄養士をはじめ，医師，歯科医師，保健師，看護師，薬剤師，臨床検査技師などである。家族や友人，職場の同僚など，身近な人の支援も有効である。

　社会資源を有効利用するためには，公衆栄養プログラムを作成する際，目標設定に適したカリキュラムを検討するときに，必要に応じた社会資源を選択する必要がある。また，選択された人的資源については，実施される公衆栄養プログラムを確実に把握し，お互いが綿密に連携を取り，効果的に実施できるようにすることが重要となる。

4　公衆栄養プログラムの評価

　公衆栄養活動は，マネジメントサイクルに沿って展開されるが，それぞれの段階ごとに，「評価」が行われる。また，プログラムの計画段階でも「評価」が求められる。

　評価には，「経過評価」「影響評価」「結果評価」がある。

① 経過評価は，公衆栄養プログラムがどのように実施されているかについての評価を行うものである。

表 3 - 5　公衆栄養プログラムの流れ

①現状把握	対象集団の健康状態や意識などのアセスメントを的確に実施するとともに，関連する種々のデータを入手する。対象者に直接面接し，インタビューにより入手できる情報は，とくに有用である。また，ニーズアセスメントにより，対象者の求めていることを理解する。
②問題抽出	集められた情報を客観的に評価し，問題点を見つけ出す。
③問題分析	健康にかかわる問題の原因として，食生活のみが単独で起こることはまれであり，ほとんどの場合，ほかの複数の原因が影響し合っている。そこで，問題抽出により見つけられた問題点ごとに，関連づけや因果関係，対応すべき順序や重要度について，解析しながら整理する。
④目的分析	現状把握により明らかとなった問題点を改善することが公衆栄養プログラムの目的となることから，解析された問題点を，各々の目的（目標）として置き換え，優先順位を決定する。この際に注意すべきことは，問題点の言葉じりだけを置き換えるといった単純な目的（目標）ではなく，次のステップである目標設定につながるような，問題点を改善するための目的（目標）となるような表現とする必要がある。
⑤目標設定	対象者の生活習慣と関連づけた長期目標，中期目標，短期目標を設定する。本来は，対象者が自ら目標を設定することが望ましいが，設定できるスキルが備わっていない場合には，栄養士・管理栄養士が複数の目標を提案し，そのなかから対象者に実施できそうな目標を選択してもらうとよい。 1)　**長期目標**：最終目標（Goal）となるプログラム目標である。 2)　**中期目標**：長期目標を見据え，半年以内を目安に実施すべき一般目標（GIO：General Instructional Objective）とする。 3)　**短期目標**：中期目標を見据え，すぐに取り組み可能な目標とする。ここでとくに注意すべきことは，「実現可能性が高い個別目標とすること」である。これは，ハードルが高すぎる実現可能性が低い目標にすると，対象者が初期の段階において挫折し，公衆栄養プログラムが失敗することとなるためである。なお，短期目標は，行動にかかわる内容の場合には，行動目標（SBOs：Specific Behavioral Objectives）ともなる。
⑥対策分析	設定した各目標を，対象者の生活習慣のなかに取り入れることができる具体的な行動として置き換える。
⑦栄養教育 カリキュラム	栄養指導・教育（相談）の全体像であり，食習慣を改善するためのプログラムとして，対象者にわかりやすく提示し，対象者のインフォームドコンセント[※]を得ることが大切である。
⑧マネジメント サイクル	栄養教育カリキュラムとして作成したプログラムにおける各目標を達成するために，マネジメントサイクルとして実施する。最終ゴールである長期目標を目指し，中期目標を達成するために短期目標を確実に達成することをくり返す。マネジメントサイクルは，一つひとつの目標を達成するために何度もくり返されるもので，対象者の実施状況をさまざまな方法で観察しながら，また，作成された栄養教育カリキュラムが適切であるかをつねに評価しながら，実施する。 　なお，実施途中であっても，対象者にとってプログラムが不適切である状況が見られるなどの問題が確認された場合は，マネジメントサイクルの中止，目標や方法の再検討など，臨機応変な対応が必要となる。 1)　**Plan（計画）**：対応すべき目標と達成するための具体的な方法を，対象者とともに確認する。計画の段階で，目標達成の評価方法や評価基準について設定しておく。 2)　**Do（実施）**：対象者の状態や目標の達成状況を確認しながら実施する。問題が生じた場合には，プログラムの中止や見直しなど，臨機応変な対応が必要となる。 3)　**Check（検証）**：目標の達成状況やプログラムの妥当性などを評価する。指導者側のスキルについても評価される。 4)　**Act（改善）**：結果に対する適切な評価に基づいて，対応すべき内容や情報を，次のサイクルに活かす。

※インフォームドコンセント：プログラムの内容をわかりやすく説明，対象者が理解し自らの意思に基づき合意すること。

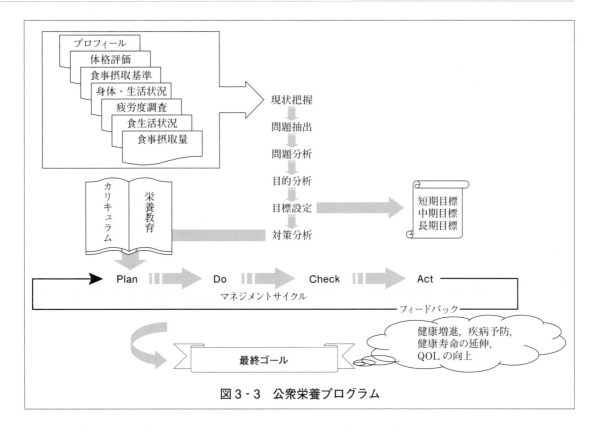

図3-3　公衆栄養プログラム

②　影響評価は，短期的な公衆栄養プログラムの目標達成状況の評価を行うものである。

③　結果評価は，長期目標として策定された QOL の変化や健康寿命の変化などについての評価を行うものである。

　評価の結果はより効果的な公衆栄養プログラムの実施のため，マネジメントサイクルの各段階にフィードバックされる。

5　公衆栄養プログラムの展開

1）公衆栄養活動と行政栄養士の業務

　都道府県および市町村（特別区を含む）の行政栄養士[*1] は，地域住民の健康づくりおよび栄養・食生活の改善に関する重要な業務を担っている。

　地域における健康づくりおよび栄養・食生活改善の推進を行うにあたり，行政栄養士は，都道府県，保健所設置市および特別区市町村のそれぞれにおいて個人または集団の健康の維持・増進と疾病の予防を目的としてその具体的な内容を実践するものである（表3-6，詳細は p.226 の巻末資料参照）。

　地域保健法の規定により，2023（令和5）年4月1日現在，全国の保健所数は，都道府県・特別区・指定都市・中核市あわせて 468 か所ある。保健所は，いくつかの市町村（保健所設置市および特別区を除く）を管轄し，それぞれに行

*1　**行政栄養士**：行政栄養士は健康増進法に規定されている業務内容であり，都道府県本庁，市町村（特別区含む），政令指定都市，保健所において，おもに管理栄養士がその業務にあたる。

表3-6 新たな行政栄養士業務指針のねらいと健康・栄養施策の推進 抜粋

行政栄養士業務指針の構造		
都道府県	保健所設置市及び特別区	市町村
(1) 組織体制の整備		
(2) 健康・栄養課題の明確化とPDCAサイクルに基づく施策の推進		
(3) 生活習慣病の発症予防と重症化予防の徹底のための施策の推進		
(4) 社会生活を自立的に営むために必要な機能の維持及び向上のための施策の推進		
市町村の状況の差に関する情報の収集・整理，還元する仕組みづくり	①次世代の健康 ②高齢者の健康	①次世代の健康 ②高齢者の健康
(5) 食を通じた社会環境の整備の促進		
①特定給食施設における栄養管理状況の把握及び評価に基づく指導・支援 ②飲食店によるヘルシーメニューの提供等の促進 ③地域の栄養ケア等の拠点の整備 ④保健，医療，福祉及び介護領域における管理栄養士・栄養士の育成 ⑤健康増進に資する食に関する多領域の施策の推進 ⑥健康危機管理への対応	①特定給食施設における栄養管理状況の把握及び評価に基づく指導・支援 ②飲食店によるヘルシーメニューの提供等の促進 ③保健，医療，福祉及び介護領域における管理栄養士・栄養士の育成 ④食育推進のネットワーク構築 ⑤健康危機管理への対応	①保健，医療，福祉及び介護領域における管理栄養士・栄養士の育成 ②食育推進のネットワーク構築 ③健康危機管理への対応

組織体制の整備		
都道府県	保健所設置市及び特別区	市町村
■体制の確保 ・該当施策を所管する課の施策の方向性に関する情報を共有し，優先されるべき有効な施策の企画立案及び実施に関わることができるよう，関係部局や関係者と協議 ・本庁及び保健所が施策の基本方針を共有し，施策の成果が最大にえられるような体制の確保 ・都道府県内の保健所設置市及び特別区と有益な施策について共有する体制を確保 ■市町村との協働体制の確保 ・市町村が有するデータ及び地域の観察力の活用→健康・栄養課題の明確化	■該当施策を所管する課に行政栄養士がそれぞれ配置されている場合 →関係部局や関係者と協議の上，栄養・食生活に関連する施策全体の情報を集約し，共有する体制を確保 ■行政栄養士の配置が健康増進施策の所管課に限られている場合 →関係部局や関係者と協議の上，該当施策を所管する課の施策の方向性に関する情報を共有し，優先されるべき有効な施策の企画立案及び実施に関わることができる体制の確保	

健康・栄養課題の明確化とPDCAサイクルに基づく施策の推進		
都道府県	保健所設置市及び特別区	市町村
■健康・栄養課題の明確化 優先的な健康・栄養課題を明確にするため，市町村の健診等の結果や都道府県等の調査結果を収集・整理し，総合的に分析	■健康・栄養課題の明確化 優先的な健康・栄養課題を明確にするため，健診結果等の分析を行う→背景となる食事内容や食習慣等の特徴について，各種調査結果とともに地域や暮らしの観察も含め，総合的に分析	
■PDCAサイクルに基づく施策の推進		
※市町村の取り組み支援 ・健康・栄養状態や食生活に関する市町村の状況の差を明らかにし，課題が見られる地域に対しては保健所が計画的に支援し，課題解決を図る ・健康・栄養状態が良好な地域やその改善に成果をあげている地域の取組を他地域に広げていく仕組みづくりを進める		※都道府県に対し技術的助言として情報提供を求める ・地域の健康，栄養問題の特徴や課題を明らかにする上で，都道府県の状況や管内の市町村ごとの状況の差に関する情報が有益と考えられる場合 ・栄養指導の対象者の明確化や効率的かつ効果的な指導方法や内容を改善していく上で，既に改善に取り組んでいる管内の市町村の情報が有益と考えられる場合
※専門的な知識及び技術を必要とする栄養指導→地域の優先的な健康・栄養課題の選択と成果のあがる指導		

資料）厚生労働省「新たな行政栄養士業務指針のねらいと健康・栄養施策の推進」2013

政栄養士が設置されている。

　市町村においては，健康づくりを担う行政栄養士の設置義務はない。厚生労働省調べ（2017（平成29）年度）によれば，行政栄養士配置率は88.1％と前年に比べ0.9ポイント増加している。しかし，市町村における行政栄養士の配置については，地方交付税*2の算定対象とされている。厚生労働省は，2013（平成25）年3月29日付けで「地域における行政栄養士による健康づくりおよび栄養・食生活の改善の基本指針」を示した。この指針は，都道府県，保健所設置市および特別区，市町村において，成果のみえる施策の実施に取り組めるよう，組織体制の整備，健康・栄養課題の明確化とPDCAサイクルに基づく施策の推進を重点とし，「健康日本21（第二次）」の推進が着実に図られるよう，生活習慣病の発症予防と重症化予防の徹底のための施策の推進など基本的方向性に応じた構成となっている。また，行政栄養士の配置体制や業務範囲が異なることから都道府県と保健所設置市・特別区，市町村に分けて業務内容を示した。

　行政栄養士は，健康づくりおよび栄養・食生活の改善の立場から，管轄する市町村を広域にわたって観察し，問題点の解決のために公衆栄養マネジメントサイクルを適用し，

　　①対象者および対象地域の実態把握

　　②診断

　　③分析

　　④改善点の把握

　　⑤改善計画の策定

　　⑥具体的事業の施策化

　　⑦実践

　　⑧指導

　　⑨評価

　　⑩新たな改善点の把握

の流れに沿った業務（とくに⑤～⑩はくり返し行う）を遂行する。

　なお健康日本21（第三次）が，2023（令和5年）に第二次の最終評価を踏まえて発表され，2024（令和6）年度から2035年（令和17）年度までの12年間に実施される。

2）都道府県，保健所設置市および特別区，市町村の公衆栄養活動
（1）組織体制の整備

　本庁および保健所が公衆栄養活動の施策の基本方針を共有し，施策の成果が最大に得られるような体制を確保することが重要となる。また，都道府県施策の質の向上の観点から，都道府県内の保健所設置市および特別区と有益な施策について共有する体制を確保し，市町村が有する地域集団のデータおよび地域の観察力を活用することも重要であることから，市町村との協働体制を確保する（p.90,

*2　**地方交付税**：地方交付税とは地方財政調整度のひとつで，国が地方公共団体（都道府県および市町村，特別区をいう）の運営の自主性を損なうことなく，その財源の均衡化を図るとともに，国が必要な財源の確保と交付基準の設定を行い，地方行政の計画的な運営を財政面から支えるものである。

図3-4)。

（2）健康・栄養課題の明確化とPDCAサイクルに基づく施策の推進

人口や医療費等の構造や推移を踏まえ，優先的な健康・栄養課題を明確にするため，市町村の健診等の結果や都道府県等の調査結果を収集・整理し，総合的に分析する。明確化された健康・栄養課題の解決に向け，計画を策定し，その計画において施策の成果が評価できるよう，目標を設定する。目標設定に当たってはできる限り数値目標とし，設定した主要目標に対して，PDCAサイクルに基づき，施策を推進する。

（3）生活習慣病の発症予防と重症化予防の徹底のための施策の推進

適切な栄養・食生活を実践することで予防の徹底を図るためには，地域における優先的な健康・栄養課題を選択する必要があることから市町村や保険者等の協力を得て，特定健診・特定保健指導等の結果を共有し，施策に活かすための体制の整備を進める。また，共有された情報を集約・整理し，市町村の状況の差に関する情報を還元する仕組みづくりを進める。

（4）社会生活を自立的に営むために必要な機能の指示および向上のための施策の推進

市町村の各種健診結果や調査結果等の実態等を集約・整理し，市町村の状況の差に関する情報について還元する仕組みづくりを進める。保健所設置市および特別区，市町村においては，母子保健については「健やか親子21（第2次）」の取り組みと連動して目標設定を行ない，効果的な取り組みを進める（p.35参照）。また，高齢者の健康については，地域全体の高齢者の食と健康を取り巻く状況をとらえ，健康増進，介護予防および介護保険等での栄養・食生活支援を効果的に行う体制を確保する（p.43参照）。

（5）食を通じた社会環境の整備の促進

都道府県，保健所設置市および特別区，市町村行政栄養士の業務は，それぞれ担う内容が示されている。内容は以下の通り。

①特定給食施設における栄養管理状況の把握および評価に基づく指導・支援

都道府県，保健所設置市および特別区は，「特定給食施設における栄養管理に関する指導・支援について」（令和2年3月31日厚生労働省健康局健康課長通知）を踏まえ，改善が必要な課題が明確になるよう，施設の種類別等の評価を行い，指導計画の改善を図る。

②飲食店によるヘルシーメニューの提供等の促進

都道府県，保健所設置市および特別区は，食塩や脂肪の低減などヘルシーメニューの提供店を増大させていく取り組みを推進するため，どのような種類の店舗でヘルシーメニューを実践することが効果的かを検証し，より効果の期待できる店舗での実践を促していくこと。また，栄養表示の活用については，健康増進法に資するよう制度の普及に努め，不明な内容がある場合には，栄養表示基準を定めている消費者庁に問い合わせるよう促す。

③地域の栄養ケア等の拠点の整備

　都道府県は，高齢者の在宅療養者が増人することを踏まえ，地域の住宅での栄養・食生活に関するニーズの実態把握を行う仕組みを検討するとともに，在宅の栄養・食生活の支援を担う管理栄養士の育成や確保を行うため，地域の医師会や栄養士会等関係団体と連携し，地域のニーズに応じた栄養ケアの拠点の整備に努める。また，地域の技術力を生かした栄養情報の拠点の整備に努める。

④保健，医療，福祉および介護領域における管理栄養士・栄養士の育成

　都道府県，保健所設置市および特別区，市町村は，行政栄養士の配置の現状と施策の成果が得られるような配置の姿を勘案し，職位や業務年数に応じて求められる到達能力を明らかにし，求められる能力が発揮できる配置体制について人事担当者や関係部局と調整するとともに，関係職種の協力のもとで求められる能力が獲得できる仕組みづくりを進める。

⑤健康増進に資する食に関する多領域の施策の推進

　食に関する施策を所管する都道府県部局は，その施策が健康増進のほか，子育て支援，保育，教育，福祉，農政，産業振興，環境保全など多岐にわたることから，健康増進が多領域の施策と有機的かつ効果的に推進されるよう，食育推進に係る計画の策定，実施および評価等について関係部局と調整を図る。

⑥健康危機管理への対応

　都道府県，保健所設置市および特別区，市町村は，災害，食中毒，感染症，飲料水汚染等の飲食に関する健康危機に対して，発生の未然防止，発生時に備えた準備，発生時における対応，被害回復の対応等について，市町村や関係機関等と調整を行い，必要なネットワークの整備を図る。また，住民に対して適切な情報の周知を図るとともに近隣自治体や関係機関等と調整を行い，的確な対応に必要なネットワークの構築や支援体制の整備を図る。

⑦食育推進のネットワーク構築

　保健所設置市および特別区，市町村の食に関する施策を所管する部局は，施策の範囲が健康増進のほか，子育て支援，保育，教育，福祉，農政，産業振興，環境保全など多岐にわたることから，健康増進が多領域の施策と有機的かつ効果的に推進されるよう，食育推進に係る計画の策定，実施および評価等について，関係部局と調整を図る。また，住民主体の活動やソーシャルキャピタルを活用した健康づくり活動を推進するため，食生活改善推進員（ヘルスメイト）（図3 - 4）等に係るボランティア組織の育成や活動の活性化が図られるよう，関係機関等との幅広いネットワークの構築を図る。

⑧難病患者への食事支援ネットワーク

　「難病の患者に対する医療等に関する法律」（平成26年医療第50号）により都道府県および保健所を設置する市または特別区では，難病患者への支援のための難病対策地域協議会の設置が求められるようになり，保健所ではさまざまな難病患者・家族への支援対策を実施，栄養面では難病患者への食事支援ネットワー

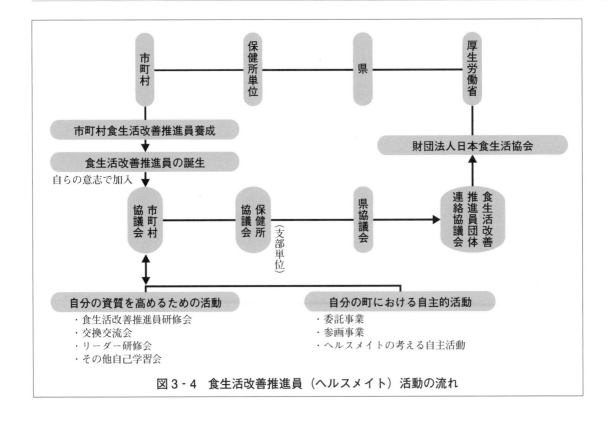

図 3 - 4　食生活改善推進員（ヘルスメイト）活動の流れ

クの構築などが行われるようになった。

3）食環境づくりのためのプログラムの展開

（1）食品表示法の制定

　2015（平成 27）年 4 月から，「食品衛生法」「日本農林規格等に関する法律（JAS 法）」「健康増進法」の 3 法に規定されていた食品表示に関する法令を一元化した「食品表示法」が施行された（図 3 - 5）。またそれに伴い，食品表示法の食品表示の基準となる食品表示基準（食品表示法第 4 条）が制定された。食品表示法で対象となるのは，医薬品，医薬部外品，再生医療品等を除くすべての飲食品および添加物となる。

　なお，特別用途食品および特定保健用食品については健康増進法第 43 条の対象となる。また栄養機能食品，機能性表示食品は，食品表示基準の対象となる。

（2）特別用途食品，特定保健用食品，栄養機能食品，機能性表示食品の活用

①特別用途食品

　特別用途食品とは，乳児，幼児，妊産婦，病者などの発育，健康の保持・回復などに適するという特別の用途について表示されたもので，特別用途食品として販売するには，その表示について内閣総理大臣の許可を受ける必要がある（窓口：消費者庁）。

　特別用途食品には，病者用食品，妊産婦・授乳婦用粉乳，乳児用調製粉乳，お

よび, 嚥下困難者用食品がある (図3-6)。表示の許可にあたって, 許可基準があるものについてはその適合性を審査し, 許可基準のないものについては個別に評価を行う。

なお, 健康増進法に基づく「特別の用途に適する旨の表示」の許可には, 特定保健用食品も含まれている。

特別用途食品は, もともと, 1952 (昭和27) 年に制定された栄養改善法 (現, 健康増進法) で, 食料不足による栄養失調の改善を目的に「特殊栄養食品」制度として創設されたものである。

しかし, 近年, 高齢化の進展や生活習慣病の増加にともなう医療費の増大とともに, 医学や栄養学のいちじるしい進歩や栄養機能表示に関する制度の定着など, 特別用途食品制度を取り巻く状況が大きく変化している。

こうした状況を踏まえ, 今後の特別用途食品制度のあり方について, 2007 (平成19) 年11月に設置された「特別用途食品制度のあり方に関する検討会」において検討が進められ, 2008 (平成20) 年7月に報告書が取りまとめられた。この報告書に基づいて, 2009 (平成21) 年4月から新たな特別用途食品の分類がスタートした (図3-6)。

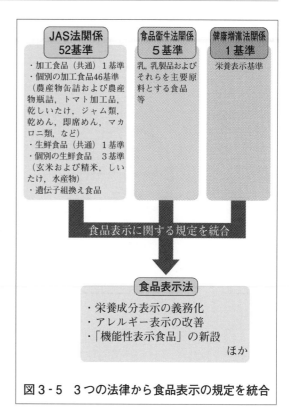

図3-5 3つの法律から食品表示の規定を統合

報告書では, 新しいニーズに対応した特別用途食品の役割が以下のとおり, 示された。

a. 特別用途食品は, 通常の食品では対応が困難な特別の用途を表示する機能を果たしており, 対象となる者に十分認知されれば, 適切な食品選択を支援する有力な手段として期待できるものであること。

b. 今後, わが国でますます高齢化が進行することから, 在宅療養における適切な栄養管理を持続できる体制づくりが求められている。特別用途食品は, そのような社会状況の変化に対応して新たなニーズに的確に対応できるものでなければならないこと。

c. その許可の対象となる食品の範囲を重点化することで認知度を高め, 当該食品の供給の円滑化につなげることが期待されること。

d. 必要な情報提供の促進や最新の医学的, 栄養学的知見に基づく適正な審査を経た食品供給がなされる基盤整備を図ることも不可欠な取り組みであること。

②特定保健用食品

特定保健用食品 (条件付き特定保健用食品を含む) は, 健康増進法第43条第1項に基づく「特別の用途」を有する食品のひとつで, その特定の保健の用途を

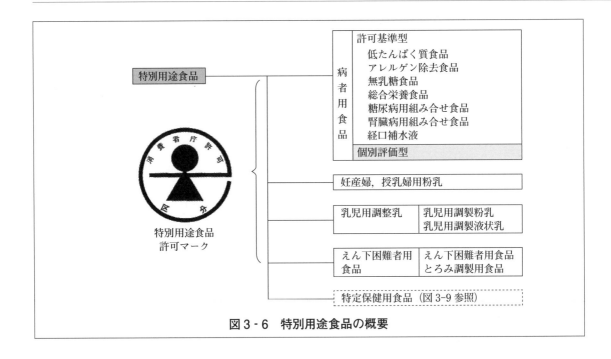

図3‐6　特別用途食品の概要

表示して販売される食品である。特定保健用食品として販売するためには，製品ごとに食品の有効性や安全性について審査を受け，表示については内閣総理大臣（消費者庁長官）の許可を受ける必要がある。許可を受けた食品には，図3‐9（p.95）のようなマークが付される。

　「特定の保健の用途の表示」*1とは，健康の維持・増進に役立つ，または適する旨の表示をいい，たとえば「お腹の調子を整える」「コレステロールの吸収を抑える」「食後の血中中性脂肪の上昇を抑える」などがあげられる。

　特定保健用食品の表示許可に際しては，体調調節機能を有する成分（関与成分）を含み個別の食品ごとに，提出されたデータに基づき，その有効性や安全性について国（消費者庁）が審査を行う。

③栄養機能食品

　栄養機能食品は，特別用途食品，特定保健用食品とは異なり，国による個別認承を得る必要はなく，自己認証となる。

　栄養成分（ビタミン・ミネラル）の補給のために利用される食品で，栄養成分の機能を表示して販売される。ただし，食品表示，基準の対象となり，販売に際しては，1日当たりの摂取目安量に含まれる当該栄養成分量が，定められた上・下限値の範囲内にある必要があるほか，栄養機能表示だけでなく，注意喚起表示なども表示する必要がある。これらの例を表3‐7に示す。なお，表示にあたっては，次の点に留意しなければならない。

a. 栄養機能食品の規格基準が定められている栄養成分以外の成分の機能の表示や特定の保健の用途の表示をしてはならない

b. 「栄養機能食品（カルシウム）」など，栄養機能表示をする栄養成分の名称を，

*1 **「特定の保健の用途の表示」**：特別用途の表示，栄養成分に関する表示の基準を定めるもの。特別用途表示として，特定保健用食品（個別許可型），特別用途食品が，さらに栄養表示として，栄養機能表示などがある。

「栄養機能食品」の表示に続けて表示しなければ
ならない（図3‐7）

c. 消費者庁長官が個別に審査等をしているかのよ
うな表示をしないこと

④**機能性表示食品**

これまで，機能性を表示することができる食品
は，特定保健用食品（いわゆるトクホ，条件付き
特定保健用食品を含む）と，栄養機能食品に限ら
れていたが，2015（平成27）年4月より，新たに
機能性表示食品が追加された（食品表示法第4条
食品表示基準，図3‐8，3‐9参照）。ただし，以
下に述べるように事前届出で，栄養機能食品と同
様，食品表示基準の対象となる。

機能性表示食品は，事業者が食品の安全性と機
能性に関する科学的根拠などの必要事項を販売前
に国に届け出ることにより，機能性を表示できる
ものである。国が審査を行わないため，事業者は

●カルシウムは，骨や歯の形成のため必要な栄養素です。
●ビタミンDは，腸内でのカルシウム吸収を促進し，骨の形成を助ける栄養素です。
●1日当たり1袋を目安にお召し上がりください。
●本品は，多量摂取により疾病が治癒したり，健康が増進するものではありません。1日の摂取目安量を守ってください。
●1日当たりの摂取目安量に含まれる当該栄養成分の量が栄養素等表示基準値に占める割合：カルシウム 49%，ビタミンD 40%
●本品は，特定保健用食品と異なり，消費者庁長官による個別審査を受けたものではありません。

栄養成分表1袋当り	
熱　　　量	220kcal
たんぱく質	3.5g
脂　　　質	6.0g
炭 水 化 物	36.5g
ナトリウム	180mg
カルシウム	350mg
ビタミンD	2.1μg

（カルシウム強化ビスケット）

図3‐7　栄養機能食品の栄養成分表示例

表3‐7　栄養機能食品の規格基準について（抜粋）

栄養成分	1日当たりの摂取目安量に含まれる栄養成分量		栄養機能表示	注意喚起表示
	下限値	上限値		
n‐3系脂肪酸	0.6 g	2.0 g	n‐3系脂肪酸は，皮膚の健康維持を助ける栄養素です。	本品は，多量摂取により疾病が治癒したり，より健康が増進するものではありません。1日の摂取目安量を守ってください。
カリウム	840 mg	2,800 mg	カリウムは，正常な血圧を保つのに必要な栄養素です。	本品は，多量摂取により疾病が治癒したり，より健康が増進するものではありません。1日の摂取目安量を守ってください。腎機能が低下している方は本品の摂取を避けてください。
ビタミンK	45 μg	150 μg	ビタミンKは，正常な血液凝固能を維持する栄養素です。	本品は，多量摂取により疾病が治癒したり，より健康が増進するものではありません。1日の摂取目安量を守ってください。血液凝固阻止薬を服用している方は本品の摂取を避けてください。

出典）「食品表示基準」別表第11（第2条，第7条，第9条，第23条関係）

自らの責任において臨床試験*1 または研究レビュー*2 によって科学的根拠を示す必要がある。第3の制度の登場により，機能性をわかりやすく表示した商品の選択肢が増え，消費者の自主的かつ合理的な商品選択の機会の確保を促すことが期待されている。機能性表示食品は，次の4つの要件を満たしていなければならない。

a. 疾病に罹患していない者（未成年者，妊産婦（妊娠を計画している者を含む），授乳婦を除く）を対象としているものであること。

b. 機能性関与成分によって健康の維持および増進に資する特定の保健の目的（疾病リスクの低減に係るものを除く）が期待できる旨を，科学的根拠に基づいて容器包装に表示しているものであること。

c. 食品全般（生鮮食品を含む）が対象であるが，特別用途食品（特定保健用食品を含む），栄養機能食品，アルコールを含有する飲料，健康増進法施行規則第11条第2項で定める栄養素（脂質，飽和脂肪酸，コレステロール，糖類，ナトリウム）の過剰摂取につながるものは除く。

d. 当該食品に関する表示の内容，食品関連事業者名および連絡先等の食品関連事業者に関する基本情報，安全性および機能性の根拠に関する情報，生産・製造および品質の管理に関する情報，健康被害の情報収集体制，その他の必要な事項を，販売日の60日前までに消費者庁長官に届け出たものであること。

（3）食品表示基準

　2015（平成27）年の食品表示法の施行に伴い，食品表示の基準となる食品表示基準が策定された。食品表示基準の改正に伴い，これまでに加工食品原材料の原産地表示など以下の表示の義務化が行われてきた。

①原産地表示

　2017（平成29）年の改正により，それまで一部の加工食品にのみ義務づけられていた原料原産地表示が，すべての国内で製造または加工された食品（輸入品を除く）を対象に義務づけられた。原材料として表示されている重量割合上位1位の原材料の原産地を表示することとなり，改正後5年間の経過措置を経て，2022（令和4）年4月から完全義務化された。

②アレルゲン表示

　2015（平成27）年4月より，アレルゲンとなる原材料（特定原材料，特定原材料に準ずるもの）一つひとつについてその旨を表示する「個別表示」が実施されることになり，原材料に含まれる

*1　臨床試験：人を対象として，ある成分または食品の摂取が健康状態などに及ぼす影響について評価する介入研究のこと。

*2　研究レビュー：一定のルールに基づき文献を検索し，総合的に評価（システマティックレビュー）する。事業者の都合で機能性があることだけを意図的に抽出することはできない。

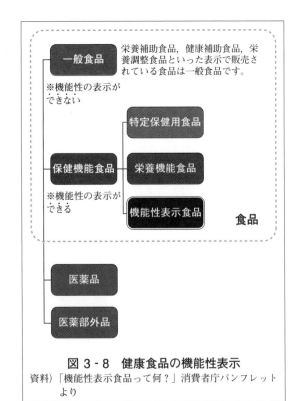

図3-8　健康食品の機能性表示
資料）「機能性表示食品って何？」消費者庁パンフレットより

94

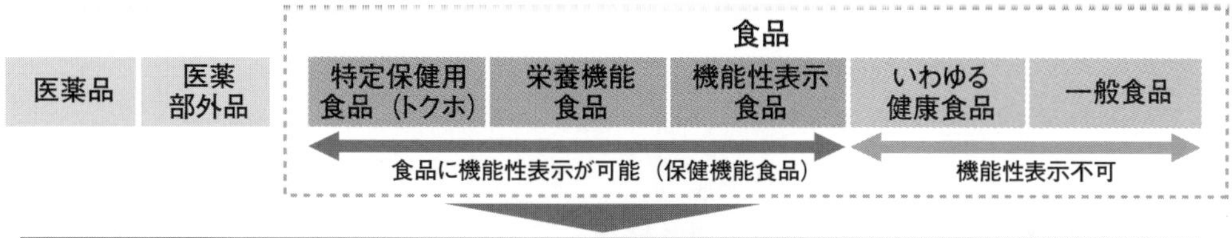

	特定保健用食品	栄養機能食品	機能性表示食品
認証方式	国による個別許可	自己認証 (国への届出不要)	事前届出制
対象成分	体の中で成分がどのように働いているか，という仕組みが明らかになっている成分	ビタミン 13 種類 ミネラル 6 種類 脂肪酸 1 種類	体の中で成分がどのように働いているか，という仕組みが明らかになっている成分（栄養成分を除く。)
可能な機能性表示	健康の維持，増進に役立つ，又は適する旨を表示（疾病リスクの低減に資する旨を含む。 例：糖の吸収を穏やかにします。	栄養成分の機能の表示（国が定める定型文) 例：カルシウムは，骨や歯の形成に必要な栄養素です。	健康の維持，増進に役立つ，又は適する旨を表示（疾病リスクの低減に資する旨を除く。 例：Aが含まれ，Bの機能があることが報告されています。
マーク		なし	なし

図 3-9　機能性が表示されている食品

資料)「機能性（健康の維持及び増進に役立つ）が表示されている食品について」消費者庁パンフレットより

アレルゲンはすべて表示されることになった。それでまではマヨネーズなど明らかにアレルゲンを含んでいるとわかる加工食品（特定加工食品）には表示義務化はなかったが，2020（令和2）年以降は，すべてのアレルゲンを明記することが義務づけられた。

③栄養成分表示

　栄養成分表示は，2015年の食品表示法の施行とともに義務化され，5年間の経過措置を経て2020（令和2）年4月からすべての加工食品および添加物の栄養成分表示が義務づけられた。表示が義務づけられている栄養成分は，熱量，たんぱく質，脂質，炭水化物，ナトリウム（食塩相当量で表示）となっている。また表示が推奨されるものは，飽和脂肪酸，食物繊維。任意で表示される栄養成分は，ミネラル（亜鉛，カリウム，カルシウムなど），ビタミン（ビタミンA，ビタミンB$_1$，ビタミンC）などとなっている。

◆演習問題

以下の記述の内容が正しければ「○」を，誤っていれば「×」を（　　）内に記しなさい。

1．公衆栄養活動におけるマネジメントサイクルでは，まずはじめに目標を設定する。　（　　）

2．長期・中期・短期目標は，相互に関連している。　（　　）

3．公衆栄養プログラムの実施途中でも，問題点が見つかった場合は，目標や方法などを再検討する。　（　　）

4．結果評価では，短期的な公衆栄養プログラムの目標達成状況の評価を行う。　（　　）

5．行政栄養士は，公衆栄養活動におけるマネジメントサイクルに沿って，健康・栄養課題の改善に向けた施策を推進する。　（　　）

6．特定給食施設などに対する指導・支援の実施は，市町村行政栄養士の業務である。　（　　）

7．機能性表示食品として食品を販売するためには，消費者庁の審査を受けなければならない。（　　）

8．すべての加工食品に，栄養成分表示が義務付けられている。　（　　）

◎解答
1．（×）
2．（○）
3．（○）
4．（×）
5．（○）
6．（×）
7．（×）
8．（○）

4 栄養疫学

〈学習のポイント〉
●疫学の定義と目的を理解し，公衆栄養活動における栄養疫学の重要性を理解する。
●疫学調査の種類とその手法を理解する。
●食事調査の方法と種類，活用場面に応じた適切な方法の選択について理解する。
●食事調査結果評価の基本的な考え方を理解する。

1 栄養疫学の概要

1）疫学とは

(1) 疫学の定義と目的

　疫学とは，「明確に規定された人間集団のなかにおいて出現する健康関連のいろいろな事象の頻度と分布，およびそれらに影響を与える要因を明らかにして，健康関連の諸問題に対する有効な対策樹立に役立てる科学」と定義することができる。

　疫学という言葉は，英語では epidemiology という。これは，ギリシャ語が複合してできたもの（epi「上」，demos「民衆」，logos「学問」）といわれており，「人々のなかで起きている諸事象に関する学問」という意味になる。

　従来，疫学は，感染症の流行形態を明らかにする学問として発展してきたものであるが，近年，疫学の対象は脳卒中やがん，心疾患，糖尿病，高血圧症，動脈硬化など，その発症や進行に食生活や運動，喫煙，飲酒などの生活習慣が深く関係するとされる生活習慣病などの幅広い健康異常の原因解明と対策樹立を目指すようになった。

(2) 疫学の歴史

①疫学の世界の歴史

　疫学の歴史は，1850 年代のイギリス，ロンドンにおけるコレラ流行をもってはじまったとされている。

　当時，麻酔医であったジョン・スノウは，コレラ死者の居住地（分布）を，地図上に印をつけて詳細に観察し，特定の井戸に集中していることを発見した。さらに，この井戸の近くに居住していても，違う水源の水を飲んでいる者には患者がおらず，居住地が遠く離れた者でこの井戸の水を飲んでいる者に患者がいることなどの証拠をもとに，この井戸を閉鎖させて飲用を中止させたところ，患者が減少した。それまでは瘴気説（しょうき）などが信じられていたが，これにより，コレラが飲料水を媒介にした感染症であることと，その伝播様式（でんぱ）が明らかになった。これ

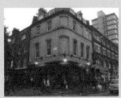 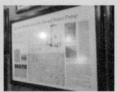 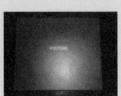 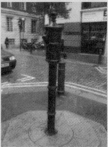
は，コッホがコレラ菌を発見する 30 年も前の話である。

　このときにスノウが用いた方法は，現在も疫学調査の第一ステップとして実施されている「記述疫学」（p.101 参照）に相当する。

②日本の歴史

　日本では，高木兼寛（図 4 - 1）の脚気（かっけ）の原因と予防に関する研究が有名である。

　明治時代の陸軍，海軍の大きな悩みは，兵士の脚気であった。当時，脚気の原因は諸説唱えられていたが，特定はされていなかった。

　高木は，留学していたイギリスに脚気患者がいなかったことや，大量の米とわずかなつけ合わせという食事が多い階級の低い兵士に脚気が多いのに対し，パンや肉，野菜を多く含む洋食を食べている高級士官には少ないことなどを観察から発見し，食事の内容に注目した。そして，従来の食事を提供して多くの脚気患者を発生させた軍艦の海外演習と同じ航路において，ほかの条件はそのままに，食事内容のみを，麦飯やパン，肉，野菜を取り入れるなどしたものに変えて演習を行った。その結果，脚気はほとんど発生せず，脚気の原因が食事内容にあることを突き止めるにいたった。このことを受けて兵食改革を行った海軍は，兵士の脚気の問題を克服した。これは，脚気の原因がビタミン B_1 の欠乏によって起きることが発見される約 30 年前の話である。

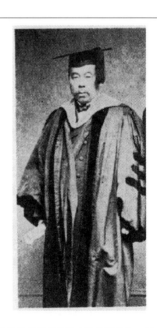

高木兼寛は東京慈恵会医科大学を設立し，日本で初めて看護師養成を行うなど，近代の保健医療に大きな功績を残した。

図 4 - 1　高木兼寛

出典）（財）国民栄養協会「日本栄養学史」1981 より

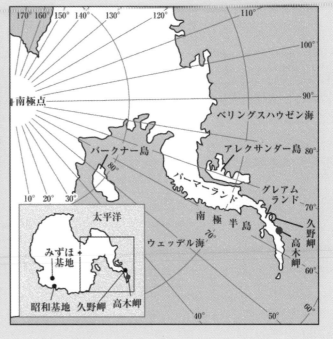

●南極半島にある「高木岬」
　英国の南極地名委員会が高木兼寛の功績をたたえて1959年に命名した。「1882年，食事の改善により脚気の予防に初めて成功した人」と紹介されている。そのほかの代表的な地名にも，「エイクマン岬（Point）」「フンク氷河（Glacier）」「ホプキンス氷河」「マッカラム峰（Peak）」など，ビタミン研究で業績のあった科学者の名前が採用されている。
出典）清水祥一「高木岬」と「久野岬」2008，『ビタミン』82巻11号，日本ビタミン学会より引用

　一方，陸軍では，脚気は「脚気病原菌」によって発症することを主張し続けた。その結果，脚気問題を克服することができず，日露戦争では脚気が原因で多くの戦死者を出したといわれている。

　いずれの歴史の話も，原因がわからなくても，その事象を詳細に観察し，その対策を導き出していることに注目したい。

　このように，疫学は，公衆衛生活動の基礎となる学問として位置づけられているもので，集団における健康上の問題点を明らかにし，有効な疾病予防と健康増進施策を樹立するための科学的根拠（エビデンス）を提供する学問である。

2）栄養疫学とは

　疫学は，先にも述べたように，集団を対象として健康状態や疾病とそれを規定する要因（曝露要因）との関連を明らかにすることが目的である。一方，栄養学の目的は，栄養・食生活を改善することにより，健康の保持増進を図ることである。

　これらより，栄養疫学は，どのような栄養状態や食生活が，どのような人の健康に影響を与えるのかを確認し，その結果から望ましい栄養改善のための対策の樹立を目指す学問であるといえる。

　疫学における曝露要因は，①宿主要因（性別，年齢，遺伝など），②環境要因（喫煙，飲酒，運動といった生活習慣，病原体，気象，職業など）に大別でき

る。曝露要因のなかでも，疾病発生の確率に影響を与えるものを危険因子（リスクファクター）とよぶ。

　栄養疫学におけるおもな曝露要因は食物，栄養素などであり，その量的な指標となる食物摂取量，栄養素などの摂取量，および「食べ方」などの食習慣が曝露情報となる。

　栄養士・管理栄養士にとって，実践の場においても，その活動が人々の健康に対してどのような効果があったのかについて評価を行うことは重要なことである。よって，疫学は行政などの公衆栄養活動の場だけでなく，臨床現場や給食施設などで活動する者にも不可欠なものである。

3）食習慣と健康・生活習慣病

　わが国の主な死因は，悪性新生物（がん），脳血管疾患，心疾患である。

　脳血管疾患や心疾患などの循環器疾患は，糖尿病，高血圧症，脂質異常症などが動脈硬化を進行させることが原因となる。これら疾病の原因としては肥満があり，これにはエネルギーの過剰摂取や身体活動量の低下などが根底にある。

　栄養疫学は，生活習慣病など，日本人の健康問題を解決するためにも重要な役割を担っている。

2　栄養疫学調査の内容

1）疫学の手法

（1）疫学調査を行う前に

　疫学は，集団のなかで発生する疾病など，ある特定の状態を観察し，それを定量的に把握することからはじまる。

　疫学で「率」を用いる場合には，①分子（疾病者の数）と②分母（疾病者の属する人口集団全体）および，③時期（時間的にいつか）の３つの情報が必要である。ほかの集団の成績との比較など，意味のある結果（率）を求めるためには，定義づけられた分子と分母を用いることが必要である。この場合，分母は集団の特性（性，年齢，地域など）に特徴づけられた人口集団を用いること，分子は観察の対象とする疾病（健康状態）の定義を明確にするために診断基準を設けることが必要になる。

①母集団と標本

　疫学調査の最終的な目標は，母集団（たとえば，日本国民全体や，ある特定地域の住民など）における疾病（健康障害）の起こり方を把握することにある。しかし，一般的には，母集団の全員を調査すること（悉皆調査，全数調査という。代表的なものに，国勢調査がある）は，難しい。そのため，母集団から選び出した調査可能な集団（標本という）を対象として調査（標本調査という。代表的なものに，国民健康・栄養調査がある）を実施することが多い。つまり，国民健

康・栄養調査を例にとれば，全国約300単位区（およそ15,000人）の標本の結果から，日本国民（母集団）の健康・栄養状態を推定しているのである。よって，抽出する標本（対象者）は，母集団（日本国民）の状態を忠実に反映したものでなければならない。

②系統的誤差と偶然誤差

取り出してくる人（標本）は，取り出すたびに異なる。そのため，標本調査の場合には，必ず標本による誤差が生じる。誤差には，系統的誤差と偶然誤差とがある。このときの系統的誤差への対策としては，標本を取り出す作業を「無作為」に行うことである。そしてこのときの偶然誤差への対策としては，調査を行う人数を増やすことである。しかし，現実的には，調査にかかる費用や人員，期間などの制約を受けるので，むやみに人数を増やすことができない。よって，どれくらいの精度（正確さ）で調査を行うのかを，あらかじめ決めておくことが必要となる（p.105の表4-3参照）。

③標準化と精度管理

分子の定義づけとその統一を行うためには，疾病の概念と定義を明確にした診断基準の作成が不可欠である。とくに，多数の機関で調査を実施する場合，相互の比較性を保つために，判断基準を，必ず明確にしておくべきである。

食事調査の場面では，目安量の重量換算があげられる。たとえば，「ごはん中茶碗1杯」と目安量で記載されていて重量が未知であった場合，ある調査員は「150g」と評価し，別の調査員は「200g」と評価したとすると，重量で50g，エネルギーで84kcalのずれが生じてしまう。もしも，この状態で三食同様に処理されれば，1日で約250kcalの誤差が生じることとなる。このように，目安量など，重量が未知の場合はどのように処理をするのか，あらかじめ決めておくことを「標準化」といい，その精度を保つことを「精度管理」という。

④観察研究と介入研究

疫学の手法は，「観察研究」と「介入研究」に大別できる。

観察研究は，文字通り，集団の状態を観察することにより曝露要因と疾病などとの関連を明らかにする方法である。一方，介入研究は，集団に対して意図的に介入して行動を変化させることにより，その後の疾病発生頻度や状態が変化するか否かを検討するものである。それぞれについて，以下で詳しく説明する。

疫学調査の分類方法と段階をまとめたものが，次ページの表4-1，表4-2である。

（2）観察研究

①記述疫学

集団中の疾病の頻度と分布を，人，場所，時間別に観察する方法。疫学調査の第一ステップである。

疾病（健康障害）の発生予防に関する対策を策定するためには，その疾病に関して，①だれが罹患しているのか（人），②どこで発生したのか（場所），③いつ

表 4 - 1　おもな疫学の手法の分類方法

疫学手法			対象	時間的な視点	人為的な介入
1. 観察研究	(1) 記述疫学		集団	横断的	無
	(2) 分析疫学	①生態学的研究 （地域相関研究）	集団	横断的	無
		②横断研究	個人	横断的（現在）	無
		③コホート研究	個人	前向き（将来）	無
		④症例対照研究	個人	後向き（過去）	無
2. 介入研究		①無作為割付比較試験 （RCT）	個人	前向き	有
		②無作為でない比較試験（non-RCT）	個人	前向き	有
		③前後比較デザイン	個人	前向き	有

出典）岡本和士「疫学研究を始める前に」日本疫学会監修『はじめて学ぶやさしい疫学 改訂第 2 版』p.31，南江堂，2010，より許諾を得て改変し転載

表 4 - 2　疫学調査の三段階

段階	内　容	研究方法
観察から	患者（分子）の特徴に基づいて ↓ 仮説の設定（原因探求の手がかり）へ （原因はなんだろう→容疑者の割り出し）	記述疫学
分析へ	仮説の検証 　要因と疾病との間の関連性の検討から ↓ 　因果関係の推理へ （これが原因だろう→真犯人の特定）	分析疫学
実証へ	関連が認められた要因を個人・集団に意図的に適用・除去することで疾病との関連を実験的に確認 ↓ 因果関係の決定へ （原因に間違いない→真犯人を確定）	介入研究

出典）「岡本和士：疫病の発生原因解明の追及までの流れとその関連事項，はじめて学ぶやさしい疫学（日本疫学会監修），改訂第 2 版，p.9，2010，南江堂」より許諾を得て転載

起きたのか（時間）について詳細かつ正確に観察・記述を行い，それに基づいて発生要因の仮説（疾病との関連を疑いうる要因）の設定を行う。

・**人**　：疾病の発生頻度を人の特性別（性，年齢，人種など）に観察
・**場所**：疾病の発生頻度を地域別に観察
・**時間**：疾病の発生頻度を時間的（期間的）に観察

②分析疫学

(a) 生態学的研究（地域相関研究）

分析の対象を個人単位ではなく，地域または集団を単位として，異なる地域や国の間での発生要因と疾病の関連の有無を検討する方法である。

たとえば，食塩摂取量が多い地域ほど高血圧有病率が高いことや，動物性脂肪摂取量が多い国ほど虚血性心疾患死亡率が高いなど，食事や生活習慣と病気発生との関係を国や地域ごとに比較して調べる研究方法である。

(b) 横断研究

調査集団における，ある一時点の有病率や検査異常者の頻度について，調査目的である要因に曝露した群と曝露しない群を比較し，研究疾患への要因の関連を推定する方法。現在の一時点の調査であるために，要因と結果の時間的関係が不明なため，因果関係の検証ができないなどの限界はあるが，短期間に調査できるという利点がある。「断面研究」ともよばれる。

たとえば，食塩摂取量が多い人ほど血圧が高いことや，肥満者の方が非肥満者に比べて中性脂肪が高いなど，ある時点の曝露要因の観察から病気の原因の可能性を探る方法である。

(c) コホート研究

調査対象とする疾病に罹患^{りかん}していない者を対象として，特定の要因を有する群（曝露群）と有していない群（非曝露群）を一定期間追跡し，疾病の発生率を比較することで，要因と疾病発生の関連を調べる方法。将来に向かって（前向き）調査を行うものである。

たとえば，健康な人々1万人の現在の健康状態と体型（BMI）を調べ，その後10年間追跡調査をしたところ，肥満群からの心疾患罹患率は非肥満群に比べて5倍多いことから，肥満は心疾患の原因の可能性があるなど，曝露要因と病気との因果関係の可能性を探る方法である。

(d) 症例対照研究

調査対象とする疾病に罹患している者の群（被験者群）とその疾患に罹患していない者の群（対照群）を比較し，仮説で設定された要因に曝露した状況を比較する方法。過去にさかのぼって（後向き）曝露要因を調査する。

たとえば，心疾患患者（症例）と健康な者（対照）の10年前（発症前）の体型（BMI）を調べたところ，10年前の肥満者割合は心疾患患者の方が健康な者に比べて2倍多かったので，肥満は心疾患の危険因子の可能性があるなど，曝露要因と病気との因果関係の可能性を探る方法である。

(3) 介入研究

①無作為割付比較試験（Randomized Controlled Trial：RCT）

臨床試験などにおいて，データの偏り（バイアス）を軽減するため，対象者を無作為（ランダム）に介入群（たとえば，新薬を服用したり，個別に応じて積極的に生活習慣改善に向けた支援を行ったりする群）と比較対照群（たとえば，プ

ラセボとよばれる偽薬を服用したり，積極的な生活習慣改善指導を行ったりしない群）に割りつけたうえで経過を観察し，介入の効果を比較する方法。介入群と対照群が均一になるよう，性別や年齢，体型などを一致させ割りつける。

また，対照群になにも介入を行わないのは不公平感を与えてしまうことがあるため，介入群への介入が終わった後に，介入群に行ったのと同じ，指導などの介入が対照群に行われる場合が多い（次の「無作為でない比較試験」でも同様）。

②無作為でない比較試験（non-RCT）

被験者の割りつけが無作為でなされていない比較試験。公衆衛生，公衆栄養領域では，倫理的，時間的，金銭的な理由から無作為割付比較試験を実施することがむずかしいため，対象者の希望などにより割りつけを行う場合も多い。そのため，結果（介入群と対照群の相違）が，介入だけによる効果なのかどうかがわからない可能性がある。

③前後比較デザイン

同一集団において，介入前後の状態の比較を行う試験。対照群は設定されない。実践現場で行いやすいが，対照群がないため，介入前後に差が見られても，介入による効果なのか，偶然によるものかの判断ができない限界がある。

2）食事調査の方法と活用

（1）食事調査の目的

食事調査は，対象者個人や集団における栄養素などの摂取量について，アセスメントを行う目的で実施されるものである。

食事調査から得られた栄養素等の摂取量は，身体計測値や生化学的な指標と照らし合わせ，個人または集団に対して，特定の疾患の予防や健康増進と関連があるか否かを判断する際の重要な材料になる。その評価にあたっては，「日本人の食事摂取基準（2020年版）」[*1] が用いられる。

その評価結果から，個人の対象者に対してより望ましい食生活を営むためのアドバイスを提供，集団においては欠乏や過剰のリスクの高い集団を特定し支援が行われたり（ハイリスクアプローチ[*2]），住民全体の摂取分布を望ましい方向へと導くための施策（ポピュレーションアプローチ[*3]）が企画・実施されたりすることになる。

（2）食事調査の評価

食事調査の評価にあたっては，習慣的な摂取量に基づくものであることに留意する。

食事内容は日々変化し，ある特定の短期間の食事調査では，その誤差により，正しく評価できないおそれがある。そのため，調査期間を長くするか，一定の傾向を評価できるまではあまり間をおかずにくり返し調査を行う必要である。

集団においては，集団の平均値や中央値を得るために，一定の人数を調査する必要がある。カットポイント法[*4] を用いた不足者などの評価は，やはり習慣的

[*1] **「日本人の食事摂取基準（2020年版）」**：健康な個人または集団，生活習慣病などのリスクを有していても，自立した日常生活を営んでいる者を対象として，国民の健康保持・増進，生活習慣病の予防と重症化予防を目的に，エネルギーおよび各栄養素の摂取量の基準を示したもの。「chapter7 日本人の食事摂取基準（2020年版）」を参照。

[*2] **ハイリスクアプローチ**：疾患を発症しやすい高いリスクをもった個人に対象を絞り込んだ予防方法。方法論も明確で，対象も援助の必要な個人に絞ることができるという利点があるが，関係する個人だけに影響が限定される。

[*3] **ポピュレーションアプローチ**：対象を一部に限定しない，集団全体に対する予防方法。よりよい健康を目指す際の行動の本質的な障害要因を取り除くことを目指したもの。根本的な解決となるが，社会全体への働きかけであるため，効果を数値（定量）化しにくい。

[*4] **カットポイント法**：集団における食事摂取状態の評価を行うための方法のひとつ。ある一定の基準以下または以上の者の割合を求める。食事摂取状態の評価では，摂取不足や過剰摂取の者の割合の推定に用いられる。

表 4 - 3 個人と集団の栄養状態を評価する食事調査方法：測定方法の主要な長所，短所，誤差，有用性の要約

方　法	長　所	短　所	誤　差	個人または集団における栄養状態の評価への有用性
食事記録法	あらゆる食事パターンに適した自由形式。食事パターンについて詳細な情報を提供。	読み書きができ，やる気のある対象（回答）者が必要。個人の習慣的な摂取量を推定するには数日が必要。摂取量の記録が食品の選択に影響。	体系的に低めの摂取量を報告。性別，肥満などに関する個人特有の偏り。数日間の測定だけでは習慣的な摂取量の代理にはなりにくい。	数日間（1 人当り）のデータを使って個人の習慣的な摂取量を推定することができる集団の平均摂取量を推定する。
24 時間食事思い出し法	あらゆる食事パターンに適した自由形式。食事パターンについて詳細な情報を提供。食品の選択に影響しない。	個人の習慣的な摂取量を推定するには数日が必要。対象（回答）者の記憶と，量を見積もる能力に依存。	体系的に低めの摂取量を報告。性別，肥満などに関する個人特有の偏り。数日間の測定だけでは習慣的な摂取量の代理にはなりにくい。	数日間（1 人当り）のデータを使って個人の習慣的な摂取量を推定することができる。グループや集団の平均摂取量を推定する。
食物摂取頻度調査法	通常の摂取量に関するデータを与える。機械でスキャンが可能なため，大規模な調査に適している。遡及的なデータ収集に使用できる。	限定的な食物リストはすべての回答者に適していない。読み書きのできる回答者が必要。	対象（回答）者は認識の難しさや不適切な食物リストが原因で摂取量を正確に報告できない可能性がある。性別，肥満などに関する個人特有の偏り。	疾患リスクとの関連調査向けに摂取量別に個人を順位付けする。
生体指標法	客観的な測定値は自己申告データの偏りの影響を受けない。	生物学的なサンプルが必要（侵襲的）で，高価または非実用的になりかねない。利用可能な指標の不足。	代謝調節と食事以外の要因が測定値に影響。検査室での測定誤差。	食事の妥当性やリスクの測定値別に個人をランク付けする。自己申告された摂取量の測定値と比較する。
身体測定法	収集が容易。正確。	身体活動と食事摂取量の作用。長期的なエネルギーバランスのみを反映。	身長および体重の自己申告エラー。	個人のリスクを評価する。集団のサーベイランスとモニタリング。

出典）Public Health Nutrition 2008 より荒井訳，一部改変
エスカベーシック「栄養指導論」同文書院, 2018

な摂取量に基づいて行われるもので，短期間の調査では個人内変動の影響により過大または過小評価してしまうおそれがある。

　代表的な食事調査方法として，「食事記録法」や「24 時間食事思い出し法」「食物摂取頻度調査法」などがあげられるが，絶対的な食事調査の方法（食事評価法）は存在しない。いずれの調査法にも長所と短所があり，調査対象の特性や調査規模，評価したい内容や項目とその精度，調査にかけられる時間・人手・予算などを考慮して，より適した方法を選択するようにする（表 4 - 3 および p.190 の表 7 - 5 参照）。

①食事記録法（秤量法，目安量法）

　秤，計量カップ，計量スプーンなどを使い，実際の食品の重量，容積を科学的単位で測定記載する方法。生材料の測定，調理中廃棄量の測定，食後の残菜量

の測定がなされ，現行の食事調査法では，もっとも真の値に近いものとされる。そのため食物摂取頻度調査法（表4-3）などを開発する際，妥当性の検討の基準値（ゴールドスタンダードという）として用いられる。

　対象者にとって食べる食品を秤量（計量）する手間がかかり負担が大きく，記入（申告）をしなかったり，食事を簡素化したりと，逆に誤差の原因となることもある。また，外食の回数が多い者では，事実上，秤量法は成り立たない。そのため，秤量法の記録に，「じゃがいもM1個」「食パン6枚切り1枚」といった目安量による記録（目安量法）を組み合わせた「秤量目安量法」を用いている場合が多い。

　調査者は，食事記録の確認面接では，常に中立な立場で聞き取りを行うことが求められる。たとえば，対象者に十分に確認を行わず，調査者の経験や主観で食品や摂取量をあてはめてしまうと，本当の摂取量から乖離し，正しい評価とならない。そのため，聞き取り確認を行う際には，ツールを活用することが重要である（図4-2）。

②24時間食事思い出し法

　24時間食事思い出し法は，対象者から調査前日（24時間）の食事内容を聞き取る方法である。

　調査者が対象者から聞き取りを行うので，調査期間中の記録などが原則不要であり，対象者の識字能力に依存することが少ない。ただし，記憶に依存することになる。また，聞き取りを行う調査者の能力に強く依存するため，調査者の十分なトレーニングが不可欠である。

　調査者は対象者の報告した食品を同定し，その目安量から摂取重量を推定する作業が必要となり，かなりの労力を有することになる。そのため，あらかじめ対象者にメモを依頼したり，写真で記録してもらい，その情報を補助的に用いながら聞き取りを行っていくと，対象者，調査者相互の負担を軽減することにつながる。また，食事記録法と同様，フードモデルなどのツールを活用することが必要となる。

③食物摂取頻度調査法，半定量食物摂取頻度調査法

　対象者（回答者）に，特定期間（調査時点からさかのぼって1か月間，など）の各食品に関する日常の摂取頻度をたずねる方法である。一定期間の摂取状況を把握するので，習慣的な摂取の状況に近い情報を得ることができる。

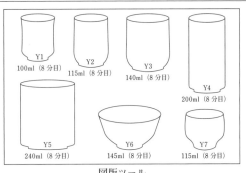

図版ツール

食事調査でツールを活用するメリット
・比較的短時間に精度の高い重量（容量）の把握が可能となる。
・調査対象世帯（対象者）と調査者側間の確認に要する時間を短縮し，負担を軽減できる。
・調査全般の標準化が達成できやすい。
・調査結果の信頼性，比較性が高まる。

少なくとも，同一の調査で標準的なものをそろえて活用できることが望ましい。

図4-2　食事調査に有用なツールの例
出典）国立研究開発法人　医薬基盤・健康・栄養研究所「国民健康・栄養調査　栄養摂取状況調査のための標準的図版ツール（2009年版）」より

ただし，リスト上にある食品の摂取頻度の情報は集められるが，調理方法や食品の組み合わせなどの情報は得られにくい。

相対的，ないしは絶対的な栄養素摂取量を推定するため，多くの食物摂取頻度調査票では目安量に関する質問を設けるか，食品ごとに目安量を記入するようになっている。ある程度1人分を定量できる食物摂取頻度調査票を用いた調査のことを「半定量食物摂取頻度調査法」という。

栄養摂取量は，各食品の摂取頻度と摂取目安量から1日の平均摂取量を求め，食品成分表を用いて算出する。栄養素等や食品などの習慣的な摂取量を推定することが可能だが，絶対値というよりは，集団内におけるランク付けを行うための相対値として活用する。過去の比較的長期間における摂取量の傾向の推定が可能だが，得られた成績（栄養素等摂取量や食品群別摂取量など）は，絶対的な値として取り扱うには限界がある。

(3) 食事調査における評価
①食事調査などのアセスメントにおける留意点

エネルギーおよび栄養素の摂取状態の評価は，食事調査によって得られる摂取量と食事摂取基準の各指標で示される値を比較することによって行うことができる。

食事調査で得られる摂取量の情報は，「申告誤差*1」「日間変動*2」といった測定誤差が生じる。また，通常，食事調査から栄養素摂取量を求める際には食品成分表を用いるが，これに収載されている食品の成分値は，「品種，生産環境，加工方法等の相違により，かなり変動幅があるのが一般的であるが，年間を通じて普通に摂取する場合の全国的な平均値」であることから，対象者個人が実際に摂取した食品とは一致していない可能性が高く，誤差（とくに生体指標などと比較した場合）の一要因になっている。

また，食事摂取基準に示されている数値は摂取時（食事として経口摂取された内容）を想定しているが，実際の食品中の栄養素は調理加工により変化が生じる。現状においては調理変化を完全に考慮した栄養素等摂取量の算出は困難であることから，評価を行う際には留意する必要がある。

このため，食事調査者は，調査から得られる摂取量の情報には「誤差がある」ということを十分に認識しておかなければならない。しかし，食事調査方法の精度管理，標準化を図ることにより，できる限り誤差を小さくする（精度を高める）努力は行うべきである。

食事記録法からの摂取量の情報を用いる場合には，日間変動を考慮して，2日間（できれば連続しない）以上の調査日は最低限確保したい。また，調査日の設定にあたっては，摂取量に影響をおよぼすと考えられる要因のうち，曜日や季節など，あらかじめ調整することができるものには留意する。また，ばらつきが大きくなりそうな年末・年始や冠婚葬祭など，特別な行事がある日は調査日にしない，などの配慮が必要である。

*1 申告誤差：対象者の申告によって生じる誤差。食事調査では対象者の自己申告に基づいて行われるため，申告誤差は避けられない。もっとも重要なものは，過少申告と過大申告である。

*2 日間変動：日々異なる食事により生じる誤差。個人内変動ともいう。食事摂取状態の評価は，習慣的な摂取量に基づいて行われるため，複数日の調査を行うことが求められる。

なお，食物摂取頻度調査法を用いる場合には，理論的には日間変動は存在しないが，食事記録法などに比べて精度が低いことが多い。

②食事調査における総エネルギー摂取量の取り扱い（エネルギー調整）

　比較的多くの食物を摂取する人は，全体的な摂取エネルギー量が多くなり，それにともない，ビタミンやミネラルといった栄養素の摂取量も多くなる。つまり，エネルギー摂取量は，たんぱく質，脂質，炭水化物と強い相関関係を示すものであるが，エネルギー源とならないビタミン，ミネラルもエネルギーと相関関係を示すことがある。

　たとえば，エネルギー摂取量が多いと罹患率が高くなる疾病Xについて，栄養素Aとの関係を調べようとする場合について考えてみる。栄養素Aは，実際には疾病Xの発症などに関係がなくても，栄養素Aの摂取量が多いとエネルギー摂取量も多くなるという関係によって，見かけ上，栄養素Aの摂取量が多いと疾病Xの罹患率が高いという誤った結果が導かれる可能性がある。つまり，栄養素摂取量についてエネルギー摂取量の影響を考慮しないと，栄養素摂取量と疾病との関係を誤って評価してしまう恐れがあるということである。

　栄養疫学では，栄養素摂取量と疾病との関係を調べる場合，各栄養素の摂取量をエネルギー摂取量に対しての相対量として表現する。これを「エネルギー調整」といい，その方法として「栄養素密度法」「残差法」などがある。

（a）栄養素密度法

　栄養素密度法は，ある栄養素の摂取量をエネルギー摂取量で割って表現する方法である。たんぱく質，脂質，炭水化物は，いわゆる PFC 比率で表現し，そのほかの栄養素は 1,000kcal あたりで表現することが多い。時点間や地域間の栄養素摂取状況の比較の際に用いる。なお，データ解析の際には性別や年齢などの交絡因子の影響を取り除くため性，年齢階級別といった層化[*1]が行われる。

（b）残差法

　残差法は，ある栄養素 Q の摂取量を目的変数 y，エネルギー摂取量を説明変数 x，傾き c，切片 d とする一次回帰式 y ＝ cx ＋ d を求める。その栄養素摂取量の実測値と，一次回帰式に代入して算出した栄養素 Q の期待値との差が残差 a である。集団のエネルギー摂取量の平均値を式に代入して得た期待値 b に，残差 a を足したものが「エネルギー調整栄養素摂取量」となる（図 4 - 3）。エネルギー調整栄養素摂取量とエネルギー摂取量は，相関係数が「0」，つまり無相関となり，エネルギーの影響を取り除いて栄養素と疾病との関係を評価することができる。研究での活用が多い。

（4）食事調査によって得られたデータの処理と解析

　食事調査によって得られるデータには，以下のようなものがある。
①対象者が食べているものや，対象者がどのように食べているのかなどの情報から得られる食事摂取量（一次データ）
②食事摂取量（一次データ）を，食品成分表をもとに変換して得られる栄養素摂

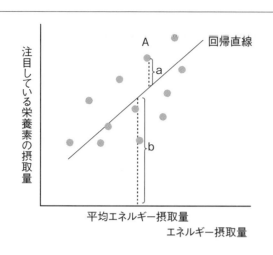

対象者Aのエネルギー調整済み摂取量は，a + b であらわされる。
a は残差と呼ばれる部分。
b は注目している栄養素の平均摂取量であり，この集団全員に共通の値。

図4-3　摂取量のエネルギー調整の方法（残差法）

出典）佐々木 敏『わかりやすいEBNと栄養疫学』p.132, 同文書院, 2011 より

取量（二次データ）

③身体計測値や生化学的指標値などの情報

　このようなデータから，さまざまな指標を用いて対象者の現状を分析，評価することは，人の疾病予防・健康維持増進にとって，きわめて重要なこととなる。

【参考文献】

・日本疫学会監修，『はじめて学ぶやさしい疫学（改訂第3版）』南江堂，2018
・中村好一著『基礎から学ぶ楽しい疫学・第4版』医学書院，2020
・スティーヴン・ジョンソン著, 矢野 真千子翻訳『感染地図―歴史を変えた未知の病原体』河出書房新社，2007
・清水祥一　「高木岬」と「久野岬」　82巻11号，日本ビタミン学会，2008
・特定非営利活動法人 日本栄養改善学会 監修
　『結果の解釈, 食事調査マニュアル改訂3版』南山堂, pp.40-58, 2016
・Walter Willett 原著, 田中 平三 監訳『総エネルギー摂取量の考え方と取り扱い方, 食事調査のすべて―栄養疫学　第2版』第一出版，2003

◆演習問題

以下の記述の内容が正しければ「○」を，誤っていれば「×」を（　　）内に記しなさい。

1．コホート研究は，介入研究である。　（　　）

2．24時間食事思い出し法とは，調査前日に摂取したすべての食品を，調査対象者から聞き取り，記録する方法である。　（　　）

3．食物摂取頻度調査法とは，各食品について1日に何回摂取したかを調査する方法である。（　　）

4．24時間食事思い出し法は，個人の複数日の摂取量の把握に適している。　（　　）

5．1日の食事記録は，個人の習慣的な摂取量の推定に適している。　（　　）

6．24時間食事思い出し法では，面接者は熟練した栄養士・管理栄養士が行うことが望ましい。（　　）

7．食物摂取頻度調査法では，個人の栄養素などの摂取量が正確に把握できる。　（　　）

8．目安量記録法は，ほかの調査法に比べて対象者の負担がいちじるしく少ない。　（　　）

9．食事記録法は，摂取した食物の重量・容積を測定し，調査票に記入する方法である。　（　　）

10．食物摂取頻度調査法では，食事記録法に比べて習慣的な食生活を簡便に把握できる。　（　　）

11．地域公衆栄養活動の進め方として，ポピュレーションアプローチよりハイリスクアプローチの方が健康の保持・増進に貢献する。　（　　）

◎解答
1．（×）
2．（○）
3．（×）
4．（×）
5．（×）
6．（○）
7．（×）
8．（×）
9．（○）
10．（○）
11．（×）

chapter 5 わが国の栄養・食料政策

〈学習のポイント〉
●わが国の健康や栄養の対策を知る。
●公衆栄養に関係する法律を理解する。
●食生活・食育・運動・休養などの指針を理解し，活用できる。

1 公衆栄養活動と関連行政・法規

1）わが国の健康・栄養行政

（1）わが国の健康・栄養行政の組織と施策

わが国の健康・栄養行政は，その性質上，多くの省庁が所管しているが，内閣府，消費者庁，文部科学省，厚生労働省，農林水産省などが中心となって行われている。以下，各省庁別のおもな施策概要を示す。

①内閣府・消費者庁・こども家庭庁

食品安全委員会において，食の安全・安心の確保に関する施策が行われている。2009（平成 21）年 9 月に消費者庁が発足したことにより，従来，厚生労働省において行われていた「特定保健用食品」の許可などの所管は，消費者庁に移管されている。また 2023（令和 5）年 4 月には「こども家庭庁」が発足し，「健やか親子 21」などの母子保健施策は，厚生労働省から「こども家庭庁」が担うこととなった（p.35 参照）。

②文部科学省

「学校給食法」に基づく学校給食の実施，「学校教育法」に基づく「栄養教諭制度」など，食育を通じた栄養教育，栄養改善に関する施策が行われている。さらに，「日本食品標準成分表」の作成も文部科学省において行われている。

③厚生労働省

「健康日本 21」などの栄養改善・健康増進の施策のほか，介護予防施策などが行われている（p.45 を参照）。また，「健康増進法」に基づく食事摂取基準の策定や「国民健康・栄養調査」の実施，「栄養士法」に基づく栄養士・管理栄養士また，「調理師法」に基づく専門調理師・調理師の養成も担っている。

④農林水産省

食料の安定供給，食品の安全確保や食料自給率向上を目的とした食料政策が行われている。また，2016（平成 28）年 4 月から，「食育基本法」に基づく食育推進事業の所管は，内閣府から農林水産省に移管され中心的な役割を担っている。

111

(2) 厚生労働省に関連する健康・栄養行政の実施体制

　厚生労働省に関連する健康・栄養行政は，国→都道府県・保健所設置市・特別区（衛生主管部局）→保健所→市町村（衛生主管課）の流れで行われ，おもに市町村が直接，地域住民の健康づくりを，都道府県・保健所設置市・特別区の保健所が地域全体の広域的な健康づくりを担っている。

2) わが国の栄養士・管理栄養士制度

(1) 栄養士法*[1]（1947〈昭和 22〉年）

　栄養士法は栄養士・管理栄養士の身分法であり，栄養士・管理栄養士の定義や免許，管理栄養士国家試験，名称の使用制限（名称独占）などを規定している（巻末関連法規抜粋 p.200 参照）。

*1　栄養士法

①栄養士・管理栄養士の定義 (第一条)

　栄養士とは，都道府県知事の免許を受けて，栄養士の名称を用いて栄養の指導に従事することを業とする者をいう。

　管理栄養士とは，厚生労働大臣の免許を受けて，管理栄養士の名称を用いて，次の業務に従事する者をいう。

　・傷病者に対する療養のため必要な栄養の指導
　・個人の身体の状況，栄養状態等に応じた高度の専門的知識及び技術を要する健康の保持増進のための栄養の指導
　・特定多数人に対して継続的に食事を供給する施設における利用者の身体の状況，栄養状態，利用の状況等に応じた特別の配慮を必要とする給食管理及びこれらの施設に対する栄養改善上必要な指導

②栄養士・管理栄養士の免許（第二条～第五条）

　栄養士免許は，厚生労働大臣の指定した栄養士養成施設において 2 年以上栄養士として必要な知識及び技能を修得した者に対し，都道府県知事が与える。

　管理栄養士免許は，栄養士の資格を取得した上で，管理栄養士国家試験に合格した者に対して，厚生労働大臣が与える。

　次のいずれかに該当する者には，栄養士又は管理栄養士の免許を与えないことがあるとされている。

　・罰金以上の刑に処せられた者
　・栄養指導業務に関し犯罪又は不正の行為があった者

③管理栄養士国家試験 (第五条の二)

　厚生労働大臣は，毎年少なくとも 1 回，管理栄養士として必要な知識及び技能について，管理栄養士国家試験を行う。なお 2024（令和 6）年度より，管理栄養士養成校卒業者（卒業見込みを含む）は，受験資格として栄養士免許は不要となる。

　国家試験の受験資格は，図 5 - 1 のように規定されている。

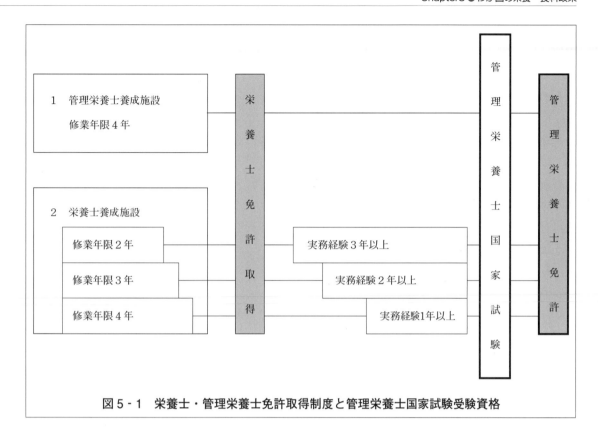

図 5-1　栄養士・管理栄養士免許取得制度と管理栄養士国家試験受験資格

④主治医の指導（第五条の四）

　管理栄養士は，傷病者に対する療養のため必要な栄養の指導を行うに当たっては，主治の医師の指導を受けなければならない。

⑤名称の使用制限（名称独占：第六条）

　栄養士でなければ，栄養士又はこれに類似する名称を用いて栄養士の業務を行ってはならない。

　管理栄養士でなければ，管理栄養士又はこれに類似する名称を用いて管理栄養士の業務を行ってはならない。

（2）栄養士・管理栄養士の社会的役割

　わが国では，近年，糖尿病や高血圧症，がんなどの生活習慣病が，国民の健康面における解決すべき重要な課題となっている。そのような状況のなかで，個人の身体状況や栄養状態，食行動などを総合的かつ継続的に把握し，栄養指導の高度な専門知識と技術をもち，生活習慣病予防のために必要な栄養指導，また，傷病者に対する栄養指導などの業務に対応できる人材の育成が求められている。そして，その中心的な役割を担っている栄養士，管理栄養士の社会的な役割がきわめて大きくなってきている。

　さらに，急速に進行している高齢化のなかで，栄養士・管理栄養士には，介護予防につながる食生活支援が求められている。また，2010（平成 22）年から診

療報酬において，栄養サポートチーム（NST）加算が認められるようになり，管理栄養士については，NST の一員としての役割も重要度を増している。

（3）栄養士・管理栄養士の養成制度

わが国の栄養士養成は，1925（大正15）年，佐伯矩が栄養学校を設立したことからはじまり，1947（昭和22）年に栄養士法が施行されて以降，何度かの改正が行われた。1962（昭和37）年の同法の改正で管理栄養士資格が創設され，続く2000（平成12）年の改正により，管理栄養士の位置づけが「傷病者に対する療養のため必要な栄養の指導，個人の身体の状況，栄養状態等に応じた高度の専門的知識及び技術を要する健康の保持増進のための栄養の指導並びに特定多数人に対して継続的に食事を供給する施設における利用者の身体の状況，栄養状態，利用の状況等に応じた特別の配慮を必要とする給食管理及びこれらの施策に対する栄養改善上必要な指導等を行うことを業とする者をいう。」と規定された。

（4）栄養士・管理栄養士資格の変遷

1962（昭和37）年の栄養士法の改正では，4年制の管理栄養士養成施設卒業生は，無条件で管理栄養士および栄養士の資格が得られていた。その後，1985（昭和60）年の改正で管理栄養士資格取得者は国家試験の合格者に限定されたものの，試験科目が一部免除された。しかし，2000（平成12）年の改正によって，その優遇措置も廃止された（図5-1）。

3）公衆栄養関係法規

公衆栄養活動は関係する法律に基づいて行われており，栄養士・管理栄養士がとくに理解しておかなければならない保健衛生関係の法律には，先に述べた「栄養士法」のほか，「健康増進法」「食育基本法」「地域保健法」「高齢者の医療の確保に関する法律」「母子保健法」「調理師法」「食品表示法」がある。

（1）健康増進法*1（2002〈平成14〉年）

健康増進法は，国民の栄養改善や健康増進を総合的に推進し，国民保健の向上を図ることを目的として制定された。おもに，次のような内容が規定されている（巻末関連法規抜粋 p.201 参照）。

①国と地方公共団体の責務

国民は，健康的な生活習慣の重要性に対する関心と理解を深め，生涯にわたって，自らの健康状態を自覚するとともに，生活習慣病を予防して健康の増進に努めなければならない。

国及び地方公共団体は，教育活動及び広報活動を通じた健康の増進に関する正しい知識の普及，健康の増進に関する情報の収集，整理，分析及び提供並びに研究の推進並びに健康の増進に係る人材の養成及び資質の向上を図るとともに，健康増進事業実施者その他の関係者に対し，必要な技術的援助を与えることに努めなければならない。

*1 健康増進法

②基本方針と健康増進計画の策定

　厚生労働大臣は，国民の健康の増進の総合的な推進を図るための基本方針を定める。都道府県は，基本方針を勘案して，当該都道府県の住民の健康の増進の推進に関する施策についての都道府県健康増進計画を定める。市町村は，基本方針及び都道府県健康増進計画を勘案して，当該市町村の住民の健康の増進の推進に関する施策についての市町村健康増進計画を定めるよう努める。

③国民健康・栄養調査

　厚生労働大臣は，国民の健康の増進の総合的な推進を図るための基礎資料として，国民の身体の状況，栄養素摂取量及び生活習慣の状況を明らかにし，国民の健康増進を総合的に推進するため，毎年調査を行う。

　都道府県知事・保健所設置市長・特別区長は，その管轄区域内の国民健康・栄養調査の執行に関する事務を行う。

④保健指導・栄養指導の実施，栄養指導員

　医師や管理栄養士など，さまざまな職種が連携しながら，健康にかかわる活動を推進することが規定されている。

　市町村は，住民の健康の増進を図るため，医師，歯科医師，薬剤師，保健師，助産師，看護師，准看護師，栄養士，管理栄養士，歯科衛生士その他の職員に，栄養の改善その他の生活習慣の改善に関する事項につき住民からの相談に応じさせ，及び必要な栄養指導その他の保健指導を行わせ，並びにこれらに付随する業務を行わせる。都道府県・保健所設置市・特別区は，住民の健康の増進を図るために必要な栄養指導その他の保健指導のうち，とくに専門的な知識及び技術を必要とするものを行う。また，特定給食施設に対し，栄養管理の実施について必要な指導及び助言を行う。

　都道府県知事・保健所設置市長・特別区長は，栄養指導のうち，とくに専門的な知識を必要とするものや特定給食施設に対する栄養管理指導については，医師又は管理栄養士の資格を有する都道府県，保健所設置市又は特別区の職員のうちから，栄養指導員を命ずる。

⑤特定給食施設における栄養管理

　1回100食以上又は1日250食以上の給食を供給する特定給食施設は，厚生労働省が定める栄養管理基準を遵守しなければならない。また，特定給食施設の設置者は，厚生労働省令で定める基準に従い，適切な栄養管理を行わなければならない。

⑥受動喫煙の防止

　学校，体育館，病院，劇場，観覧場，集会場，展示場，百貨店，事務所，官公庁施設，飲食店その他の多数の者が利用する施設を管理する者は，これらを利用する者について，受動喫煙を防止するために必要な措置を講ずるように努めなければならない。また2018（平成30）年7月の改正では受動喫煙防止に違反した場合の罰則規定が設けられた。

⑦特別用途表示

　販売する食品に，乳児用，幼児用，妊産婦用，病者用など特別の用途に適する旨の表示をしようとする者は，内閣総理大臣の許可を受けなければならない。

⑧食事摂取基準

　「日本人の食事摂取基準」は，健康な個人または集団を対象に，健康の保持・増進，生活習慣病の予防のため，エネルギーおよび栄養素ごとの摂取基準が定められている。2020（令和2）年4月からは2020年版が使用されている（chapter 7「日本人の食事摂取基準」参照）。

　厚生労働大臣は，生涯にわたる国民の栄養摂取の改善に向けた自主的な努力を促進するため，国民健康・栄養調査その他の健康の保持増進に関する調査及び研究の成果を分析し，その分析の結果を踏まえ，食事による栄養摂取量の基準（食事摂取基準）を定める。

(2) 食育基本法[*1]（2005〈平成17〉年）

*1　食育基本法

　近年における国民の食生活をめぐる環境の変化にともない，国民が生涯にわたって健全な心身をつちかい，豊かな人間性を育むため，「食育」を推進することが課題となった。そのため，食育に関する施策を総合的かつ計画的に推進することを目的として制定されたのが，「食育基本法」である。国，地方公共団体，教育関係者，農林漁業者，食品関連事業者などに対し，それぞれの責務が規定されているとともに，国は食育推進基本計画を，都道府県は都道府県食育推進計画を，市町村は市町村食育推進計画を作成するよう努めなければならないと規定されている。以下，食育基本法より抜粋を示す（巻末関連法規抜粋 p.212 参照）。

　前文（抜粋）

　二十一世紀における我が国の発展のためには，子どもたちが健全な心と身体を培い，未来や国際社会に向かって羽ばたくことができるようにするとともに，すべての国民が心身の健康を確保し，生涯にわたって生き生きと暮らすことができるようにすることが大切である。(中略)

第一章　総則

（目的）

第一条　この法律は，近年における国民の食生活をめぐる環境の変化に伴い，国民が生涯にわたって健全な心身を培い，豊かな人間性をはぐくむための食育を推進することが緊要な課題となっていることにかんがみ，食育に関し，基本理念を定め，及び国，地方公共団体等の責務を明らかにするとともに，食育に関する施策の基本となる事項を定めることにより，食育に関する施策を総合的かつ計画的に推進し，もって現在及び将来にわたる健康で文化的な国民の生活と豊かで活力ある社会の実現に寄与することを目的とする。(中略)

（食育推進運動の展開）

第四条　食育を推進するための活動は，国民，民間団体等の自発的意思を尊重し，地域の特性に配慮し，地域住民その他の社会を構成する多様な主体の参加と

協力を得るものとするとともに，その連携を図りつつ，あまねく全国において展開されなければならない。

（地方公共団体の責務）

第十条　地方公共団体は，基本理念にのっとり，食育の推進に関し，国との連携を図りつつ，その地方公共団体の区域の特性を生かした自主的な施策を策定し，及び実施する責務を有する。（中略）

第二章　食育推進基本計画等

（食育推進基本計画）

第十六条　食育推進会議は，食育の推進に関する施策の総合的かつ計画的な推進を図るため，食育推進基本計画を作成するものとする。（中略）

第三章　基本的施策

（食育推進運動の展開）

第二十二条　国及び地方公共団体は，国民，教育関係者等，農林漁業者等，食品関連事業者等その他の事業者若しくはその組織する団体又は消費生活の安定及び向上等のための活動を行う民間の団体が自発的に行う食育の推進に関する活動が，地域の特性を生かしつつ，相互に緊密な連携協力を図りながらあまねく全国において展開されるようにするとともに，関係者相互間の情報及び意見の交換が促進されるよう，食育の推進に関する普及啓発を図るための行事の実施，重点的かつ効果的に食育の推進に関する活動を推進するための期間の指定その他必要な施策を講ずるものとする。（後略）

（3）地域保健法*1（1994〈平成6〉年）

　1994（平成6）年に旧保健所法が改正され，地域保健法が施行された。地域保健対策が総合的に推進され，地域住民の健康の保持及び増進に寄与することを目的としている（巻末関連法規抜粋 p.214 参照）。

*1　地域保健法

①地域保健対策の推進に関する基本指針（第四条）

　厚生労働大臣は，地域保健対策の円滑な実施及び総合的な推進を図るため，地域保健対策の推進の基本的な方向，保健所・市町村保健センターの整備・運営に関する基本的事項，地域保健対策に係る人材の確保や資質の向上等，地域保健対策の推進に関する基本指針を定めなければならない。

②保健所に関する基本的事項（第五条～十三条）

　保健所は，都道府県，特定の市（指定都市，中核市と地域保健法施行令で定める市）及び特別区に設置することができる。また，保健所の事業として，人口動態統計・地域保健に関する統計，栄養改善・食品衛生・環境衛生，公共医療事業，母性・乳幼児・老人保健，地域住民の健康の保持増進に関する事項など，14項目が規定されている。

③市町村保健センターに関する基本的事項（第十八条）

　市町村は，市町村保健センター（住民に対し，健康相談，保健指導及び健康診査その他地域保健に関し必要な事業を行うことを目的とする施設）を設置するこ

とができる。

（4）高齢者の医療の確保に関する法律*1（2008〈平成20〉年）

2007（平成19）年までは老人保健法に基づき市町村において行われてた老人保健事業（健康手帳の交付，健康教育，健康相談，健康診査など）が，2008（平成20）年4月から健康増進法に位置づけられた。この「高齢者の医療の確保に関する法律」に基づき，生活習慣病予防に重点を置いた特定健康診査・特定保健指導が実施されるようになった（巻末関連法規抜粋 p.217 参照）。特定健康診査・特定保健指導は，医師・保健師・管理栄養士などが担うとされている。

*1　高齢者の医療の確保に関する法律

①高齢期における適切な医療の確保（第一条）

国民の高齢期における適切な医療の確保を図るため，医療費の適正化のための計画の作成，および保険者の健康診査などの実施に関する措置を講ずる。高齢者医療について，国民の共同連帯の理念に基づき，国民保健の向上および高齢者の福祉増進を図る。

②国の責務（第三条）

高齢期における医療費用の適正化を図るための取り組み，また高齢者医療制度の健全な運営が行われるよう必要な措置を講ずるとともに，医療，公衆衛生，社会福祉その他の関連施策を積極的に実施しなければならない。

③地方公共団体，保険者の責務（第四条，第五条）

地方公共団体にあっては住民の高齢期における医療費用の適正化をはかるための取り組みを，保険者にあっては加入者の高齢期における健康の保持のために必要な事業の積極的な推進を図り，高齢者医療制度の運営が適切かつ円滑に行われるようにする。

④医療の担い手等の責務（第六条）

医師，歯科医師，薬剤師，看護師その他の医療の担い手は，高齢者医療制度の運営が健全に行われるように国の責務に規定される措置，施策，事業に協力しなければならない。

⑤医療費適正化基本方針および全国医療適正化計画（第八条）

厚生労働大臣は，高齢期における適切な医療の確保を図る観点から，医療費用適正化を総合的かつ計画的に推進するため，医療費適正化基本方針を定めるとともに，6年ごとに6年を1期とする全国医療適正化計画を定めるものとする。

⑥特定健康診査等基本指針（第十八条）

厚生労働大臣は，特定健康診査および特定保健指導の適切かつ有効な実施を図るための基本的指針を定めるものとする。

⑦特定健康診査等実施計画（第十九条）

保険者は，特定健康診査等基本指針に即して，6年ごとに，6年1期として特定健康診査等の実施に関する計画を定めるものとする。

⑧特定健康診査（第二十条）

保険者は，特定健康診査等実施計画に基づき，厚生労働省令で定めるところに

より，40歳以上の加入者に対して，特定健康診査を行うものとする。

⑨特定保健指導（第二十四条）

保険者は，特定健康診査等実施計画に基づき，厚生労働省令で定めるところにより，特定保健指導を行うものとする。

（5）母子保健法*1（1965〈昭和40〉年）

母性・乳児・幼児の健康の保持・増進を図るため，市町村などが行う保健指導，健康診査，医療等により国民保健の向上に寄与することを目的としており，妊産婦・乳児・幼児・新生児・未熟児は次のように定義されている（巻末関連法規抜粋 p.215 参照）。

*1 **母子保健法**

- ・妊産婦とは，妊娠中又は出産後1年以内の女子
- ・乳児とは，1歳に満たない者
- ・幼児とは，満1歳から小学校就学の始期に達するまでの者
- ・新生児とは，出生後28日を経過しない乳児
- ・未熟児とは，身体の発育が未熟のまま出生した乳児であって，正常児が出生時に有する諸機能を得るに至るまでのもの

また，都道府県，市町村の役割として，おもに以下の内容が規定されている。

①妊娠の届出及び母子保健手帳の交付（第十五条，第十六条）

妊娠した者は，市町村に妊娠の届出をしなければならない。市町村は，妊娠の届出をした者に対して，母子健康手帳を交付しなければならない。

②保健指導及び訪問指導（第十条，第十一条，第十七条）

市町村は，妊産婦やその配偶者又は乳児・幼児の保護者に対して，妊娠・出産・育児に関し，必要な保健指導，訪問指導，栄養指導を行う。また出産後1年を経過しない母親，乳児の心身の状態に応じた保健指導，相談，援助などの産後ケアを行う。

③健康診査（第十二条）

市町村は，満1歳6か月を超え満2歳に達しない幼児，満3歳を超え満4歳に達しない幼児に，健康診査を行わなければならない。

④低体重児の届出と未熟児の訪問指導（第十八条，第十九条）

体重が2,500g未満の乳児を出生した時は，その保護者は都道府県，保健所を設置する市又は特別区に届け出なければならない。都道府県，保健所を設置する市又は特別区の長は，その区域内に現在地を有する未熟児について養育上必要があると認める時は，医師，保健師，助産師などにその保護者を訪問させ必要な指導を行わせる。

⑤養育医療（未熟児に対する医療：第二十条）

都道府県，保健所を設置する市又は特別区は，養育のため病院又は診療所に入院することを必要とする未熟児に対し，その養育に必要な医療の給付を行い，又はこれに代えて養育医療に要する費用を支給することができる。

⑥母子保健事業（第二十二条）

　市町村は，こども家庭センターにおいて，母子保健に関する各種の相談に応ずるとともに，母性・乳児・幼児の保健指導や助産など母性ならびに乳児，幼児の健康の保持・増進に関する包括な支援を行うよう努めなければならない。

（6）食品表示法（2013（平成25）年）[*1]

*1　食品表示法

　食品表示法は，販売を目的とした食品の表示について，基準の策定その他の必要な事項を定めることにより，その適正を確保し，一般消費者の利益の増進を図るとともに，食品衛生法，健康増進法および日本農林規格等に関する法律による措置と相まって，国民の健康の保護および増進ならびに食品の生産および流通の円滑化ならびに消費者の需要に即した食品の生産の振興に寄与することを目的としている（巻末関連法規抜粋 p.223 参照）。

①定義（第二条）

　「食品」とは，すべての飲食物（医薬品，医療機器等の品質，有効性および安全性の確保等に関する法律（昭和三十五年法律第百四十五号）第二条第一項に規定する医薬品，同条第二項に規定する医薬部外品及び同条第九項に規定する再生医療等製品を除き，食品衛生法第四条第二項に規定する添加物（第四条第一項第一号及び第十一条において単に「添加物」という。）を含む。）をいう。

②基本理念（第三条）

　販売に用いる食品に関する表示の適正を確保するための施策は，消費者基本法に規定する消費者政策の一環として，消費者の安全および自主的かつ合理的な選択の機会が確保され，かつ消費者に対し必要な情報が提供されることが消費者の権利であることを尊重するとともに，消費者が自らの利益の擁護および増進のため自主的かつ合理的に行動することができるよう消費者の自立を支援することを基本として講ぜられなければならない。

③食品表示基準の策定等（第四条）

　内閣総理大臣は，内閣府令で，食品および食品関連事業者等の区分ごとに，次に掲げる事項のうち当該区分に属する食品を消費者が安全に摂取し，また自主的かつ合理的に選択するために必要と認められる事項を内容とする販売に用いる食品に関する表示の基準を定めなければならない。

　一　名称，アレルゲン（食物アレルギーの原因となる物質），保存の方法，消費期限（食品を摂取する際の安全性の判断に資する期限），原材料，添加物，栄養成分の量および熱量，原産地その他食品関連事業者等が食品の販売をする際に表示されるべき事項

　二　表示の方法その他前号に掲げる事項を表示する際に食品関連事業者等が遵守すべき事項

④食品表示基準の遵守（第五条）

　食品関連事業者等は，食品表示基準に従った表示がされていない食品の販売をしてはならない。

(7) 調理師法*1 (1958〈昭和33〉年)

調理師法は，調理師の身分法であり，調理師の定義（第二条）や免許（第二条），名称の使用制限（名称独占）（第八条），調理師の配置（第八条の二）などを規定している。

*1　調理師法

(8) がん対策基本法*2 (2006〈平成18〉年)

がん対策基本法は，がん対策の一層の充実を目的に，基本理念（第二条）を定め，国，地方公共団体（第三条，第四条），医療保険者，国民，医師等の責務（第六条，第七条）を明確にし，がん対策推進基本計画，がん対策の基本事項を定め，がん対策を総合的，計画的に推進するものである。

*2　がん対策基本法

(9) 脳卒中・循環器病対策基本法*3 (2018〈平成30〉年)

「健康寿命の延伸等を図るための脳卒中，心臓病その他の循環器病に係る対策に関する基本法」（脳卒中・循環器病対策基本法）は，脳卒中，心臓病などの循環器病が，国民の疾病による死亡および介護を要する状態となる原因の主要疾病となっていることから，生活習慣の改善による予防等により，循環器病対策を総合的かつ計画的に推進することを目的としている。

*3　脳卒中・循環器病対策基本法

2　わが国の健康づくり施策の変遷

わが国の健康づくり施策は，1978（昭和53）年度から第一次国民健康づくり対策として開始され，健康づくりの3要素（栄養，運動，休養）のうち，栄養に重点が置かれた。その後，人生80年時代を迎えて，80歳になっても身の回りのことができ，社会参加もできるような活動的な高齢者を目指す趣旨で，1988（昭和63）年度から第二次国民健康づくり対策（アクティブ80ヘルスプラン）が実施されてきた。2000（平成12）年度からは，具体的な数値目標を定めた「健康日本21」が推進されている（表5-1）。

1) 健康日本21

近年の急速な人口の高齢化や生活習慣の変化により，疾病全体に占めるがん，虚血性心疾患，脳血管疾患，糖尿病などの生活習慣病の割合が増加し，これらの医療費は国民医療費の約3割となっている。こうした疾病構造の変化に対応し，すべての国民が健やかで心豊かに生活できる活力ある社会の実現を目指し，2000（平成12）年に生活習慣病やその原因となる生活習慣の改善を図るための，国民が主体的に取り組める国民健康づくり運動として「健康日本21（21世紀における国民健康づくり運動)」が策定された。健康増進法施行後は，第7条第1項に基づき，「国民の健康の増進の総合的な推進を図るための基本的な方針」として，健康日本21が規定されている。

表5-1　健康づくり対策の変遷

	【基本的考え方】	【施策の概要】	【指針等】
第1次国民健康づくり対策 (S.53年～63年度)	1．生涯を通じる健康づくりの推進 　[成人病予防のための1次予防の推進] 2．健康づくりの3要素（栄養，運動，休養）の健康増進事業の推進（栄養に重点）	①生涯を通じる健康づくりの推進 ・乳幼児から老人に至るまでの健康診査・保健指導体制の確立 ②健康づくりの基盤整備等 ・健康増進センター，市町村保健センター等の整備 ・保健師，栄養士等のマンパワーの確保 ③健康づくりの啓発・普及 ・市町村健康づくり推進協議会の設置 ・栄養所要量の普及 ・加工食品の栄養成分表示 ・健康づくりに関する研究の実施 等	【指針等】 ・健康づくりのための食生活指針（昭和60年） ・加工食品の栄養成分表示に関する報告（昭和61年） ・肥満とやせの判定表・図の発表（昭和61年） ・喫煙と健康問題に関する報告書（昭和62年）
第2次国民健康づくり対策 (S.63年度～H.11年度) アクティブ80ヘルスプラン	1．生涯を通じる健康づくりの推進 2．栄養，運動，休養のうち遅れていた運動習慣の普及に重点を置いた，健康増進事業の推進	①生涯を通じる健康づくりの推進 ・乳幼児から老人に至るまでの健康診査・保健指導体制の充実 ②健康づくりの基盤整備等 ・健康科学センター，市町村保健センター，健康増進施設等の整備 ・健康運動指導者，管理栄養士，保健婦等のマンパワーの確保 ③健康づくりの啓発・普及 ・栄養所要量の普及・改定 ・運動所要量の普及 ・健康増進施設認定制度の普及 ・たばこ行動計画の普及 ・外食栄養成分表示の普及 ・健康文化都市及び健康保養地の推進 ・健康づくりに関する研究の実施 等	【指針等】 ・健康づくりのための食生活指針（対象特性別：平成2年） ・外食栄養成分表示ガイドライン策定（平成2年） ・喫煙と健康問題に関する報告書（改定）（平成5年） ・健康づくりのための運動指針（平成5年） ・健康づくりのための休養指針（平成6年） ・たばこ行動計画検討会報告書（平成7年） ・公共の場所における分煙のあり方検討会報告書（平成8年） ・年齢対象別身体活動指針（平成9年）
第3次国民健康づくり対策 (H.12年度～H.24年度) 21世紀における国民健康づくり運動 (健康日本21)	1．生涯を通じる健康づくりの推進[「一次予防」の重視と健康寿命の延伸，生活の質の向上] 2．国民の保健医療水準の指標となる具体的目標の設定及び評価に基づく健康増進事業の推進 3．個人の健康づくりを支援する社会環境づくり	①健康づくりの国民運動化 ・効果的なプログラムやツールの普及啓発，定期的な見直し ・メタボリックシンドロームに着目した，運動習慣の定着，食生活の改善等に向けた普及啓発の徹底 ②効果的な健診・保健指導の実施 ・医療保険者による40歳以上の被保険者・被扶養者に対するメタボリックシンドロームに着目した健診・保健指導の着実な実施（2008年度より） ③産業界との連携 ・産業界の自主的取組との一層の連携 ④人材育成（医療関係者の資質向上） ・国，都道府県，医療関係者団体，医療保険者団体等が連携した人材育成のための研修等の充実 ⑤エビデンスに基づいた施策の展開 ・アウトカム評価を可能とするデータの把握手法の見直し 等	【指針等】 ・食生活指針（平成12年） ・分煙効果判定基準策定検討会報告書（平成14年） ・健康づくりのための睡眠指針（平成15年） ・健康診査の実施等に関する指針（平成16年） ・日本人の食事摂取基準（2005年版）（平成16年） ・食事バランスガイド（平成17年） ・禁煙支援マニュアル（平成18年） ・健康づくりのための運動基準2006（平成18年） ・健康づくりのための運動指針2006〈エクササイズガイド2006〉（平成18年） ・日本人の食事摂取基準（2010年版）（平成21年）
第4次国民健康づくり対策 (H.25年度～) 21世紀における国民健康づくり運動 (健康日本21（第二次))	1．健康寿命の延伸・健康格差の縮小 2．生涯を通じる健康づくりの推進[生活習慣病の発症予防・重症化予防，社会生活機能の維持・向上，社会環境の整備] 3．生活習慣病の改善とともに社会環境の改善 4．国民の保健医療水準の指標となる具体的な数値目標の設定及び評価に基づく健康増進事業の推進	健康寿命の延伸と健康格差の縮小 ・生活習慣病予防対策の総合的な推進，医療や介護などの分野における支援等の取組を推進 ②生活習慣病の発症予防と重症化予防の徹底（NCD（非感染性疾患）の予防） ・がん，循環器疾患，糖尿病，COPDの一次予防とともに重症化予防に重点を置いた対策を推進 ③社会生活を営むために必要な機能の維持及び向上 ・こころの健康，次世代の健康，高齢者の健康を推進 ・健康を支え，守るための社会環境の整備 ・健康づくりに自発的に取り組む企業等の活動に対する情報提供や，当該取組の評価等を推進 ④栄養・食生活，身体活動・運動，休養，飲酒，喫煙，歯・口腔の健康に関する生活習慣の改善及び社会環境の改善 ・上記項目に関する基準や指針の策定・見直し，正しい知識の普及啓発，企業や民間団体との協働による体制整備を推進 等	【指針等】 ・健康づくりのための身体活動基準2013（平成25年） ・アクティブガイド―健康づくりのための身体活動指針―（平成25年） ・禁煙支援マニュアル（第2版）（平成25年） ・健康づくりのための睡眠指針2014（平成26年） ・日本人の食事摂取基準（2015年版）（平成26年）

出典）厚生労働省「平成28年版厚生労働白書」

(1) 健康日本21（第一次）：2000（平成12）年度〜2012（平成24）年度

　健康日本21（第一次）では，「一次予防の重視」などを基本方針として，①栄養・食生活，②身体活動・運動，③休養・心の健康づくり，④たばこ，⑤アルコール，⑥歯の健康，⑦糖尿病，⑧循環器病，⑨がんの9分野70項目（後に80項目）が設定された。最終評価（2011年）では脳卒中，虚血性心疾患の年齢調整別死亡率の改善がみられ，9分野80項目の約6割で一定の改善がみられたが，高血圧，糖尿病患者数では改善がみられなかった。

(2) 健康日本21（第二次）：2013（平成25）年度〜2023（令和5）年度

　健康日本21（第二次）では，健康寿命の延伸・健康格差の縮小を最上位目標とした53の目標項目を掲げ，11年間実施された。最終評価（2022年）では，健康寿命の延伸，共食の増加などの8項目（15.1％）で目標値に達したと評価された。一方，悪化していると評価されたのは，メタボリックシンドロームの該当者及び予備群の減少，適正体重の子どもの増加，睡眠による休養を十分とれていない者の割合の減少，生活習慣病のリスクを高める量を飲酒している者の割合の減少の4項目（7.5％）であった。

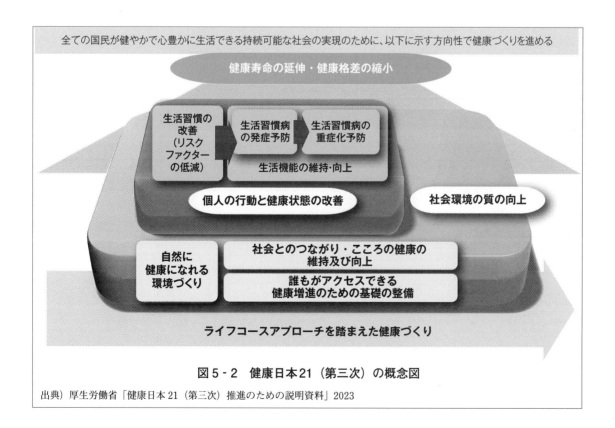

図5-2　健康日本21（第三次）の概念図

出典）厚生労働省「健康日本21（第三次）推進のための説明資料」2023

表 5 - 2　健康日本 21（第三次）の主な目標と目標値（抜粋）

別表第一　健康寿命の延伸と健康格差の縮小に関する目標

目標	指標	目標値
①健康寿命の延伸	日常生活に制限のない期間の平均	平均寿命の増加分を上回る健康寿命の増加（令和14年度）
②健康格差の縮小	日常生活に制限のない期間の平均の下位4分の1の都道府県の平均	日常生活に制限のない期間の平均の上位4分の1の都道府県の平均の増加分を上回る下位4分の1の都道府県の平均の増加（令和14年度）

別表第二　個人の行動と健康状態の改善に関する目標
1　生活習慣の改善
（1）栄養・食生活

目標	指標	目標値
①適正体重を維持している者の増加（肥満,若年女性のやせ,低栄養傾向の高齢者の減少）	BMI18.5以上25未満（65歳以上はBMI20を超え25未満）の者の割合（年齢調整値）	66%（令和14年度）
②児童・生徒における肥満傾向児の減少	児童・生徒における肥満傾向児の割合	令和5年度から開始する第2次成育医療等の提供に関する施策の総合的な推進に関する基本的な方針（以下「第2次成育医療等基本方針」という。）に合わせて設定
③バランスの良い食事を摂っている者の増加	主食・主菜・副菜を組み合わせた食事が1日2回以上の日がほぼ毎日の者の割合	50%（令和14年度）
④野菜摂取量の増加	野菜摂取量の平均値	350g（令和14年度）
⑤果物摂取量の改善	果物摂取量の平均値	200g（令和14年度）
⑥食塩摂取量の減少	食塩摂取量の平均値	7g（令和14年度）

2　生活習慣病（NCDs）の発症予防・重症化予防
（1）がん

目標	指標	目標値
①がんの年齢調整罹患率の減少	がんの年齢調整罹患率（人口10万人当たり）	減少（令和10年度）
②がんの年齢調整死亡率の減少	がんの年齢調整死亡率（人口10万人当たり）	減少（令和10年度）
③がん検診の受診率の向上	がん検診の受診率	60%（令和10年度）

（2）循環器病

目標	指標	目標値
①脳血管疾患・心疾患の年齢調整死亡率の減少	脳血管疾患・心疾患の年齢調整死亡率（人口10万人当たり）	減少（令和10年度）
②高血圧の改善	収縮期血圧の平均値（40歳以上,内服加療中の者を含む。）（年齢調整値）	ベースライン値から5mmHgの低下（令和14年度）
③脂質（LDLコレステロール）高値の者の減少	LDLコレステロール160mg/dl以上の者の割合（40歳以上,内服加療中の者を含む。）（年齢調整値）	ベースライン値から25%の減少（令和14年度）
④メタボリックシンドロームの該当者及び予備群の減少	メタボリックシンドロームの該当者及び予備群の人数（年齢調整値）	令和6年度から開始する第4期医療費適正化計画（以下「第4期医療費適正化計画」という。）に合わせて設定
⑤特定健康診査の実施率の向上	特定健康診査の実施率	第4期医療費適正化計画に合わせて設定
⑥特定保健指導の実施率の向上	特定保健指導の実施率	第4期医療費適正化計画に合わせて設定

（3）糖尿病

目標	指標	目標値
①糖尿病の合併症（糖尿病腎症）の減少	糖尿病腎症の年間新規透析導入患者数	12,000人（令和14年度）
①治療継続者の増加	治療継続者の割合	75%（令和14年度）
③血糖コントロール不良者の減少	HbA1c8.0%以上の者の割合	1.0%（令和14年度）
④糖尿病有病者の増加の抑制	糖尿病有病者数（糖尿病が強く疑われる者）の推計値	1,350万人（令和14年度）
⑤メタボリックシンドロームの該当者及び予備群の減少（再掲）	メタボリックシンドロームの該当者及び予備群の人数（年齢調整値）	第4期医療費適正化計画に合わせて設定
⑥特定健康診査の実施率の向上（再掲）	特定健康診査の実施率	第4期医療費適正化計画に合わせて設定
⑦特定保健指導の実施率の向上（再掲）	特定保健指導の実施率	第4期医療費適正化計画に合わせて設定

出典）厚生労働省告示第207号「国民の健康の増進の総合的な推進を図るための基本的な方針」2023

（3）健康日本 21（第三次）：2024（令和 6）年度〜2035（令和 17）年度

　健康日本 21（第二次）の最終評価で提起された課題を踏まえ，健康日本 21（第三次）では，「全ての国民が健やかで心豊かに生活できる持続可能な社会の実現」に向け，誰一人取り残さない健康づくりの展開（Inclusion）とより実効性をもつ取り組みの推進（Implementation）を 12 年計画で行う。

　基本的な方向では，①健康寿命の延伸・健康格差の縮小，②個人の行動と健康状態の改善，③社会環境の質の向上，④ライフコースアプローチ[*1]を踏まえた健康づくりが掲げられている。第二次から引き続き「健康寿命の延伸・健康格差の縮小」を最上位目標とし，51 の目標項目が示されている（p.230「健康日本 21（第三次）目標・指標・目標値」参照）。

　健康格差の解消にあたっては，その要因が，個人の行動や健康状態だけでなく，地域や社会経済状況の違いが大きく影響していることを踏まえ，社会環境の整備と質の向上を通して格差の縮小を実現していくことを掲げている（p.58 参照）。

> [*1] ライフコースアプローチ：胎児期から高齢期に至るまでの人の生涯を経時的にとらえた健康づくりのこと。

2）「健康な食事」の普及について

　厚生労働省では，2014（平成 26）年 10 月，「日本人の長寿を支える『健康な食事』のあり方に関する検討会」の報告書を公表した。さらに 2015（平成 27）年 9 月には「『健康な食事』の普及について」および「生活習慣病予防その他の健康増進を目的として提供する食事の目安」（表 5 - 3）を発表し，地方自治体等に向け，栄養バランスの取れた主食・主菜・副菜のそろった「健康な食事」の目安の関連団体，民間企業等への普及を要請している。

　2017（平成 29）年 7 月には日本栄養改善学会と日本給食経営管理学会が中心となり「健康な食事・食環境」コンソーシアムを立ち上げた。これは外食・中食・事業所給食で，「生活習慣病予防その他の健康増進を目的に提供する食事の目安」および「日本人の食事摂取基準（2015 年版）」を基本とした「スマートミール」[*2]を継続的に健康な空間（受動喫煙防止）で提供する店舗や事業所を審査し，「健康な食事・食環境」の認証を付与するものである。2022（令和 4）年 8 月現在，外食部門 107 事業者，中食部門 76 事業者，給食部門 364 事業者の計 547 事業者が認証を受けている。また「日本人の食事摂取基準（2020 年版）」への対応として，さらなる減塩の推進を目的とした新項目を追加している。

> [*2] 日本食品標準成分表 2020 年版の改訂に伴い，スマートミールの「しっかり」のエネルギー値を 2023 年度から 620 〜 850kcal に変更した。「ちゃんと」は 450kcal 〜 650kcal 未満と現行と同じ。

3）健康的で持続可能な食環境戦略イニシアチブ

　厚生労働省は，2022（令和 4）年に「健康的で持続可能な食環境戦略イニシアチブ」（以下イニシアチブ）を設立した。

　イニシアチブでは，①食塩の過剰摂取，②若年女性のやせ，③経済格差に伴う栄養格差，④地球環境に配慮した食品開発・製造などの栄養課題，⑤環境課題に

産学官等の連携で取り組んでいくことを目的としている。こうした連携のなかで，産業界には栄養面・環境面に配慮した商品の積極的開発・販売，全社的に行う栄養面・環境面の取り組みの推進，学術関係者には中立的・公的な立場での食環境づくりに資する研究の推進・取り組みの進捗評価，事業者への適切な支援ならびに消費者への適切な情報提供，食環境づくりを牽引する管理栄養士等の養成，また国（厚生労働省）には全体の仕組みづくり・成果等の取りまとめおよび関係者間の調整，健康・栄養政策研究推進のための環境整備，などの取り組みが期待されている。

　また，2021（令和3）年に発表された「自然に健康になれる持続可能な食環境づくりの推進に向けた検討会」報告書（以下報告書）（図5-3）ならびに東京栄養サミット2021での日本政府の食環境へのコミットメントに基づき，産学官の連携・協働による効果的な取り組みを構築，展開していく。

　報告書では，活力ある「人生100年時代」の実現に向けた健康寿命の延伸が課題となるなか，健康無関心層も含めた自然に健康になれる持続可能な食環境づくりを目的に，産学官による協働・連携を提案している。また東京栄養サミットにおいても，国内においては持続可能な社会の基盤となる「誰一人取り残さない日本の栄養政策」をコミットメントとして発している。

表5-3　生活習慣病予防その他の健康増進を目的として提供する食事の目安

	一般女性や中高年男性で，生活習慣病の予防に取り組みたい人向け　650kcal未満	一般男性や身体活動量の高い女性で，生活習慣病の予防に取り組みたい人向け　650〜850kcal
主食 （料理Ⅰ） の目安	穀類由来の炭水化物は40〜70g	穀類由来の炭水化物は70〜95g
主菜 （料理Ⅱ） の目安	魚介類，肉類，卵類，大豆・大豆製品由来のたんぱく質は10〜17g	魚介類，肉類，卵類，大豆・大豆製品由来のたんぱく質は17〜28g
副菜 （料理Ⅲ） の目安	緑黄色野菜を含む2種類以上の野菜（いも類，きのこ類・海藻類も含む）は120〜200g	緑黄色野菜を含む2種類以上の野菜（いも類，きのこ類・海藻類も含む）は120〜200g
牛乳・乳 製品，果 物の目安	牛乳・乳製品及び果物は，容器入りあるいは丸ごとで提供される場合の1回提供量を目安とする。 牛乳・乳製品：100〜200g又はml（エネルギー150kcal未満*） 果物：100〜200g（エネルギー100kcal未満*） *これらのエネルギー量は，650kcal未満，または650〜850kcalに含めない。	
料理全体 の目安	〔エネルギー〕 ○料理Ⅰ，Ⅱ，Ⅲを組み合わせる場合のエネルギー量は650kcal未満 ○単品の場合は，料理Ⅰ：300kcal未満，料理Ⅱ：250kcal未満，料理Ⅲ：150kcal未満 〔食塩〕 ○料理Ⅰ，Ⅱ，Ⅲを組み合わせる場合の食塩含有量（食塩相当量）は3g未満（当面3gを超える場合は，従来品と比べ10%以上の低減） ○単品の場合は，食塩の使用を控えめにすること（当面1gを超える場合は，従来品と比べ10%以上の低減） ※1　エネルギー，食塩相当量について，見えやすいところにわかりやすく情報提供すること ※2　不足しがちな食物繊維など栄養バランスを確保する観点から，精製度の低い穀類や野菜類，いも類，きのこ類，海藻類など多様な食材を利用することが望ましい	○料理Ⅰ，Ⅱ，Ⅲを組み合わせる場合のエネルギー量は650〜850kcal未満 ○単品の場合は，料理Ⅰ：400kcal未満，料理Ⅱ：300kcal未満，料理Ⅲ：150kcal未満 〔食塩〕 ○料理Ⅰ，Ⅱ，Ⅲを組み合わせる場合の食塩含有量（食塩相当量）は3.5g未満（当面3.5gを超える場合は，従来品と比べ10%以上の低減） ○単品の場合は，食塩の使用を控えめにすること（当面1gを超える場合は，従来品と比べ10%以上の低減） ※1　エネルギー，食塩相当量について，見えやすいところにわかりやすく情報提供すること ※2　当該商品を提供する際には，「しっかりと身体を動かし，しっかり食べる」ことについて情報提供すること

出典）厚生労働省

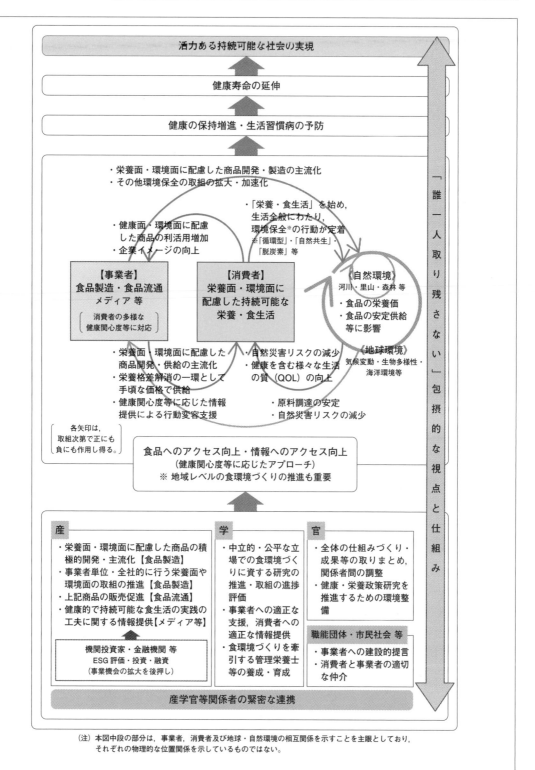

図5-3　自然に健康になれる持続可能な食環境づくりの枠組み

資料）厚生労働省「自然に健康になれる持続可能な食環境づくりの推進に向けた検討会」報告書，2021年

4）食育推進計画

（1）食育基本法

　食育基本法は，近年のわが国の食をめぐる状況の変化に伴い，国民が生涯にわたって健全な心身をつちかい，豊かな人間性を育むため，食育の基本理念を定めたもので，2005（平成 17）年 6 月に公布，同年 7 月に施行された。食育基本法の概要は表 5 - 4 のとおり（食育基本法の条文は，巻末関連法規抜粋 p.212 を参照）。

（2）食育推進基本計画

　2021（令和 3）年 4 月から 2025（令和 7）年度までを対象期間とした第 4 次食育推進基本計画が実施されている。第 4 次食育推進基本計画では，「生涯を通じた心身の健康を支える食育の推進」（国民の健康の視点），「持続可能な食を支える食育の推進」（社会・環境・文化の視点），「『新たな日常』やデジタル化に対応した食育の推進」（横断的な視点）の 3 つを重点課題とし，これらを SDGs（持続可能な開発目標）の観点から総合的に推進していくことを目指している。

表 5 - 4　食育基本法の概要

```
1. 目的
   国民が健全な心身を培い，豊かな人間性をはぐくむための食
  育を推進し，施策を総合的かつ計画的に推進すること等を目的
  とする。
2. 関係者の責務等
 (1) 食育の推進について，国，地方公共団体，教育関係者，農
    林漁業者，食品関連事業者，国民等の責務を定める。
 (2) 政府は，毎年，食育の推進に関して講じた施策に関し，国
    会に報告書を提出する。
3. 食育推進基本計画等
 (1) 食育推進会議は，以下の事項について食育推進基本計画を
    作成する。
    ①食育の推進に関する施策についての基本的な方針
    ②食育の推進の目標に関する事項
    ③国民等の行う自発的な食育推進活動等の総合的な促進に関
      する事項
    ④施策を総合的かつ計画的に推進するために必要な事項
 (2) 都道府県は都道府県食育推進計画，市町村は市町村食育推
    進計画を作成するよう努める。
4. 基本的施策
   ①家庭における食育の推進
   ②学校，保育所等における食育の推進
   ③地域における食生活の改善のための取組の推進
   ④食育推進運動の展開
   ⑤生産者と消費者との交流の促進，環境と調和のとれた農林
     漁業の活性化等
   ⑥食文化の継承のための活動への支援等
   ⑦食品の安全性，栄養その他の食生活に関する調査，研究，
     情報の提供及び国際交流の推進
5. 食育推進会議等
 (1) 内閣府に食育推進会議を置き，会長（内閣総理大臣）及び委
    員（食育担当大臣，関係大臣，有識者）25名以内で組織する。
 (2) 都道府県に都道府県食育推進会議，市町村に市町村食育推
    進会議を置くことができる。
```

出典）内閣府「平成 25 年版食育白書」2013

　第 3 次食育推進基本計画（2016～2020 年度）では「若い世代を中心にした食育の推進」「多様な暮らしに対応した食育の推進」など 5 つの重点課題を掲げ，具体的な達成目標に 21 項目を設定し，このうち「地域等での共食する割合を増やす」「食品中の食塩・脂肪の低減に取り組む登録企業数」「中学校における学校給食実施率」「伝統的な料理・作法を継承する若い人の割合」「食品の安全性に関する基礎的知識をもち自ら判断する若い世代の割合」の 5 項目の目標値が達成された。一方，食育への関心，朝食欠食率の低減，栄養バランスに配慮した食生活，食文化の継承などが未達成となった。

　このため第 4 次食育推進基本計画での具体的な達成目標として，従来からの「食育の推進」「朝食欠食率の低減」「栄養バランスに配慮した食生活」などに加え，新たに地場産業・国産食材の日常生活での採用や給食での使用の割合，食塩摂取量の低減，野菜および果物の摂取量の増など国民健康・栄養調査で常に課題となっている項目，また環境に配慮した農産物・食品の選択など 9 項目が追加され，全体で 24 項目が設定された（表 5 - 5）。

（3）地域における食育推進の現状

　食育基本法では，食育を国民運動として推進していくため，全国の都道府県および市町村に「食育推進計画」を作成するよう求めている。第 1 次食育推進基本計画終了時点である 2010（平成 22）年での策定市町村数は約 4 割，2023（令

表 5-5 「第4次食育推進基本計画」における食育の推進目標

目標		
具体的な目標値（追加・見直しは■の目標値）	現状値 （令和2年度）	目標値 （令和7年度）
1 食育に関心を持っている国民を増やす		
①食育に関心を持っている国民の割合	83.2%	90%以上
2 朝食又は夕食を家族と一緒に食べる「共食」の回数を増やす		
②朝食又は夕食を家族と一緒に食べる「共食」の回数	週9.6回	週11回以上
3 地域等で共食したいと思う人が共食する割合を増やす		
③地域等で共食したいと思う人が共食する割合	70.7%	75%以上
4 朝食を欠食する国民を減らす		
④朝食を欠食する子供の割合	4.6%＊	0%
⑤朝食を欠食する若い世代の割合	21.5%	15%以下
5 学校給食における地場産物を活用した取組等を増やす		
⑥栄養教諭による地場産物に係る食に関する指導の平均取組回数	月9.1回＊	月12回以上
⑦学校給食における地場産物を使用する割合（金額ベース）を現状値（令和元年度）から維持・向上した都道府県の割合	－	90%以上
⑧学校給食における国産食材を使用する割合（金額ベース）を現状値（令和元年度）から維持・向上した都道府県の割合	－	90%以上
6 栄養バランスに配慮した食生活を実践する国民を増やす		
⑨主食・主菜・副菜を組み合わせた食事を1日2回以上ほぼ毎日食べている国民の割合	36.4%	50%以上
⑩主食・主菜・副菜を組み合わせた食事を1日2回以上ほぼ毎日食べている若い世代の割合	27.4%	40%以上
⑪1日当たりの食塩摂取量の平均値	10.1g＊	8g以下
⑫1日当たりの野菜摂取量の平均値	280.5g＊	350g以上
⑬1日当たりの果物摂取量100g未満の者の割合	61.6%＊	30%以下
7 生活習慣病の予防や改善のために，ふだんから適正体重の維持や減塩等に気をつけた食生活を実践する国民を増やす		
⑭生活習慣病の予防や改善のために，ふだんから適正体重の維持や減塩等に気をつけた食生活を実践する国民の割合	64.3%	75%以上
8 ゆっくりよく噛んで食べる国民を増やす		
⑮ゆっくりよく噛んで食べる国民の割合	47.3%	55%以上
9 食育の推進に関わるボランティアの数を増やす		
⑯食育の推進に関わるボランティア団体等において活動している国民の数	36.2万人＊	37万人以上
10 農林漁業体験を経験した国民を増やす		
⑰農林漁業体験を経験した国民（世帯）の割合	65.7%	70%以上
11 産地や生産者を意識して農林水産物・食品を選ぶ国民を増やす		
⑱産地や生産者を意識して農林水産物・食品を選ぶ国民の割合	73.5%	80%以上
12 環境に配慮した農林水産物・食品を選ぶ国民を増やす		
⑲環境に配慮した農林水産物・食品を選ぶ国民の割合	67.1%	75%以上
13 食品ロス削減のために何らかの行動をしている国民を増やす		
⑳食品ロス削減のために何らかの行動をしている国民の割合	76.5%＊	80%以上
14 地域や家庭で受け継がれてきた伝統的な料理や作法等を継承し，伝えている国民を増やす		
㉑地域や家庭で受け継がれてきた伝統的な料理や作法等を継承し，伝えている国民の割合	50.4%	55%以上
㉒郷土料理や伝統料理を月1回以上食べている国民の割合	44.6%	50%以上
15 食品の安全性について基礎的な知識を持ち，自ら判断する国民を増やす		
㉓食品の安全性について基礎的な知識を持ち，自ら判断する国民の割合	75.2%	80%以上
16 推進計画を作成・実施している市町村を増やす		
㉔推進計画を作成・実施している市町村の割合	87.5%	100%

注）学校給食における使用食材の割合（金額ベース，令和元年度）の全国平均は，地場産物52.7％，国産食材87％となっている。
＊は令和元年度の数値
出典）農林水産省「『第4次食育推進基本計画』啓発リーフレット」2021

和5）年時点では9割以上の市町村が策定している（図5-4）。

5）健康科学（増進）センターの業務

　都道府県と指定都市には，健康づくり関連施策を推進するための技術的中核施設として，健康科学（増進）センターが整備されている。先駆的・独創的なプログラムの開発，モデル的体験事業の実施，研修の実施，関係機関への技術的支援，情報の収集と提供，調査研究，広報普及などが行われている。

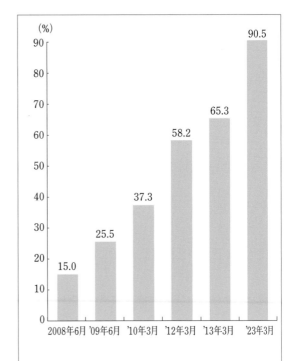

図 5-4　市町村食育推進計画作成率の推移
出典）農林水産省 2022

3　栄養・健康指導のガイドライン

1）食生活，運動，休養等のガイドライン
（1）食生活指針

　「食生活指針」は，1985（昭和60）年に厚生省（現・厚生労働省）が，国民一人ひとりが食生活の改善に取り組めるよう「健康づくりのための食生活指針」を策定したのがその始まりである。

　そして2000（平成12）年に厚生省（現・厚生労働省），文部省（現・文部科学省），農林水産省の3省連携により，国民の健康増進，生活の質の向上，食料の安定供給の確保などを目的とした10項目からなる「食生活指針」が策定された。これは，国民の食習慣の乱れ，食料自給率の低下，生活習慣病の増加などさまざまな食に関する問題が顕在化したことから，国民一人ひとりの健全な食生活の実践支援を狙いとしたものである。

　その後，2005年の食育基本法の施行，健康日本21（第二次）（2013年度〜2023年度），和食のユネスコ無形文化遺産への登録（2013年）など食生活に関わるさまざまな施策の展開を踏まえて，2016（平成28）年に食生活指針の改定が行われた。改定では，肥満予防だけでなく高齢者の低栄養予防が重要課題となっていることから「適切な運動とバランスの良い食事で，適正体重の維持を」という項目を従来の7番目から3番目に上げている。また，健康寿命の延伸および食料の生産から消費に至る食の循環を意識し，食品ロスの削減など環境に配慮した食生活の実現を目指して，表現にも一部見直しを行った（表5-6）。

（2）食事バランスガイド

　食事バランスガイドは，望ましい食生活についてのメッセージを示した「食生

表 5 - 6 「食生活指針」(2016 年改定版)

○食事を楽しみましょう。
・毎日の食事で，健康寿命をのばしましょう。
・おいしい食事を，味わいながらゆっくりよく噛んで食べましょう。
・家族の団らんや人との交流を大切に，また，食事づくりに参加しましょう。

○1日の食事のリズムから，健やかな生活リズムを。
・朝食で，いきいきした1日を始めましょう。
・夜食や間食はとりすぎないようにしましょう。
・飲酒はほどほどにしましょう。

○適度な運動とバランスのよい食事で，適正体重の維持を。
・普段から体重を量り，食事量に気をつけましょう。
・普段から意識して身体を動かすようにしましょう。
・無理な減量はやめましょう。
・特に若年女性のやせ，高齢者の低栄養にも気をつけましょう。

○主食，主菜，副菜を基本に，食事のバランスを。
・多様な食品を組み合わせましょう。
・調理方法が偏らないようにしましょう。
・手作りと外食や加工食品・調理食品を上手に組み合わせましょう。

○ごはんなどの穀類をしっかりと。
・穀類を毎食とって，糖質からのエネルギー摂取を適正に保ちましょう。
・日本の気候・風土に適している米などの穀類を利用しましょう。

○野菜・果物，牛乳・乳製品，豆類，魚なども組み合わせて。
・たっぷり野菜と毎日の果物で，ビタミン，ミネラル，食物繊維をとりましょう。
・牛乳・乳製品，緑黄色野菜，豆類，小魚などで，カルシウムを十分にとりましょう。

○食塩は控えめに，脂肪は質と量を考えて。
・食塩の多い食品や料理を控えめにしましょう。食塩摂取量の目標値は，男性で1日8g未満，女性で7g未満とされています。
・動物，植物，魚由来の脂肪をバランスよくとりましょう。
・栄養成分表示を見て，食品や外食を選ぶ習慣を身につけましょう。

○日本の食文化や地域の産物を活かし，郷土の味の継承を。
・「和食」をはじめとした日本の食文化を大切にして，日々の食生活に活かしましょう。
・地域の産物や旬の素材を使うとともに，行事食を取り入れながら，自然の恵みや四季の変化を楽しみましょう。
・食材に関する知識や調理技術を身につけましょう。
・地域や家庭で受け継がれてきた料理や作法を伝えていきましょう。

○食料資源を大切に，無駄や廃棄の少ない食生活を。
・まだ食べられるのに廃棄されている食品ロスを減らしましょう。
・調理や保存を上手にして，食べ残しのない適量を心がけましょう。
・賞味期限や消費期限を考えて利用しましょう。

○「食」に関する理解を深め，食生活を見直してみましょう。
・子供のころから，食生活を大切にしましょう。
・家庭や学校，地域で，食生活や，食品の安全性を含めた「食」に関する知識や理解を深め，望ましい習慣を身につけましょう。
・家族や仲間と，食生活を考えたり，話し合ったりしてみましょう。
・自分たちの健康目標をつくり，よりよい食生活を目指しましょう。
(小項目は食生活指針の実践のためのもの)

出典) 文部科学省，厚生労働省，農林水産省「食生活指針」2016 年 6 月一部改変

活指針」を具体的な行動に結びつけるものとして，1日に「何を」「どれだけ」食べたらよいかの目安をわかりやすくイラストで示したもので，厚生労働省と農林水産省の共同により，2005（平成17）年に策定された（図5 - 5，図5 - 6，図5 - 7）。以下にその策定のポイントを示す。

①「何を」「どれだけ」食べたらよいかを，一般にわかりやすく，イラストで示したものについては，世界的には「フードガイド」とよばれることが多いため，その言葉を中心としながら，回転（運動）することにより，はじめてバランスが確保されるコマの型を採用し，名称に「バランス」という言葉が使われた。

②食品単品ではなく，料理の組み合わせを中心に表現することを基本としたことから，「フード」ではなく，個々人の食べるという行為も意味する「食事」という言葉が用いられた。

③「水分・お茶」は食事に欠かせないものである。料理，飲料として食事や食間に十分な量をとる必要があり，コマの軸として示された。

④「菓子・嗜好飲料」は，「楽しく適度に」という言葉とともに，コマを回すヒモとして示された。1日200kcal程度が目安である。

⑤「油脂・調味料」は，料理のなかに使用されており，イラストで示さないと

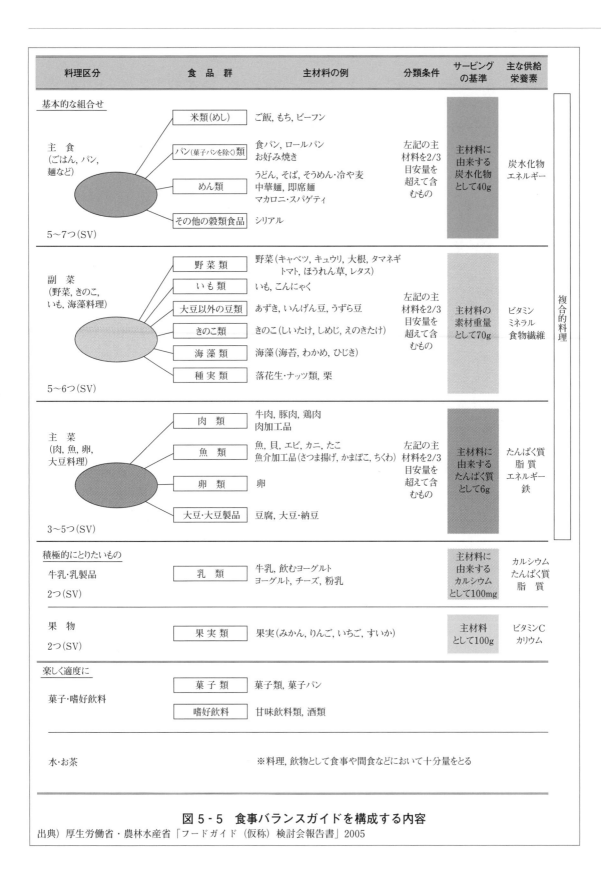

料理区分	食品群	主材料の例	分類条件	サービングの基準	主な供給栄養素

基本的な組合せ

主食
(ごはん, パン,
麺など)

5～7つ(SV)

- 米類(めし) ご飯, もち, ビーフン
- パン(菓子パンを除く)類 食パン, ロールパン お好み焼き
- めん類 うどん, そば, そうめん・冷や麦 中華麺, 即席麺 マカロニ・スパゲティ
- その他の穀類食品 シリアル

左記の主材料を2/3目安量を超えて含むもの

主材料に由来する炭水化物として40g

炭水化物 エネルギー

副菜
(野菜, きのこ,
いも, 海藻料理)

5～6つ(SV)

- 野菜類 野菜(キャベツ, キュウリ, 大根, タマネギ トマト, ほうれん草, レタス)
- いも類 いも, こんにゃく
- 大豆以外の豆類 あずき, いんげん豆, うずら豆
- きのこ類 きのこ(しいたけ, しめじ, えのきたけ)
- 海藻類 海藻(海苔, わかめ, ひじき)
- 種実類 落花生・ナッツ類, 栗

左記の主材料を2/3目安量を超えて含むもの

主材料の素材重量として70g

ビタミン ミネラル 食物繊維

主菜
(肉, 魚, 卵,
大豆料理)

3～5つ(SV)

- 肉類 牛肉, 豚肉, 鶏肉 肉加工品
- 魚類 魚, 貝, エビ, カニ, たこ 魚介加工品(さつま揚げ, かまぼこ, ちくわ)
- 卵類 卵
- 大豆・大豆製品 豆腐, 大豆・納豆

左記の主材料を2/3目安量を超えて含むもの

主材料に由来するたんぱく質として6g

たんぱく質 脂質 エネルギー 鉄

複合的料理

積極的にとりたいもの

牛乳・乳製品

2つ(SV)

- 乳類 牛乳, 飲むヨーグルト ヨーグルト, チーズ, 粉乳

主材料に由来するカルシウムとして100mg

カルシウム たんぱく質 脂質

果物

2つ(SV)

- 果実類 果実(みかん, りんご, いちご, すいか)

主材料として100g

ビタミンC カリウム

楽しく適度に

菓子・嗜好飲料

- 菓子類 菓子類, 菓子パン
- 嗜好飲料 甘味飲料類, 酒類

水・お茶

※料理, 飲物として食事や間食などにおいて十分量をとる

図 5-5 食事バランスガイドを構成する内容

出典) 厚生労働省・農林水産省「フードガイド (仮称) 検討会報告書」2005

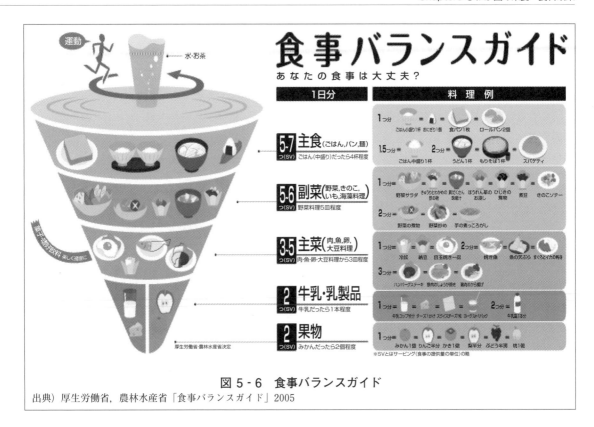

図 5‑6　食事バランスガイド

出典) 厚生労働省，農林水産省「食事バランスガイド」2005

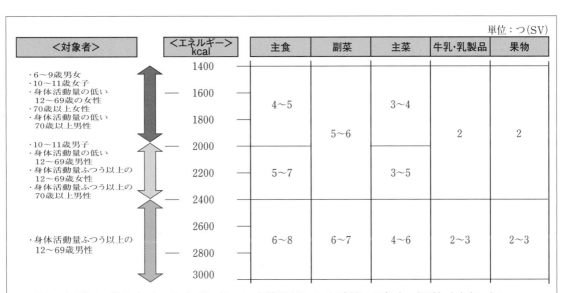

・1日分の食事量は，活動（エネルギー）量に応じて，各料理区分における摂取の目安（つ（SV））を参考にする。
・2200±200kcalの場合，副菜（5〜6つ（SV）），主菜（3〜5つ（SV）），牛乳・乳製品（2つ（SV）），果物（2つ（SV））は同じだが，主食の量と，主菜の内容（食材や調理法）や量を加減して，バランスの良い食事にする。
・成長期で，身体活動レベルが特に高い場合は，主食，副菜，主菜について，必要に応じてSV数を増加させることで適宜対応する。

図 5‑7　対象特性別，料理区分における摂取の目安

出典) 厚生労働省「日本人の食事摂取基準（2010年版）の改定を踏まえた食事バランスガイドの変更点について」2010

されたが，食事全体のエネルギーやナトリウム摂取量に大きく関係するものであるため，実際の料理を選ぶ場合には，総エネルギー量と食塩相当量も合わせてチェックすることが重要である。

⑥数量は，日常生活のなかで活用する際にわかりやすく，簡便であることが求められることから，基本的なルールとしては，各料理区分における主材料の量的な基準に対して3分の2から1.5未満の範囲で含むものを「1つ（SV：サービング）」とすることを原則に，日常的に把握しやすい単位（たとえば，ごはんならお茶碗1杯，パンなら1枚など）で示された。

⑦もっとも目につく上部から，十分な摂取が望まれる主食，副菜，主菜の順にならべ，牛乳・乳製品と果物については同程度と考え，並列に示された。

⑧形状は，日本で古くから親しまれている「コマ」をイメージし，食事のバランスが悪くなると倒れてしまうということを表している。

（3）妊産婦の食生活指針・食事バランスガイド

近年，若い女性において，食事の偏りや低体重（やせ）の者の割合が増加するなど，健康上の問題が指摘されており，妊娠期および授乳期においても，母子健康の確保のために適切な食習慣の確立を図ることが，きわめて重要となっている。とくに，妊娠期の適切な体重増加量については，低出生体重児の増加傾向との関連が示唆されることから，妊娠中の体重増加量が一律に抑制されることのないよう，肥満ややせといった妊婦個々の体格に配慮した対応が求められている。

このため厚生労働省は2006（平成18）年に，妊娠期・授乳期の望ましい食生活の実現に向けて「妊産婦のための食生活指針」「妊産婦のための食事バランスガイド」を発表した。その後，妊産婦を取り巻く社会状況の変化を踏まえ，妊娠，出産，授乳には妊娠前からの健康なからだづくりや適切な食習慣の形成が重要なことから，2021（令和3）年に「妊産婦のための食生活指針」を改定し，10項目からなる「妊娠前からはじめる妊産婦のための食生活指針」を発表した。また，妊娠期における適切な体重増加の目安として「妊娠中の体重増加指導の目安」（日本産婦人科学会）を参考として提示している（図5-8，表5-7，5-8）。

妊娠前の「やせ」（低体重）や妊娠中の体重抑制は，普通体重に比べ早産，低体重出生児を出産するリスクが高いことが報告されている。また低出生体重児が成人後に循環器疾患，糖尿病などの生活習慣病を発症するリスクが高いことも示唆されており，栄養改善による女性，妊婦の適切な体重の維持が重要となる。

（4）地域版食事バランスガイド

食事バランスガイドは，厚生労働省・農林水産省において作成されたものを基本とし，イラストなどの利用についてガイドラインを設け，地域でとれる農産物や食文化など地域の特性を生かした料理などをイラストに盛り込んだ「地域版食事バランスガイド」の作成が認められたことから，全国の都道府県・市町村・地域版の食事バランスガイドが作成されている。

そのなかには，運動のイラストが阿波踊りに変更されている徳島県版，京野菜

妊産婦のための食事バランスガイド

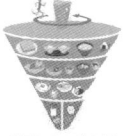
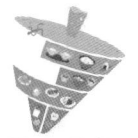

バランスの良い例　バランスの悪い例

食事バランスガイドとは、1日に「何を」「どれだけ」食べたらよいかがわかる食事量の目安です。「主食」「副菜」「主菜」「牛乳・乳製品」「果物」の5グループの料理や食品を組み合わせてとれるよう、コマに例えてそれぞれの適量をイラストでわかりやすく示しています。

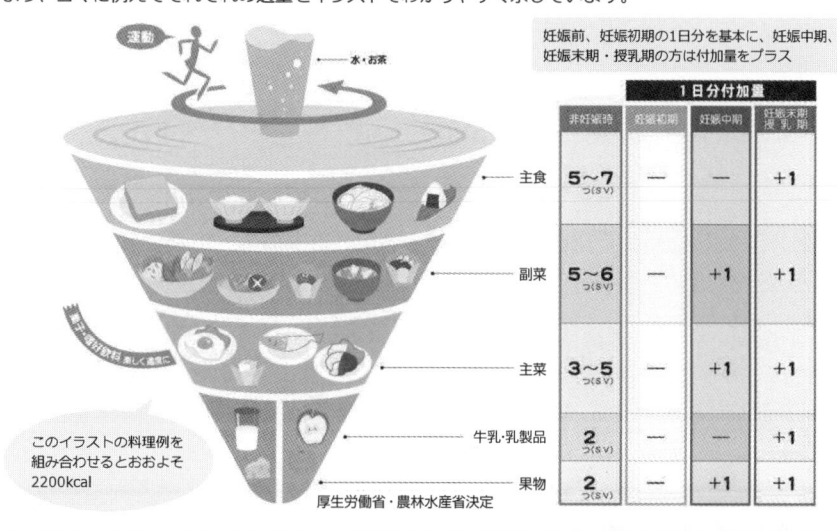

妊娠前、妊娠初期の1日分を基本に、妊娠中期、妊娠末期・授乳期の方は付加量をプラス

	非妊娠時	1日分付加量		
		妊娠初期	妊娠中期	妊娠末期授乳期
主食	5〜7 つ(SV)	―	―	+1
副菜	5〜6 つ(SV)	―	+1	+1
主菜	3〜5 つ(SV)	―	+1	+1
牛乳・乳製品	2 つ(SV)	―	―	+1
果物	2 つ(SV)	―	+1	+1

厚生労働省・農林水産省決定

このイラストの料理例を組み合わせるとおおよそ2200kcal

お母さんにとって適切な食事の量と質を

妊娠中と授乳中は、お母さんと赤ちゃんの健やかな成長のために、妊娠前よりも多くの栄養素の摂取が必要となります。食事バランスガイドの目安量に加え、妊娠期、授乳期に応じたプラスに摂取してほしい量（付加量）もしっかり摂取するよう、数日単位で食事を見直し、無理なく続けられるよう、食事を調整しましょう。

具体的な食事量の参考は「食事バランスガイド」の詳細をご確認ください！  読み込み

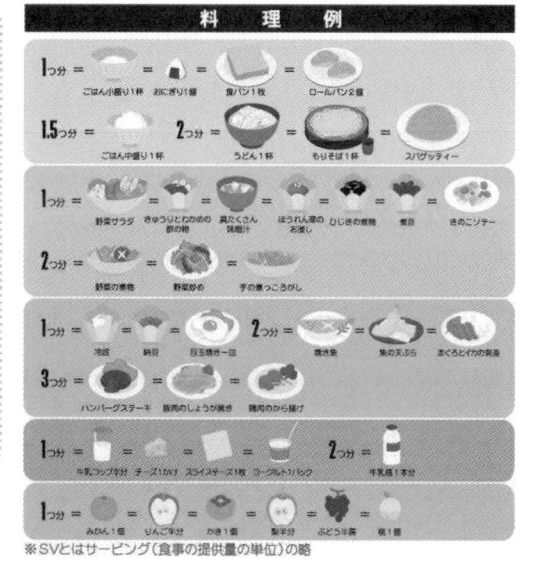

※SVとはサービング（食事の提供量の単位）の略

令和元年度子ども・子育て支援推進調査研究事業「妊産婦のための食生活指針の改定案作成および啓発に関する調査研究報告書」（国立研究開発法人医薬基盤・健康・栄養研究所　国立健康・栄養研究所）に基づき作成。

図5-8　妊産婦のための食事バランスガイド

表 5-7　妊娠前からはじめる妊産婦のための
　　　　食生活指針

○妊娠前から，バランスのよい食事をしっかりとり
　ましょう
○「主食」を中心に，エネルギーをしっかりと
○不足しがちなビタミン・ミネラルを，「副菜」で
　たっぷりと
○「主菜」を組み合わせてたんぱく質を十分に
○乳製品，緑黄色野菜，豆類，小魚などでカルシウ
　ムを十分に
○妊娠中の体重増加は，お母さんと赤ちゃんにとっ
　て望ましい量に
○母乳育児も，バランスのよい食生活のなかで
○無理なくからだを動かしましょう
○たばことお酒の害から赤ちゃんを守りましょう
○お母さんと赤ちゃんのからだと心のゆとりは，周
　囲のあたたかいサポートから

出典）厚生労働省「妊娠前からはじめる妊産婦のための
　　　食生活指針～妊娠前から，健康なからだづくりを
　　　～解説要領」2021

表 5-8　妊娠中の体重増加指導の目安[*1]

妊娠前の体格[*2]	体重増加量 指導の目安
低体重（やせ）：BMI 18.5 未満	12～15kg
ふつう：BMI 18.5 以上 25.0 未満	10～13kg
肥満（1度）：BMI 25.0 以上 30.0 未満	7～10kg
肥満（2度）：BMI 30.0 以上	個別対応（上限 5kgまでが目安）

[*1]「増加量を厳格に指導する根拠は必ずしも十分ではな
　いと認識し，個人差を考慮したゆるやかな指導を心が
　ける」産婦人科診療ガイドライン編 2020 CQ010 より
[*2] 日本肥満学会の肥満度分類に準じた。
出典）厚生労働省「妊娠前からはじめる妊産婦のための
　　　食生活指針～妊娠前から，健康なからだづくりを
　　　～解説要領」2021

を盛り込んだ京都市版（図5-9）など，地域
に密着した食事バランスガイドが住民に普及啓
発されている。代表的なものは，農林水産省の
ホームページにおいて，まとめて公表されてい
る。

（5）健康づくりのための運動基準

　厚生省（現・厚生労働省）は，1989（平成
元）年に健康維持に望ましい運動量の目安とし
て「健康づくりのための運動所要量」を策定し
た後，1993（平成5）年には，「健康づくりの
ための運動指針」を，さらに 2006 年には生活
習慣病の割合が増加していることから，「健康
づくりのための運動所要量」を改定し，「健康
づくりのための運動基準 2006～身体活動・運
動・体力～」を公表した。2013（平成 25）年
3月には，身体活動・運動に関する新たな科学
的知見が蓄積され，日本人の歩数の減少等が指
摘されたことから，身体活動・運動の重要性の

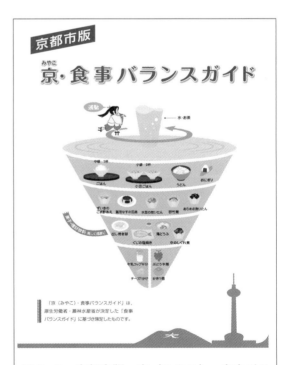

図 5-9　京都市版　京（みやこ）・食事バラ
　　　　ンスガイド

普及啓発の一層の推進を目的に，「健康づくりのための身体活動基準 2013」を発表した。

(6) 健康づくりのための身体活動・運動ガイド 2023

厚生労働省は，「健康日本 21（第三次）」の 2024（令和 6）年度からの開始に伴い，今後の健康づくりにおける身体活動・運動の基準となる「健康づくりのための身体活動・運動ガイド 2023」（以下，ガイド）を発表した（図 5 - 10）。ガイドでは，対象者別（成人，こども，高齢者）の身体活動・運動の推奨事項，および身体活動・運動に関連する参考情報についてまとめるとともに，ツールとしての使いやすさなども考慮した構成となっている。

「健康日本 21（第二次）最終評価」では，「日常生活における歩数」「運動習慣者の割合」のいずれの指標も，横ばいから減少傾向にあった。このため，身体活動・運動分野のさらなる取り組みの推進が求められることから，これまでの「身体活動基準 2013」を見直し，定量的な推奨事項だけでなく，全体的な方向性として「個人差等を踏まえ，強度や量を調整し，可能なものから取り組む」定性的な推奨事項を含んでいる。名称についても，従来の「基準」という表現がすべての国民が取り組むべき事項という誤解を与える可能性があることから，「ガイド」に変更した。

ガイドで推奨している身体活動・運動の定義は以下のとおりとなっている。

① **身体活動**：安静にしている状態よりも多くのエネルギーを消費する，骨格筋

全体の方向性　**個人差を踏まえ、強度や量を調整し、可能なものから取り組む 今よりも少しでも多く身体を動かす**

対象者※1	身体活動※2（＝生活活動※3＋運動※4）		座位行動※7
高齢者	歩行又はそれと同等以上の (3メッツ以上の強度の) 身体活動を **1日40分**以上 (1日約**6,000歩**以上) (=週15メッツ・時以上)	**運動** 有酸素運動・筋力トレーニング・バランス運動・柔軟運動など多要素な運動を週3日以上 **【筋力トレーニング※5を週2～3日】**	**座りっぱなしの時間が長くなりすぎないように注意する** (立位困難な人も、じっとしている時間が長くなりすぎないように少しでも身体を動かす)
成人	歩行又はそれと同等以上の (3メッツ以上の強度の) 身体活動を **1日60分**以上 (1日約**8,000歩**以上) (=週23メッツ・時以上)	**運動** 息が弾み汗をかく程度以上の (3メッツ以上の強度の) 運動を**週60分**以上 (=週4メッツ・時以上) **【筋力トレーニングを週2～3日】**	
こども (※身体を動かす時間が少ないこどもが対象)	(参考) ・中強度以上（3メッツ以上）の身体活動（主に有酸素性身体活動）を1日60分以上行う ・高強度の有酸素性身体活動や筋肉・骨を強化する身体活動を週3日以上行う ・身体を動かす時間の長短にかかわらず、座りっぱなしの時間を減らす。特に余暇のスクリーンタイム※6を減らす。		

※1　生活習慣、生活様式、環境要因等の影響により、身体の状況等の個人差が大きいことから、「高齢者」「成人」「こども」について特定の年齢で区切ることは適当でなく、個人の状況に応じて取組を行うことが重要であると考えられる。
※2　安静にしている状態よりも多くのエネルギーを消費する骨格筋の収縮を伴う全ての活動。
※3　身体活動の一部で、日常生活における家事・労働・通勤・通学などに伴う活動。
※4　身体活動の一部で、スポーツやフィットネスなどの健康・体力の維持・増進を目的として、計画的・定期的に実施する活動。
※5　負荷をかけて筋力を向上させるための運動。筋トレマシンやダンベルなどを使用するウエイトトレーニングだけでなく、自重で行う腕立て伏せやスクワットなどの運動も含まれる。
※6　座位や臥位の状態で行われる、エネルギー消費が1.5メッツ以下の全ての覚醒中の行動で、例えば、デスクワークをすることや、座ったり寝ころんだ状態でテレビやスマートフォンを見ること。
※7　テレビやDVDを観ることや、テレビゲーム、スマートフォンの利用など、スクリーンの前で過ごす時間のこと。

図 5 - 10　健康づくりのための身体活動・運動ガイド 2023 推奨事項一覧

出典）厚生労働省「健康づくりのための身体活動・運動ガイド 2023」2023 年 1 月

の収縮を伴うすべての活動。

② **生活活動**：身体活動の一部で，日常生活における家事・労働・通学などに伴う活動。

③ **運動**：身体活動の一部で，スポーツやフィットネスなどの，健康・体力の維持・増進を目的として計画的・定期的に実施する活動。

④ **座位活動**：座位や臥位の状態で行われる，エネルギー消費が 1.5 メッツ[*1] 以下のすべての覚醒中の行動（例えば，デスクワークをすることや，座ったり寝ころんだ状態でテレビやスマートフォンを見ること）

また，座りすぎを避け，今よりも少しでも多く身体を動かすことを基本としている。高齢者については 3 メッツ以上の身体活動を 15 メッツ・時／週以上行うことに加え，多要素な運動を週 3 日以上取り入れることを推奨事項としている

（7）健康づくりのための休養指針

健康づくりの 3 本柱のひとつである休養は，栄養や運動に比べると科学的知見について，必ずしも十分に解明されているとはいえない。

かつては，肉体労働にともなう肉体疲労に対処するものとしての休息・休憩・休暇が，産業現場における労働安全衛生の問題であった。しかし現在は，いろいろなストレスや単純作業などに関連する不眠症や心身症の増加などから，精神疲労が健康阻害要因の重要な問題になっている。

したがって，休養については，生活リズム・時間的要素・空間的（環境）要素・社会的要素が重要視されるようになってきている。このような状況に対処する目的で，1994（平成 6）年に厚生省（現・厚生労働省）において「健康づくりのための休養指針」が策定された（表 5 - 9）。

（8）健康づくりのための睡眠指針 2014

睡眠分野における国民の健康づくりのための取組として，厚生労働省において 2003（平成 15）年に「健康づくりのための睡眠指針〜快適な睡眠のための 7 箇条〜」が策定された。2013（平成 25）年度からは「健康日本 21（第二次）」が開始となり，睡眠の重要性について普及啓発を一層推進する必要があることから，新たな科学的知見に基づき指針が改定され，2014（平成 26）年に「健康づくりのための睡眠指針 2014」が策定された（表 5 - 10）。さらに 2024 年 2 月には「健康日本 21（第三次）」開始に伴い，対象者別に推奨事項をまとめた新たな睡眠指針「健康づくりのための睡眠ガイド 2023」を発表した[*2]。

2019（令和元）年の国民健康・栄養調査によると，20 歳以上の日本人の 1 日の平均睡眠時間は「6 時間以上 7 時間未満」がもっとも多く，男性 32.7％，女性 36.2％となった。一方，6 時間未満の割合は男性 37.5％，女性 40.6％で，特に男性の 30〜50 歳代，女性の 40〜50 歳代では 6 時間未満が 4 割を超えている。

睡眠の質については，男女とも 20〜50 歳代では「日中，眠気を感じた」，70 歳以上女性では「夜間，睡眠途中に目が覚めて困った」の回答がもっとも多かった。また，睡眠確保を妨げる要因として，20 歳代男女では「就寝前に携帯電話，

表 5 - 9　健康づくりのための休養指針

1. **生活にリズムを。**
   - ・早めに気付こう，自分のストレスに。
   - ・睡眠は気持ちよい目覚めがバロメーター。
   - ・入浴で，身体もこころもリフレッシュ。
   - ・旅に出かけてこころの切り替えを。
   - ・休養と仕事のバランスで能率アップと過労防止。
2. **ゆとりの時間でみのりある休養を。**
   - ・1日30分，自分の時間をみつけよう。
   - ・生かそう休暇を，真の休養に。
   - ・ゆとりの中に，楽しみや生きがいを。
3. **生活の中にオアシスを。**
   - ・身近な中にもいこいの大切さを。
   - ・食事の空間にもバラエティを。
   - ・自然とのふれあいで感じよう，健康のいぶきを。
4. **出会いときずなで豊かな人生を。**
   - ・見出そう，楽しく無理のない社会参加。
   - ・きずなの中ではぐくむ，クリエイティブ・ライフ。

出典）厚生労働省公衆衛生審議会「健康づくりのための
休養指針（意見具申）」1994

表 5 - 10　健康づくりのための睡眠指針 2014
〜睡眠12箇条〜

1. 良い睡眠で，からだもこころも健康に。
2. 適度な運動，しっかり朝食，ねむりとめざめのメリハリを。
3. 良い睡眠は，生活習慣病予防につながります。
4. 睡眠による休養感は，こころの健康に重要です。
5. 年齢や季節に応じて，ひるまの眠気で困らない程度の睡眠を。
6. 良い睡眠のためには，環境づくりも重要です。
7. 若年世代は夜更かし避けて，体内時計のリズムを保つ。
8. 勤労世代の疲労回復・能率アップに，毎日十分な睡眠を。
9. 熟年世代は朝晩メリハリ，ひるまに適度な運動で良い睡眠。
10. 眠くなってから寝床に入り，起きる時刻は遅らせない。
11. いつもと違う睡眠には，要注意。
12. 眠れない，その苦しみをかかえずに，専門家に相談を。

出典）厚生労働省「健康づくりのための睡眠指針 2014」
2014

メール，ゲームなどに熱中すること」，30〜40歳代男性では「仕事」，30歳代女性では「育児」の割合がもっとも高かった。

　国際的にみても日本人の睡眠時間はかなり短いとされており[*1]，十分な睡眠の確保が国民的な課題といえる。

2）地域集団の特性別プログラムの展開
（1）ライフステージ別
①妊娠期・授乳期

　若年層の女性においては，食事の偏りや低体重など健康上の課題が指摘されている。厚生労働省では妊娠期，授乳期の望ましい食習慣の実現を目指し，2006（平成18）年に「妊産婦のための食生活指針」「妊産婦のための食事バランスガイド」を発表した。さらに2021（令和3）年には，妊娠，出産，授乳には妊娠前からの健康なからだづくりと適切な食習慣形成が重要なことから「妊産婦のための食生活指針」を改定し，「妊娠前からはじめる妊産婦のための食生活指針」ならびに「妊娠中の体重増加指導の目安」（日本産婦人科学会）を発表した（詳細は p.134 を参照）。妊産婦だけでなく健康診査，各種教室などで活用するよう普及啓発を図っている。

　また，21世紀における母子保健の主要な取り組みを提示した「健やか親子21」（詳細は Chapter2「わが国の健康・栄養問題の現状と課題」，p.35 を参照）

*1　**日本人の睡眠時間：**2018年OECD調査（対象：15〜64歳）では，日本人の平均睡眠時間は7時間22分でOECD28カ国中もっとも短い。OECDの平均睡眠時間（8時間25分）と比べても1時間以上短いことになる。

が策定されており，21世紀の母子保健の取り組みの基本的な方向と目標値が示されている。

②乳幼児期

「平成22年乳幼児身体発育調査」の結果を踏まえて，2011（平成23）年度に，乳幼児身体曲線の変更を含む母子健康手帳の様式を変更するなど，健康診査や各種健康教室などにおける保健・栄養指導を通じて，妊娠中から出産，離乳食の開始時期以降にいたるまで一貫した支援が図られるよう取り組みが行われている。また，2007（平成19）年に「授乳・離乳の支援ガイド」が作成され，2019（平成31）年には改定版が出された。一方，児童福祉施設での食事提供や栄養管理のありかたについて，子どもの健やかな発育・発達を支援する観点から，具体的な食事計画の作成や評価などの栄養管理の手法については「児童福祉施設における食事の提供ガイド」（平成22年3月）が策定されている。

また，地域保健法に基づいて，市町村保健センターが中心となって，栄養士・管理栄養士による乳幼児を対象とした栄養指導が実施されている。

③成長期

学童期（6～12歳）から思春期（13～15歳）にかけて，乳幼児期とともに著しい成長発達を見せる時期である。身体活動が活発になるこの時期は，適切な運動，調和のとれた食事，十分な休養・睡眠が重要になる。しかし，成長期の子どもたちの間では，朝食の欠食や生活習慣の乱れなどが見られ，学習意欲や体力，気力低下の要因となっている。こうした状況を背景にして，2008（平成20）年6月，学校給食法が食育の観点から見直しが行われ，改正された。この改正によって，学校給食が学校教育の一環として明確な位置づけがなされた。

また，一生のうちで日本人の2人に1人が，がんと診断される時代となり，がん対策の一層の拡充が求められている。このためがん対策推進基本計画では，がん予防，がん医療の充実，がんとの共生の3つの目標を支える基盤整備のひとつとして，「がん教育，普及啓発」を掲げ，小学校高学年から中学，高校でのがん教育を行っている[*1]。（p.26，p.121参照）。

④成人期

成人期（20歳～50歳代）は，生活習慣の乱れ，運動不足そして不規則な食生活などを背景に，糖尿病，高血圧症，脂質異常症などのメタボリックシンドローム（内臓脂肪症候群）の罹患が増加する時期である。このため，「健康日本21（第三次）」では，引き続き健康寿命の延伸と健康格差の縮小，生活習慣病の発症予防と重症化予防など，具体的な目標を掲げ，疾病を予防する一次予防に重点を置いた施策を推進した（p.125参照）。

⑤高齢期

高齢者の栄養状態は，日常生活に影響があるものの割合が5分の1を占め，年齢が高いほど上昇する。2008（平成20）年には，「老人保健法」が「高齢者の医療の確保に関する法律」（昭和57年法律第80号。以下「高齢者医療確保法」

*1 授業では，がんの予防（禁煙，バランスのとれた食事，運動，定期的健診），早期発見（がん検診），治療の重要性，またがんと向き合う人々に対する共感的な理解，自他の命の大切さ，共生の重要性を学ぶことが期待されている。

という）（p.217 参照）となり，栄養指導や介護指導，介護支援プログラムが保健センターを中心に展開されている（高齢者の健康・栄養問題については Chapter2「3. 高齢化社会の現状と栄養・健康政策」，p.37 を参照）。

（2）生活習慣病ハイリスク集団

①生活習慣病の発症・重症化予防のための特定健康診査・特定保健指導プログラム

特定健診・特定保健指導プログラムが導入された背景には，「医療制度改革大綱（平成 17 年 12 月 1 日 政府・与党医療改革協議会）」において，2008（平成 20）年度と比較して 2015（平成 27）年度には，糖尿病などの生活習慣病有病者・予備群を，25％減少させることが政策目標として掲げられ，中長期的な医療費の伸びの適正化を図ることとなったことがある。

この考え方を踏まえ，生活習慣病予防の徹底を図るため，2008（平成 20）年 4 月から，「高齢者医療確保法」により，40 歳から 74 歳の医療保険加入者に対して，内臓脂肪の蓄積などに着目した生活習慣病に関する健康診査（以下「特定健診」という）および特定健診の結果により健康の保持に努める必要がある者に対する保健指導（以下，「特定保健指導」という）の実施が義務づけられ，医師，保健師，管理栄養士が積極的に介入し，確実な行動変容を促すことが求められている。

この政策目標を達成するためには，医療保険者が効果的・効率的な健診・保健指導を実施する必要があることから，健診・保健指導の標準化による事業評価が可能となるよう「標準的な健診・保健指導プログラム」が作成された。

②健康日本 21（第三次）と特定健診・特定保健指導

2024（令和 6）年度より開始された健康日本 21（第三次）においては，健康日本 21（第二次）に引き続き「健康寿命の延伸」を目指し，「生活習慣病の発症予防・重症化予防」に関連してがん，循環器疾患，糖尿病，慢性閉塞性肺疾患に関する目標が設定されている。

このため 2024 年度から開始された第 4 期「特定健診・保健指導プログラム」

● 生活習慣病と食事（栄養疫学研究から）

国立がん研究センターが実施している「多目的コホート研究」では，全国 11 保健所エリアに住む 45 歳以上の約 14 万人を対象に，1990 年開始と 1993 年開始の 2 つの調査に分けて，5 年ごとに計 4 回にわたり追跡調査している。

その分析結果から，食物繊維の摂取量が多い人ほど死亡リスクが低いことが明らかにされた。食品別にみると，豆類・野菜類・果物類の摂取量が多いほど死亡のリスクが低かった。がんをはじめとする生活習慣病等の予防における栄養・食事指導の科学的根拠が，こうした栄養疫学研究から得られている。

においても，生活習慣病に起因する疾病としては，食生活・身体活動・喫煙等に関する不適切な生活習慣が引き金となる肥満，血糖高値，血圧高値，脂質異常，動脈硬化症から起こる虚血性心疾患，脳血管疾患，糖尿病等としている。

第3期からの改訂点としては，特定健診では，メタボリックシンドロームと関係性の高い喫煙および飲酒に関する質問項目を細分化し，対象者の喫煙習慣，飲酒習慣をより詳しく把握できるようにした。また，これまで10時間以上の絶食での空腹時中性脂肪の基準値に「随時中性脂肪」による脂質検査を追加することで，空腹時以外での採血が可能となった。

特定保健指導では，「アウトカム評価」の導入，「見える化」および「ICT活用」の推進が進められる。アウトカム（結果）評価は，これまでは面接を受ければ何ポイントと評価していたが，アウトカム評価では面接を受け指導通り目標が達成された時にポイントを付加するものへと変更した。また保健指導の成果の「見える化」を進めることで，保険者によるアウトカムの達成状況の把握等により，より質の高い保健指導を対象者に還元することが可能となる。さらにICT（情報通信技術，Information and Communication Technology）の活用により遠隔地に住む対象者へのリモートでの指導を進めていくことになる。

なお第3期から行われている非肥満者での脳・心血管疾患の危険因子保有者

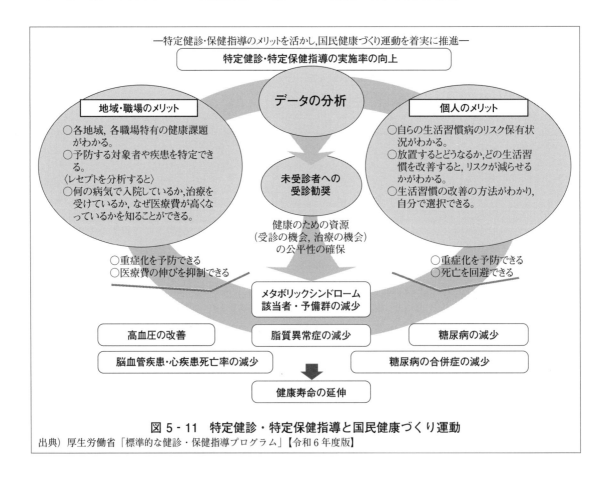

図5-11　特定健診・特定保健指導と国民健康づくり運動
出典）厚生労働省「標準的な健診・保健指導プログラム」【令和6年度版】

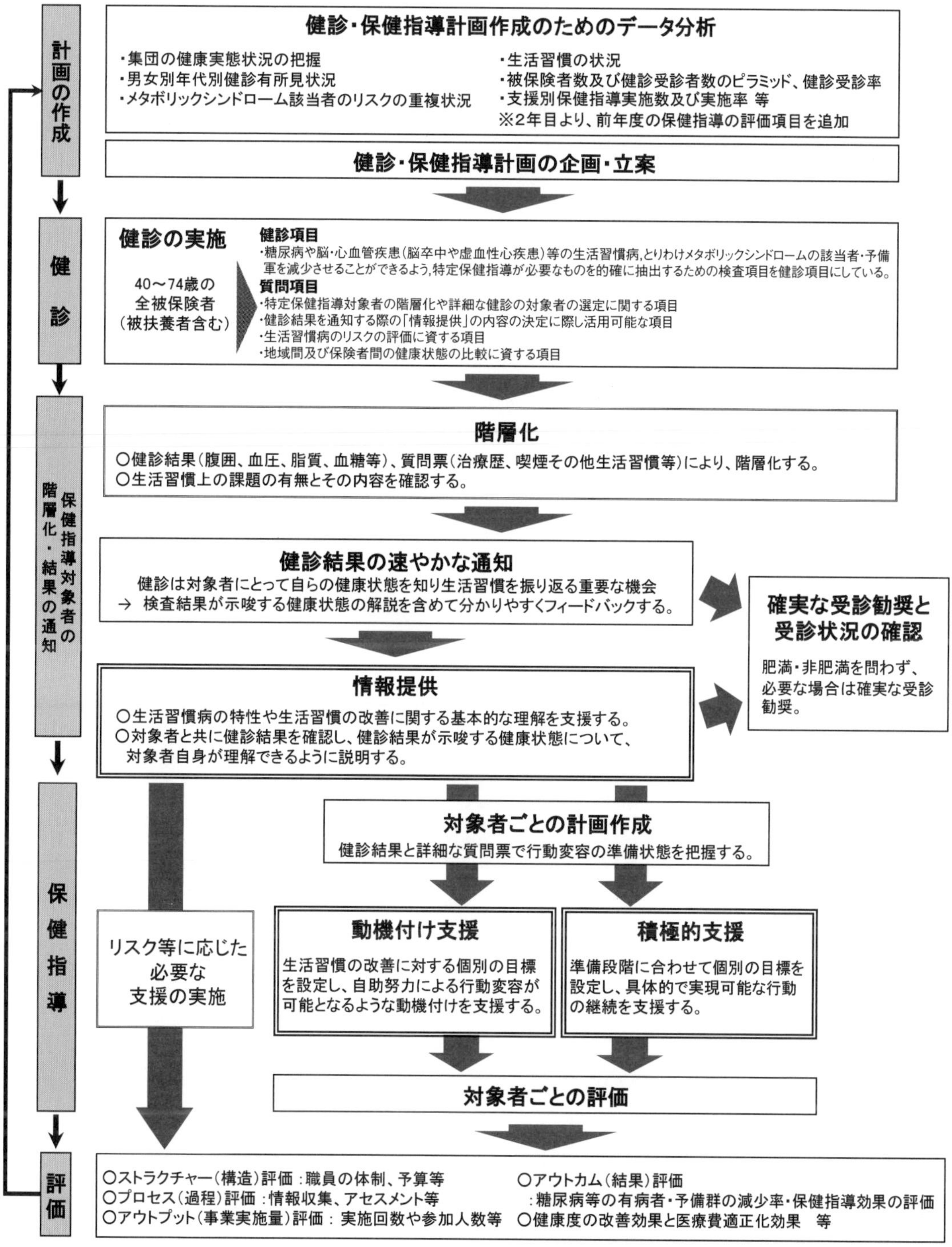

計画の作成

健診

保健指導対象者の階層化・結果の通知

保健指導

評価

健診・保健指導計画作成のためのデータ分析

・集団の健康実態状況の把握
・男女別年代別健診有所見状況
・メタボリックシンドローム該当者のリスクの重複状況

・生活習慣の状況
・被保険者数及び健診受診者数のピラミッド、健診受診率
・支援別保健指導実施数及び実施率 等
※2年目より、前年度の保健指導の評価項目を追加

健診・保健指導計画の企画・立案

健診の実施

40〜74歳の
全被保険者
(被扶養者含む)

健診項目
・糖尿病や脳・心血管疾患(脳卒中や虚血性心疾患)等の生活習慣病,とりわけメタボリックシンドロームの該当者・予備軍を減少させることができるよう,特定保健指導が必要なものを的確に抽出するための検査項目を健診項目にしている。
質問項目
・特定保健指導対象者の階層化や詳細な健診の対象者の選定に関する項目
・健診結果を通知する際の「情報提供」の内容の決定に際し活用可能な項目
・生活習慣病のリスクの評価に資する項目
・地域間及び保険者間の健康状態の比較に資する項目

階層化

○健診結果(腹囲、血圧、脂質、血糖等)、質問票(治療歴、喫煙その他生活習慣等)により、階層化する。
○生活習慣上の課題の有無とその内容を確認する。

健診結果の速やかな通知

健診は対象者にとって自らの健康状態を知り生活習慣を振り返る重要な機会
→ 検査結果が示唆する健康状態の解説を含めて分かりやすくフィードバックする。

確実な受診勧奨と受診状況の確認

肥満・非肥満を問わず、必要な場合は確実な受診勧奨。

情報提供

○生活習慣病の特性や生活習慣の改善に関する基本的な理解を支援する。
○対象者と共に健診結果を確認し、健診結果が示唆する健康状態について、対象者自身が理解できるように説明する。

対象者ごとの計画作成

健診結果と詳細な質問票で行動変容の準備状態を把握する。

リスク等に応じた必要な支援の実施	動機付け支援	積極的支援
	生活習慣の改善に対する個別の目標を設定し、自助努力による行動変容が可能となるような動機付けを支援する。	準備段階に合わせて個別の目標を設定し、具体的で実現可能な行動の継続を支援する。

対象者ごとの評価

○ストラクチャー(構造)評価:職員の体制、予算等
○プロセス(過程)評価:情報収集、アセスメント等
○アウトプット(事業実施量)評価:実施回数や参加人数等
○アウトカム(結果)評価
　:糖尿病等の有病者・予備群の減少率・保健指導効果の評価
○健康度の改善効果と医療費適正化効果　等

図 5-12　生活習慣病予防のための標準的な健診・保健指導計画の流れ(イメージ)
出展)厚生労働省「標準的な健診・保健指導プログラム」令和6年度版】

ステップ1 （内臓脂肪蓄積のリスク判定）
○腹囲とBMIで内臓脂肪蓄積のリスクを判定する。
・腹囲：男性85cm以上，女性90cm以上 → （1）
・腹囲：（1）以外かつBMI≧25kg/m² → （2）

ステップ2 （追加リスクの数の判定と特定保健指導の対象者の選定）
○検査結果及び質問票より追加リスクをカウントする。
┌①血圧高値：a 収縮期血圧130mmHg以上 又は
│   b 拡張期血圧85mmHg以上
│②脂質異常：a 空腹時中性脂肪150mg/dl以上 又は
│   （やむを得ない場合は中性脂肪175mg/dl以上）
│   b HDLコレステロール40mg/dl未満
│③血糖高値：a 空腹時血糖（やむを得ない場合は随時血糖）100mg/dl以上又は
│   b HbA1c（NGSP）5.6％以上
│④質問票：   喫煙歴あり
└⑤質問票：   ①，②又は③の治療に係る薬剤を服用している
○①～③はメタボリックシンドロームの判定項目，④はそのほかの関連リスクとし，④喫煙歴については①から③までのリスクが1つ以上の場合にのみカウントする。
○⑤に該当する者は特定保健指導の対象にならない。

ステップ3 （保健指導レベルの分類）
ステップ1，2の結果を踏まえて，保健指導レベルをグループ分けする。なお，前述の通り，④喫煙歴については①から③のリスクが1つ以上の場合にのみカウントする。
（1）の場合
　①～④のリスクのうち，追加リスクが
　　　　　2以上の対象者は積極的支援レベル
　　　　　1の対象者は動機付け支援レベル
　　　　　0の対象者は情報提供レベル　とする。
（2）の場合
　①～④のリスクのうち，追加リスクが
　　　　　3以上の対象者は積極的支援レベル
　　　　　1又は2の対象者は動機付け支援レベル
　　　　　0の対象者は情報提供レベル　とする。

ステップ4 （特定保健指導における例外的対応等）
○65歳以上75歳未満の者については，日常生活動作能力，運動機能等を踏まえ，QOL（Quality of Life）の低下予防に配慮した生活習慣の改善が重要であること等から，「積極的支援」の対象となった場合でも「動機付け支援」とする。
○降圧薬等を服薬中の者については，継続的に医療機関を受診しているはずなので，生活習慣の改善支援については，医療機関において継続的な医学的管理の一環として行われることが適当である。そのため，保険者による特定保健指導を義務とはしない。しかしながら，きめ細かな生活習慣改善支援や治療中断防止の観点から，医療機関と連携した上で保健指導を行うことも可能である。また，健診結果において，医療管理されている疾病以外の項目が保健指導判定値を超えている場合は，本人を通じて医療機関に情報提供することが望ましい。

図5-13　保健指導対象者の具体的な階層化の方法

資料）厚生労働省「標準的な健診・保健指導プログラム」【令和6年度版】より作成

表5-11　特定保健指導の対象者（階層化）

腹囲	追加リスク	④喫煙歴*	対象	
	①血圧　②脂質　③血糖		40－64歳	65－74歳
≧85cm（男性） ≧90cm（女性）	2つ以上該当		積極的支援	動機付け支援
	1つ該当	あり		
		なし		
上記以外で BMI≧25kg/m²	3つ該当		積極的支援	動機付け支援
	2つ該当	あり		
		なし		
	1つ該当			

（注）喫煙歴の斜線欄は，階層化の判定が喫煙歴の有無に関係ないことを意味する。
＊質問票において「以前は吸っていたが最近1ヶ月は吸っていない」場合は，「喫煙なし」として扱う。
出典）厚生労働省「特定健康診査・特定保健指導の円滑な実施に向けた手引き（第3版）」

への生活習慣改善の保健指導は引き続き行われる（表 5 - 12）。

③保健事業と特定健診・特定保健指導の関係

　成人の健康の維持向上・回復を目的とした保健指導（栄養指導を含む。以下同じ）は，医師法，保健師助産師看護師法，栄養士法，高齢者医療確保法，健康増進法，労働安全衛生法，健康保険法，学校保健安全法などにその法律上の根拠がある。また，健康増進事業実施者は，健康教育，健康相談その他，国民の健康の増進のために必要な事業を，積極的に推進するよう努めなければならないことが健康増進法第 4 条に定められている。これらの規定により，医療保険者も，被保険者や被扶養者に対する健診・保健指導を含めた保健事業にも積極的に取り組むことが求められている。特定健診・特定保健指導は，保健事業のうち，高齢者医療確保法に基づき医療保険者の義務を明確にしたものである（p.142，図 5 - 11 参照）。

　なお特定健診・保健指導の対象外となる 40 歳未満の場合には事業主等により，また 75 歳以上については高齢者医療確保法に基づき後期高齢者医療広域連合により行われる。

表 5 - 12　非肥満の脳・心血管疾患危険因子保有者への改善指導

※優先度が高い順に◎→○→△

	減塩	カリウム摂取※1	食物繊維摂取	カルシウム摂取	総エネルギー源	糖質減	脂質の調整	過量飲酒の改善	禁煙	身体活動	食行動の改善	適正体重の維持（減量）※2
血圧	◎	◎	○	○	△[1]	△[1]		◎	◎	◎		○
血糖			○		◎	◎			○	◎	○[2]	○
HDL-C					△	△			◎	◎		○
TG			○		◎	◎[3]		◎	○	◎		○
LDL-C			○				◎[4]		○		△	△
喫煙									◎			

※１　要医療レベルの腎機能異常がある場合には受診勧奨を行う。
※２　やせの場合を除く
1)　過去の経過で体重増加が明らかな場合
2)　よく噛み食事を楽しむ，食べる順番，朝食をとる，やけ食い・無茶食いをしない，食事の時間・間食回数
3)　ショ糖等の単純糖質を減らす
4)　飽和脂肪酸の摂取を減らす，コレステロールの摂取を減らす，多価不飽和脂肪酸の摂取を減らす
出典）厚生労働省「標準的な健診・保健指導プログラム」【令和 6 年度版】

◆演習問題

以下の記述の内容が正しければ「○」を，誤っていれば「×」を（　　）内に記しなさい。

1．栄養士法において，栄養士の業務独占に関することが規定されている。　（　　）

2．栄養士法では，栄養士の定義が規定されている。　（　　）

3．健康増進法には，国と地方公共団体の責務が規定されていない。　（　　）

4．健康増進法では，厚生労働大臣が栄養指導員を任命することができると規定されている。
　（　　）

5．食育基本法は，特定給食施設における栄養管理について規定している。（　　）

6．脳卒中・循環器病対策基本法において，国民は，日常生活の中で循環器病の予防に積極的に
　努めるよう規定されている。（　　）

7．健康日本21（第三次）は，2021（令和3）年度からの10か年計画である。（　　）

8．第4次食育推進基本計画は，10か年計画である。（　　）

9．2016（平成28）年に改定された食生活指針は，食生活全体を視野に入れた13項目で構成され
　ている。（　　）

10．食事バランスガイドは，食生活指針を具体的な行動にうつすために，何をどれだけ食べたら
　よいかの目安が示されている。　（　　）

11．食事バランスガイドに地域の特性を生かした料理などを盛り込むことは，いっさい認められ
　ていない。　（　　）

12．乳幼児を対象とした栄養指導は，都道府県の行政栄養士が中心となって実施している。（　　）

13．特定健診・特定保健指導では，65歳以上のすべての国民に対して積極的支援を行う。（　　）

⋯⋯

◎解答
1．（×）
2．（○）
3．（×）
4．（×）
5．（×）
6．（○）
7．（×）
8．（×）
9．（×）
10．（○）
11．（×）
12．（×）
13．（×）

諸外国の健康・栄養政策

〈学習のポイント〉
●世界の健康・栄養問題と各国の特性をふまえた栄養政策について理解する。
●世界の人口と食料・栄養問題，食料自給率について理解する。
●諸外国の栄養士制度や世界の栄養士の活動から，日本の栄養士の役割を考察する。
●さまざまな国の健康・栄養問題に応じて策定されている栄養政策について理解し，それらに関与する栄養士の役割について考察する。

1 世界の健康・栄養問題の現状と課題

1）栄養・食料水準の現状

（1）栄養・食料水準の格差（先進国と開発途上国）

　先進国では，「飽食と浪費」に代表される十分な食料の供給とムダが生じており，エネルギー供給量と実際の摂取量に大きな差がみられる。一方，開発途上国では，戦争，内乱などの政治的不安定や，経済の低迷，また地球温暖化による干ばつ，洪水，砂漠化などの自然災害により，十分な食料が供給されていない状態が依然として続き，世界人口のおよそ 10 人に 1 人が慢性的な食料不足の状態にある（図 6-1）。

　国際連合食糧農業機関（FAO）は，栄養不足を「身体機能，健康および通常の活動を維持するために，個人が必要とする摂取エネルギー量が継続的に不十分な食料の摂取状態」と定義している。

　FAO，国連 WFP（World Food Programme）の報告によれば，世界の栄養不足人口（慢性的飢餓人口）は，2005 年から減少し続けていたが，2017 年以降少しずつ増加に転じ，2019 年の世界の栄養不足人口は 6 億 1800 万人（世界人口の 8％），また新型コロナウイルス感染症（COVID-19）がパンデミック化した 2020 年には 7 億 2,100 万人（世界人口の 9.3％），さらに 2022 年には 6 億 9,100 万人から 7 億 8,300 万人が栄養不足状態にあったとみられている。これは世界人口の 8.6％から 9.8％に相当する（p.158 参照）。

　また，2022 年末時点で支援を必要とする危機的な食料不足の状態ある人々（IPC/CH[*1] フェーズ 3 以上）は，世界の 58 の国と地域で 2 億 5,800 万人（前年比 6,500 万人増）となっている。このうちもっとも深刻な飢餓の状態にあり早急な支援が必要となる人々（フェーズ 5）は，ソマリア，南スーダンなどを中心に 37 万 6,000 人となっている（p.160 参照）。

（2）栄養の二極分化

　近年，開発途上国では，とくに都市部で肥満や冠動脈疾患，がん，糖尿病など

*1 **IPC/CH**：IPC（統合的食料保障レベル分類：Integrated Food Security Phase Classification）および CH（食料保障の分類：Cadre Harmonise）は，国際的に認められた極度の飢餓の測定方法。IPC/CH フェーズ 3 は Crisis（危機的）とされ，慢性的な食料不足とは同じではなく，危機的な状況を脱するための支援が必要な深刻な食料不足状況。フェーズ 4 は Emergency（緊急）とされ，より深刻な食料不足状況で緊急支援が必要な状況。フェーズ 5 は Catastrophe/Famine（大災害／飢餓）とされ極端に食料が不足し，飢餓，餓死，困窮といったもっとも危機的かつ深刻な食料不足状態を指す。

の非感染性疾患（Non-Communicable Diseases：NCDs）が増加。これは過剰栄養や身体活動の低下により，疾病の構造が変化する「栄養転換（nutrition transition）」のためである。一方で，低栄養の問題は依然として解消されず「栄養障害の二重負荷（double burden of malnutrition）」が新たな課題となっている。2022年では食料不足により，世界の5歳未満の子どもの22.3%（1億4,810万人）が成長阻害（低身長），6.8%（4,500万人）の子どもが低体重の状態の一方，5.6%（3,700万人）の子どもが過体重となっている。日本でも高齢者・若年女性の低栄養や子どもの貧困と，子どもや成人の過剰栄養が問題となっている。

なおWHOでは，2012年に2025年までの目標達成を目指す6つの国際栄養目標2025（Global Nutrition Targets 2025）[*1]を発表している。

*1　国際栄養目標2025：
「5歳以下の子どもの発育阻害の割合を40%削減」「生殖可能年齢の女性の貧血を50%削減」「出生時の低体重を30%削減」「子どもの過体重を増やさない」「月齢6カ月までの完全母乳育児の割合を50%以上に」「小児期の消耗症の割合を5%以下に削減・維持」

（3）新型コロナウイルス感染症と過栄養・低栄養

2019年12月末に中国・湖北省武漢市で発生した新型コロナウイルス感染症（COVID-19）は，またたくまに世界中に広がり，2020年3月にはWHO（世界保健機関）が「国際的に懸念される公衆衛生上の緊急事態」（PHEIC）を発表し，パンデミック（pandemic 世界的な流行）であると宣言した。世界中の各都市ではロックダウンが行われ，2021年初頭からは欧米を中心にワクチン接種が開始された。

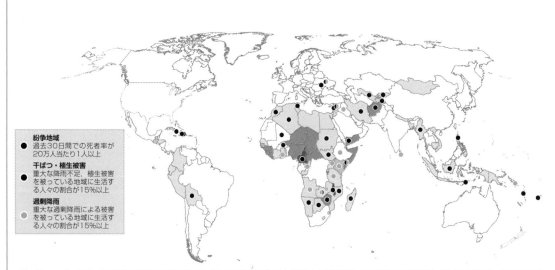

The Hunger Map[LIVE]は，世界の国々を以下で示すリスクレベルをもとに識別し作成した：食料不足人口の蔓延率，および緊急または超緊急レベルでの食料支援システムに依存せざるを得ない世帯の蔓延率，また2023年12月末以前の過去90日間におけるこれら蔓延率の変化。各国の階層化はサブナショナルレベルで定義した段階から導きだしたものである。各段階は下記のクライテリアに基づく。

| 段階① 極度のリスクおよび状況の悪化：上記の2つの指標の平均値が蔓延率40%以上であり，かつ過去90日間において2つの指標の平均値に重大な悪化が見られるサブナショナル地域。国民の少なくとも10%が段階1のレベルにある国。 | 段階② 高いリスクおよび状況の安定：上記の2つの指標の平均値が40%以上の蔓延率であるが，過去90日間において2つの指標の平均値に重大な悪化が見られないサブナショナル地域。段階1に該当せず，かつ段階1および段階2と判断される人口の合計が少なくとも10%の国。 | 段階③ 中程度のリスクおよび状況の悪化：上記の2つの指標の平均値が蔓延率40%以下であり，過去90日間において2つの指標の平均値に重大な悪化が見られるサブナショナル地域。段階1および段階2に該当せず，かつ少なくとも国民の10%が段階3に属する国。 | 段階④ 中程度のリスクおよび状況の安定：上記の2つの指標の平均値が蔓延率40%以下であり，過去90日間において2つの指標の平均値に重大な悪化が見られないサブナショナル地域。段階1，段階2，段階3に該当せず，段階4と判定された国。 |

図6-1　世界の飢餓状況

出典）Hunger Map[LIVE]＜国連WFP 発行，2023年12月末時点＞をもとに作製

　WHOの発表では，2023年8月末時点で全世界の感染者数は7億6,900万人，死者600万人（いずれも累計）となっている。パンデミックのピークは2022年1月で，感染者数は2,300万人／週，死者数は10万人／週を超えた。その後も幾度か小さな感染拡大があったが，2023年5月にPHEICの終了を宣言した。3年以上続いた最高レベルの警戒が解かれ，パンデミック終焉に向けた大きな一歩といえる。ただし，新型コロナウイルス感染症は依然として大きな脅威だと警告しており，今後は，各国が最善と考える方法で対処していくことになる。

　米国疾病予防管理センター（CDC）が2020年に公表した新型コロナウイルス感染症重症化の主要なリスク要因として，がん，糖尿病，心疾患，慢性肺疾患などの疾病や，深刻な肥満（BMI ≧ 40 kg/m²）や喫煙などの生活習慣との関連が報告されている。また深刻な肥満だけでなく，太り気味（25 ≦ BMI ＜ 30）や肥満（30 ≦ BMI ＜ 40），高血圧などの重症化リスクの可能性も指摘されている。

　また，新型コロナ感染症の罹患や重症化に関わるもっとも重大な栄養上の問題に低栄養がある。低栄養状態では免疫能が低下し，易感染性となる。特に高齢者は加齢に伴い免疫能が低下しており，加えて，高齢者はしばしば共通基盤として低レベルの慢性炎症を併発しているため，感染しやすくまた重症化もしやすい。慢性炎症は低栄養を助長し，免疫能がさらに低下するという悪循環を生じさせるため，良好な栄養状態を保つことは感染症予防対策として重要である。

2) 栄養政策
(1) アメリカの栄養政策
①ヘルシーピープル

　1974年に，カナダのラロンド保健大臣による報告書が発表され（ラロンド報告），疾病予防から健康増進へ重点を移す考え方が提唱された。

　アメリカでは1977年のマクガバン報告で，国民の食事パターンの改善の方向を示し，その実現に向けた行動をとるよう，アメリカの食事目標を定めた（表6-1，図6-2）。そして1979年に「ヘルシーピープル」という新たな国民的健康政策を打ち出し，特に個人の生活習慣の改善に重点が置かれた。「ヘルシーピープル」では科学的根拠に基づいた数値目標を設定し，国民的運動として目標を達成する手法がとられ，1980年に「ヘルシーピープル1990」が発表された。

　その後10年ごとに更新され，現在「ヘルシーピープル2030」が実施されている。「ヘルシーピープル2030」では，達成目標項目数を2020年版の1,000から355に絞り込むことにより，重複をさけ，緊急の公衆衛生問題に優先的に対応できるようにしている（表6-2）。

　わが国の「健康日本21」はヘルシーピープルの策定方法を取り入れている。

②食生活指針・フードガイド

　1980年からは，5年ごとに「アメリカ人のための食生活指針」が策定されている。その後，1992年には「フードガイドピラミッド」が，2005年には栄養の

表6-1 マクガバン報告改訂第2版
(1977年12月)

- 肥満を避けるため，消費熱量と同じだけの熱量しか摂取しないこと。もし肥満になれば，熱量摂取を減らし，消費を増加させること。
- 複合炭水化物及び「天然に存在する」糖分の摂取量を総摂取量の約28％から約48％に増加させること。
- 精製糖及び加工糖の摂取を約45％減らし，総摂取量の約10％とすること。
- 全脂肪摂取熱量を総摂取量の約40％から約30％に減らすこと。
- 飽和脂肪酸の摂取量を総摂取量の約10％に減らすこと。多価不飽和脂肪酸と一価不飽和脂肪酸の摂取のバランスをとり，それぞれが総摂取熱量の約10％になるようにすること。
- コレステロールの摂取量を1日300mgにまで減らすこと。
- ナトリウムの摂取量を制限するため，食塩の摂取を1日5gに減らすこと。

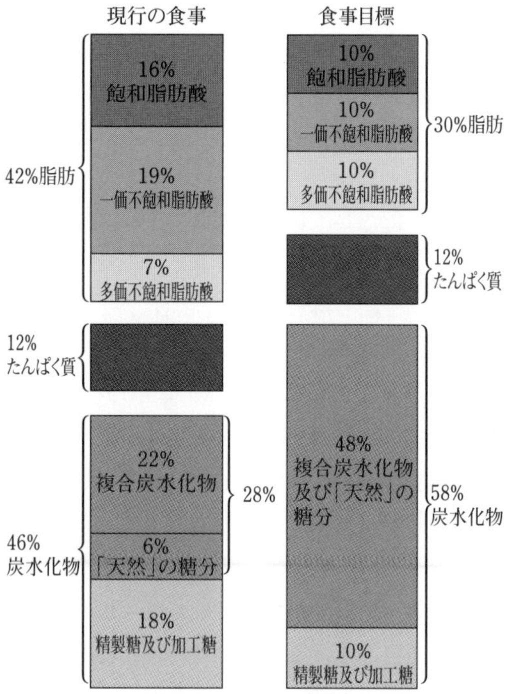

現行の食事

- 42%脂肪
  - 16% 飽和脂肪酸
  - 19% 一価不飽和脂肪酸
  - 7% 多価不飽和脂肪酸
- 12% たんぱく質
- 46% 炭水化物
  - 22% 複合炭水化物
  - 6%「天然」の糖分 } 28%
  - 18% 精製糖及び加工糖

食事目標

- 10% 飽和脂肪酸
- 10% 一価不飽和脂肪酸 } 30%脂肪
- 10% 多価不飽和脂肪酸
- 12% たんぱく質
- 58% 炭水化物
  - 48% 複合炭水化物及び「天然」の糖分
  - 10% 精製糖及び加工糖

図6-2 アメリカの食事目標（1977）

バランスと身体活動を強調した「マイピラミッド」（図6-3），2011年から「マイプレート」（p.152の図6-4）に変更された。

2020年には「アメリカ人のための食生活指針（2020-2025）」（p.152の表6-3）が策定され，初めての試みとして，"healthy dietary pattern"（健康的な食事パターン）として推奨される食品の組み合せが，すべてのライフステージごとに提示されている。また，「マイプレート」も新しい食生活指針に基づいて刷新された。個人の年齢や体重などを入力し，何をどれだけ食べればよいかの「マイプレート計画」をインターネット上で確認できるようになっている。

③栄養成分表示

2016年に米国食品医薬品局（FDA）は，栄養成分表示規則の改正内容を公表した。変更のポイントとして，①1回当たり量（サービングサイズ）を基準として，エネルギーなどの表示を強調するデザインに刷新，②食品と肥満や心疾患に関

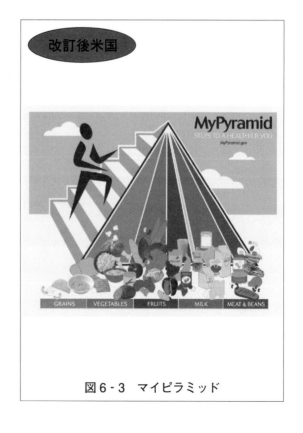

図6-3 マイピラミッド

表6-2 ヘルシーピープル2030「栄養と健康な食事」分野の目標値

	栄養と健康な食事 (一般)	現状値	目標値
NWS-01	家庭で十分な食料を確保できていない状況を改善し栄養不足をなくす	11.1%	6%
NWS-02	18歳未満の子どもが家庭でほとんど食事を摂れていない状況を解消する	0.59%	0%
NWS-06	果物の摂取量を増やす (2歳以上)	0.51カップ/1,000kcal	0.56カップ/1,000kcal
NWS-07	野菜全般の摂取量を増やす (2歳以上)	0.76カップ/1,000kcal	0.84カップ/1,000kcal
NWS-08	緑黄色野菜・豆類の摂取量を増やす (2歳以上)	0.31カップ/1,000kcal	0.33カップ/1,000kcal
NWS-09	精製していない穀類の摂取量を増やす (2歳以上)	0.46オンス/1,000kcal	0.62オンス/1,000kcal
NWS-10	添加糖の摂取比率を減らす (対エネルギー総摂取量) (2歳以上)	13.5%	11.5%
NWS-11	飽和脂肪酸の摂取比率を減らす (対エネルギー総摂取量) (2歳以上)	11.4%	8.4%
NWS-12	1日当たりのナトリウム摂取量を減らす (2歳以上)	3,406mg	2,725mg
NWS-13	1日当たりのカルシウム摂取量を増やす (2歳以上)	1,077mg	1,184mg
NWS-14	1日当たりのカリウム摂取量を増やす (2歳以上)	2,512mg	2,763mg
NWS-15	1日当たりのビタミンD摂取量を増やす (2歳以上)	15.8μg	19.0μg
NWS-16	1〜2歳児の鉄欠乏症を減らす	6.3%	2.1%
ECBP-D02	不健康な食品,飲み物を販売しない学校の割合を増やす	検討中	
	青少年		
AH-04	学校朝食プログラムに参加する生徒の割合を増やす	23.6%	34.9%
AH-R03	該当する生徒のサマーフードサービスプログラムへの参加割合を増やす	検討中	
	がん		
C-R01	がん患者のQOLを向上させる	検討中	
	糖尿病		
D-D01	CDC (米国疾病予防管理センター) 認定2型糖尿病予防プログラム該当者の受講割合を増やす	検討中	
	心臓病,脳卒中		
HDS-04	18歳以上の高血圧の者の割合を減らす	29.5%	27.7%
HDS-06	成人のコレステロール値を減らす	190.9mg/dL	186.4mg/dL
	乳幼児		
MICH-15	生後6か月までの完全母乳による育児の割合を増やす	24.9%	42.4%
MICH-16	1歳まで母乳を与えられている子どもの割合を増やす	35.9%	54.1%
	過体重・肥満		
NMS-03	成人肥満者の割合を減らす	38.6%	36.0%
NMS-05	成人肥満者の専門医によるカウンセリングを受ける者の割合を増やす	24.8%	32.6%
	女性		
MICII-12	十分な葉酸を摂取する出産適齢期の女性の割合を増やす	82.6%	86.2%
NMS-17	12歳から49歳までの女性の鉄欠乏症を減らす	11.0%	7.2%
	職場		
ECBP-D05	従業員の健康増進プログラムに栄養プログラムを取り入れる職場の割合を増やす	検討中	

出典) Office of Disease Prevention and Health Promotion "Healthy People 2030 (Browse Objectives, Health Behaviors, Nutrition and Healthy Eating)"

連する最新の栄養科学データを反映,③「サービングサイズ」と「パック当たり」の表示を変更,が実施された (図6-5)。

今回から,ビタミンAとビタミンCの表示は任意となり,ビタミンDとカリウム (Potassium) は義務表示となった。「添加糖」は,「アメリカ人のための食生活指針」の推奨項目の内容を受け,新たに表示することとなった。また,サービングサイズの見直しも実施され,アメリカ人が実際に摂取している量を基準に

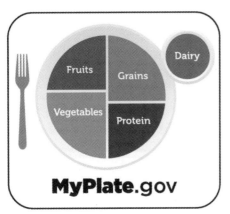

My Plate メッセージ
健康的に食べることは，一口ごとに，時間の経過とともに効果が増していきます。小さな変化が大切です。My Plate を使用して賢く，シンプルに始めましょう。
【果物】お皿の半分は果物と野菜で：丸ごとの果実に注目を
【野菜】お皿の半分は果物と野菜で：野菜の種類はバラエティーに
【穀類】穀類の半分は全粒穀物で
【たんぱく質食品】さまざまな食材からたんぱく質を
【牛乳・乳製品】牛乳やヨーグルトは低脂肪あるいは無脂肪に

図6-4　MyPlate

表6-3　アメリカ人のための食生活指針（2020-2025）

どのような食事も「アメリカ人のための食生活指針」を拠りどころとしましょう
1. すべてのライフステージで健康的な食事パターンを取り入れましょう
　どのライフステージにおいても，健康的な食事を取り入れるのに早すぎたり遅すぎたりすることはありません。
2. 個人の嗜好，文化的伝統，予算に応じて、自分に合った栄養素密度の高い食品や飲み物を選び，楽しみましょう
　食生活指針では，個人のニーズや好みに合わせられるフレイムワークを提供しています。
3. 栄養素密度の高い食品や飲み物を選ぶことで，各食品群の求める食品を摂り，カロリー制限内に収めるようにしましょう
　健康的な食事パターンは，すべての食品群において，栄養素密度が高く，適切な量，そしてカロリー制限内に収まった食品や飲みもので構成されています。
4. 添加糖，飽和脂肪，塩分を多量に含む食品や飲み物を制限し，アルコール飲料も控えましょう
　健康的な食事パターンには，余分な砂糖，飽和脂肪酸，塩分，そしてアルコール飲料を受け入れる余地はありません。

変更された。さらに，1回ですべて摂取する可能性があるものについては，「サービングサイズ当たり」と「パック当たり」の両方の表示が必要になった。ソーダ類やアイスクリームを1回で全部摂取したら，どれくらいのエネルギーや栄養素の量になるのかわかりやすくなった。

(2) 主要各国の栄養政策

①食生活指針・フードガイド

　スウェーデンでは，1963年にフードガイドが公表され，1968年に食生活指針が策定された。また，ノルウェーでは，1982年から食生活指針を用いた国民運動が実施された。このような動きを受け，1995年のWHO/FAO合同会議において，「食物ベース食生活指針」の策定方針が検討され，科学的根拠と疫学研究の結果に基づき，対象地域の環境を考慮することなどが提示された。

　現在，世界の約100か国で，各国の状況に則した食生活指針とフードガイドが策定されており，国連食糧農業機関（FAO）のホームページ上に各国の英語訳された食生活指針等が集約されている（表6-4〜6-14）。各国の食生活指針をみると，非感染性疾患（NCDs）の蔓延を背景に，脂質，砂糖，食塩の過剰摂取を控え，さまざまな食材からの栄養素の摂取，積極的な身体活動の実施等を推奨している。

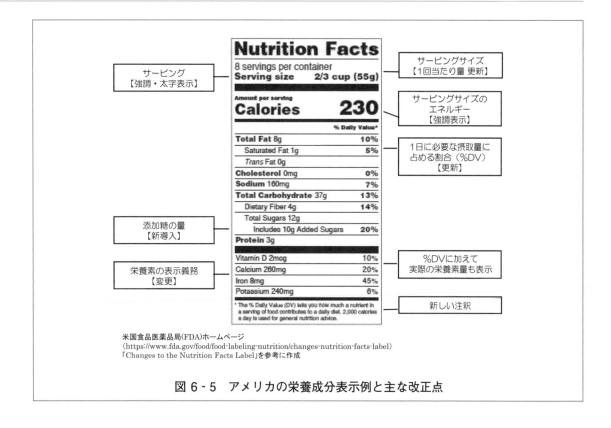

米国食品医薬品局(FDA)ホームページ
(https://www.fda.gov/food/food-labeling-nutrition/changes-nutrition-facts-label)
「Changes to the Nutrition Facts Label」を参考に作成

図 6‑5　アメリカの栄養成分表示例と主な改正点

表 6‑4　カナダの食生活指針 (2022 年)

健康的な食事の仕方は，食べている食物以上に大切です。それはあなたが，いつ，どこで，なぜ，どのように食べるか，ということでもあります
・食習慣に気をつけましょう
・できるだけ調理するようにしましょう
・食事を楽しみましょう
・ほかの人と一緒に食事をとりましょう
毎日，さまざまな健康によい食品を摂取する習慣を身につけましょう

・たくさんの野菜と果物，全粒穀類，たんぱく質食品を摂取しましょう。たんぱく質食品は植物性のものをより多く
・加工食品の摂取は控えましょう。食べるときは，ごくたまに少量を
・飲み物を選ぶ際はまず水を第1に
・食品表示を活用しましょう
・あなたの食品選択に影響を及ぼす可能性のある食品メーカーの宣伝には注意しよう

資料）FAO ホームページ

表 6‑5　オーストラリアの食生活指針 (2013)

・積極的な身体活動と，エネルギー必要量に見合った栄養価の高い食品，飲み物を選ぶことで，健康的な体重を達成・維持しましょう
・毎日，以下の5つの食品群から栄養価の高い多様な食品を楽しみましょう
　・たくさんのさまざまな種類と色の野菜（豆野菜を含む）
　・果物
　・主に全粒粉・未精製穀類のパン，シリアル，米，パスタなどの穀類（あるいは食物繊維の多い穀類）
　・赤身肉，鶏肉，魚，卵，豆腐，種実類，豆類
　・低脂肪の牛乳，ヨーグルト，チーズおよび強化豆乳などの代替乳製品
以上の5つの食品に加え十分な水を飲みましょう
・飽和脂肪酸，食塩，砂糖が添加された食品，アルコール飲料の摂取は控えましょう
・母乳育児を推奨，支援，推進しましょう
・食物の取り扱いには十分な注意を。衛生的に調理・保管しましょう

資料）FAO ホームページ

表 6-6 韓国の食生活指針（2016年）

- 多様な食物を食べましょう（米およびその他の穀類，野菜，果物，牛乳および乳製品，肉類，魚類，卵，豆類）

- 朝食欠食はしないようにしましょう

- 過食や食べ過ぎはやめて，身体活動を増やしましょう

- 塩分・糖分・脂肪の少ない食品を選びましょう

- 水を飲んで，加糖飲物はひかえましょう

- アルコール飲料は飲まないようにしましょう

- 安全に調理し，計画をたてて食事をしましょう

- 地域の食材を使った料理を楽しみましょう

- 家族で食事をとる機会を増やしましょう

資料）FAO ホームページ

表 6-7 イギリスの食生活指針 （2016年）

　もっと健康的で持続可能な食事のバランスをとれるよう，フードガイドを使いましょう。
　このガイドは，各食品グループから何をどれだけ摂取すべきか示しています。
（女性：2,000 kcal/日，男性：2,500 kcal/日＝すべての食品＋すべての飲料）

- 毎日，果物と野菜を少なくとも5つ食べましょう
- いも，パン，米，パスタなど食物繊維の多い炭水化物を食事の基本にしましょう。（全粒穀物あるいは脂質・食塩・砂糖の添加の少ないものを）
- 不飽和脂肪酸の油脂類を選び，少なめに
- 低脂肪・低糖分の乳製品，または強化豆乳などの代替乳製品を選びましょう
- 豆類をもっと食べ，魚は継続的に週2回，そのうち1回は脂肪の多いものにしましょう。赤肉と加工肉は少なめに

水分は日に6-8杯（水，低脂肪乳，無糖飲料（紅茶やコーヒー）も含めます）。フルーツジュースまたはスムージーは，1日150 mlまで

パッケージの栄養成分表示をチェックしましょう

低脂肪，低塩分，低糖分の食品を選択しましょう

菓子類・調味料は少なめに，ときどきにしましょう

資料）FAO ホームページ

表 6-8 フランスの食生活指針（2019年）

強く推奨される項目
- 1日当たり果物，野菜を少なくとも5サービング，また食塩加工されていないナッツ類を手のひら分摂取
- 豆類（レンズ豆，ひよこ豆など）を少なくとも週2回
- 家庭で料理するようにしましょう
- 少なくとも毎日，30分の早歩きに相当する運動を（階段の使用や小走りの買い物など）

望ましい推奨項目
- 有機栽培の食品，季節の地産食材
- パスタ，パン，ライス，芋などの100％でんぷん質の食品を
- 週2回は魚を，そのうち1回はイワシ，サケなど脂質の多い魚を
- 油脂は菜種，クルミ，オリーブなどのオイルを（バター，マーガリンは少量を）
- 乳製品（牛乳，ヨーグルト，チーズなど）を1日2製品摂取

制限する項目
- 肉類の摂取：鶏肉は好ましいが，牛，豚，羊などは週500gまで
- 加工肉の摂取は週500gまで
- 食塩摂取量は1日5gまで
- 砂糖添加の飲み物，脂質・甘味・食塩添加などの加工食品の摂取を控える
- 栄養スコア（Nutri-Score）がDまたはEの食品は控える
- アルコール摂取は1日グラス2杯まで，また毎日飲まない
- 座位時間の制限：2時間ごとに軽い散歩を，スクリーン時間には注意を

資料）FAO ホームページ

表 6-9 ドイツの食生活指針（2022年）

- 多様な食品を楽しみましょう

- 野菜と果実は1日5皿

- 全粒穀類をより多く

- 動物性食品は最後に選びメニューを完成させましょう

- 健康を促進する脂質を選択しましょう

- 砂糖，食塩の摂取を減らしましょう

- 水は最良の選択です

- 丁寧に調理した食事を提供しましょう

- 食事に意識を向けて楽しみましょう

- 体重管理をして活動的に過ごしましょう

資料）FAO ホームページ

表 6 - 10　中国の食生活指針（2016 年）

・主食となる穀類と一緒に，さまざまな食物を食べましょう

・バランスのとれた食事と運動を心がけ，健康的な体重を維持しましょう

・野菜や牛乳，大豆を十分に摂取しましょう

・魚，家禽，卵，赤身肉を適量摂取しましょう

・食塩と脂質を減らし，砂糖やアルコール飲料を控えましょう

・食べ物の無駄をなくし，食文化の新たな慣習を築きましょう

資料）FAO ホームページ

表 6 - 12　インドの食生活指針（2011 年）

・バランスのよい食事をとるために，さまざまな食物を食べましょう

・妊娠中および授乳中の女性は，より多くの食物を摂取し，健康に注意しましょう

・生後6か月までは母乳のみで育て，2歳まで，あるいはできるだけ長い期間，母乳を与えましょう

・生後6か月以降の幼児には，家庭で作った離乳食を与えましょう

・子どもや思春期の若者たちには，健康であれ病期であれ，十分かつ適切な食事を与えましょう

・野菜や果実をたくさん食べましょう

・食用油，動物性食品の使用は適量を。ギー（液状バター），バター，バナスパティ（水素添加した植物油）の使用をできるだけ少なくしましょう

・過食を避け，過体重，肥満を防ぎましょう

・定期的な運動と活発な身体活動により理想体重を維持しましょう

・食塩の摂取は最小限に抑えましょう

・安全で清潔な食物を使用しましょう

・食材を正しく下処理し，適切な調理方法を心がけましょう

・水をたくさん飲み，清涼飲料水はほどほどに

・食塩，砂糖，脂質を多く含む加工食品の摂取を最小限に抑えましょう

・高齢者の食事には，微量栄養素を多く含んだ食物を取り入れ，元気で活動できるようにしましょう

資料）FAO ホームページ

表 6 - 11　インドネシアの食生活指針 （2014）

・さまざまな種類の食物を食べましょう

・野菜や果物をたくさん食べましょう

・動物あるいは植物由来のたんぱく質を多く含む食品を食べましょう

・さまざまな主食を食べましょう

・砂糖，食塩，脂質を含む食品の摂取を控えましょう

・毎日，朝食を食べましょう

・安全な水を十分に飲みましょう

・食品表示ラベルを読みましょう

・石けんを使って，流水で手を洗いましょう

・十分な身体活動により，適正体重を維持しましょう

資料）FAO ホームページ

表 6 - 13　バングラデシュの食生活指針（2013 年）

・毎食，さまざまな食品を食べて，バランスのよい食事を摂りましょう

・油，脂質の使用はほどほどに

・食塩の摂取と調味料を減らし，ヨード強化塩のみを使用しましょう

・砂糖，菓子類，加糖飲料の摂取を減らしましょう

・毎日，たくさんの水を飲みましょう

・安全で清潔な食べ物や飲み物を摂取しましょう

・バランスの良い食事と定期的な運動で理想体重を維持しましょう

・正しい調理と健康的な食事で，健康な生活習慣を身につけましょう

・妊娠中および授乳中は，より多くの食物を食べましょう

・生後6週間は母乳のみで育て，6週間後からは十分な離乳食（補助食）を開始しましょう

資料）FAO ホームページ

②非感染性疾患（NCDs）に関連する栄養政策

世界の死亡原因の7割以上が非感染性疾患（NCDs）によるものである。NCDsには心臓病，がんなどの生活習慣病のほか，慢性閉塞性肺疾患（COPD）などの慢性呼吸器系疾患が含まれる（表6-15）。

喫煙，不健康な食事，運動不足などに起因する肥満や過体重への対策を全世界で強化する必要がある（p.162参照）。

食塩の過剰摂取は，脂質，砂糖の過剰摂取とともに非感染性疾患（NCDs）を引き起こす原因のひとつとされている。2013年のWHOの総会では，2025年までに加盟国が食塩摂取量を30％削減することで同意している。しかしながら各国の減塩対策は必ずしも軌道にのっておらず，2023年のWHOのレポートによると，義務的かつ包括的な減塩政策

表6-14 カンボジアの食生活指針
（6～17歳のための）（2017年）

- バランスのよい食事を摂るために，毎日6つの食品群（穀類，野菜，果物，たんぱく質食品，カルシウム食品，油脂類）のすべての食品を食べましょう
- 小魚，牛乳・乳製品のようなカルシウムの多い食品を食べましょう
- 魚，肉，卵，豆類のようなたんぱく質を多く含む食品を少なくとも1日2，3回は食べましょう
- いつも野菜，果物をたくさん食べましょう
- 穀類やでんぷん食品（コメ，麺類，パンなど）を適量食べましょう
- 脂質，食塩，砂糖の多い食品を減らしましょう
- 身長，体重を定期的に測定し，自分の成長を観察しましょう

資料）FAOホームページ

がある国はWHO加盟国のわずか5％であった。WHOは「ナトリウム国別スコアカード（Sodium Country Score Card）」を公表し，さらなる減塩政策の推進を促している（図6-6）。西太平洋諸国でもっとも減塩政策が進んでいる「スコア4」は，マレーシアのみであった。日本の減塩政策の評価は，「1つ以上の自主的な施策」の「スコア2」であった。

またWHOは2015年に公表した「成人及び児童の糖類摂取量」のガイドラインにおいて，1日当たりの成人および児童の遊離糖類の摂取量を，エネルギー総摂取量の10％未満，望ましくは5％まで減らすように推奨している[*1]。遊離糖類（free sugars）とは単糖類および二糖類のことで，食品製造者，調理者，消費者が食品・飲料に添加する糖類や，果汁など天然に存在するものも含まれる。

遊離糖の摂取が削減された一方で，非糖類甘味料（non-sugar sweeteners：NSS）への関心が高まっている。これに対しWHOは2023年に新たなガイドライン[*2]において，体重管理やNCDsリスクの低減のためにNSSを使用しないよう勧告した。遊離糖をNSSに置き換えても，体脂肪減少への長期的な効果は示されておらず，NSSの長期使用により2型糖尿病等のリスク上昇に影響する可能性があるという。

3）世界の人口と食料・栄養問題

（1）世界の人口

世界人口は増え続けているが，そのペースはスローダウンしている。2020年

*1 1日の必要エネルギー量を2,000kcalとするならば，遊離糖類の摂取量は10％未満では50g/日，5％未満で25g/日となる。

*2 WHOは2023年に脂質と炭水化物に関連するガイドラインを更新した。健康的ではない体重増加の予防として，総エネルギー摂取量に対し脂質は30％以下，飽和脂肪酸は10％を超えないよう推奨している。炭水化物は全粒穀類，野菜，果物，豆類から摂取し，野菜・果物は少なくとも1日400gは摂取することを推奨している。

表 6 - 15　世界の死因（所得国別）（2019 年）　　（■■は NCDs）

	第1位	第2位	第3位	第4位	第5位
全世界	虚血性心疾患	脳卒中	慢性閉塞性肺疾患（COPD）	下気道感染症	新生児固有の状態
高所得国	虚血性心疾患	アルツハイマー症および認知症	脳卒中	肺がん	慢性閉塞性肺疾患（COPD）
高中位所得国	虚血性心疾患	脳卒中	慢性閉塞性肺疾患（COPD）	肺がん	下気道感染症
低中位所得国	虚血性心疾患	脳卒中	新生児固有の状態	慢性閉塞性肺疾患（COPD）	下気道感染症
低所得国	新生児固有の状態	下気道感染症	虚血性心疾患	脳卒中	下痢性疾患

資料）WHO "The top 10 causes of death"（2020 年 12 月）

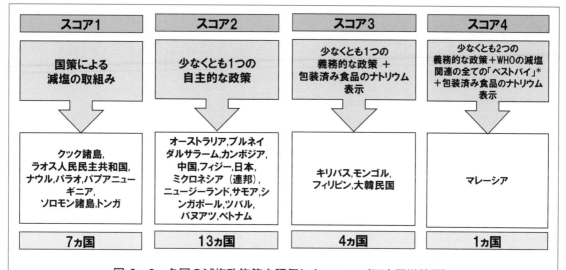

図 6 - 6　各国の減塩政策等を評価したスコア（西太平洋諸国）
*「ベストバイ（best buy）」：WHO が提示した NCDs 削減のための費用対効果のある介入。
　減塩政策のベストバイ（マスメディアの減塩キャンペーン，公的施設における減塩介入，食品中の食塩量削減，食品ラベル）
出典）WHO GLOBAL REPORT ON SODIUM INTAKE REDUCTION
（ナトリウム摂取量削減に関する WHO グローバルレポート）より作成

の世界人口の成長ペースは，1950 年以降初めて 1％ を下回った。国連による調査では，2022 年 11 月には世界人口は 80 億人に達した。さらに 2030 年に 85 億人，2050 年 97 億人，2080 年代には 104 億人に達し，そこから 2100 年まで横ばいで推移すると予想している。また現在，中国とインドの 2 か国が各々14 億人以上の人口を抱えており，2023 年半ばにはインドの人口は中国を上回り，世界最多となった。

　近年の世界人口の増加の要因のひとつとして平均寿命の延伸による死者数の減少があげられている。2022 年の世界の平均寿命は 73.8 歳（女性 75.8 歳，男性 70.4 歳）となり，これは 1990 年の平均寿命よりも 9 歳延びている。今後さらに死者数が減り続けると，2050 年には世界の平均寿命は 77.2 歳になるとみられている。なお，2020 年の平均寿命は新型コロナウイルス感染症のパンデミック化

により 71.0 歳と 2019 年の 72.8 歳に比べ短くなった。

　また，2022 年の合計特殊出生率（Total Fertility Rate）は 2.3 人であり，ここ数年横ばいである。平均出生率は 1950 年の 5.0 人から減少し続けており，2050 年には 2.1 人になると予想されている。（図 6 - 7）。

　一方，65 歳以上の高齢者が世界人口に占める割合は，2022 年の 10％から 2050 年には 16％になるとみられている。また 2050 年までに，65 歳以上の高齢者人口は，5 歳以下の子どもの人口の 2 倍以上，12 歳以下の子どもの人口と同じとなると予想している。

（2）食料事情・栄養問題

　世界の食料事情は，増え続ける世界人口と，インド・中国などの人口大国の経済発展により，食料需要が押し上げられる一方，地球温暖化による気候変動の影響から地球的規模で干ばつと洪水が頻発し，農産物の収穫に影響を及ぼしている（図 6 - 8）。また，食用作物のバイオ燃料への転用という新たな需要に加え，新型コロナウイルス感染症のパンデミック化からの回復の遅れ，ロシアによるウクライナ侵攻，中東・西アジア・アフリカでの紛争の長期化などにより，穀物の国際価格は上昇しており，世界の食料供給は安定性を失いつつある。

　また FAO のレポートによれば，世界の栄養不足人口は，2022 年は 7 億 3,510 万人とみられており，新型コロナウイルスがパンデミック化する以前の 2019 年から 1 億 2,230 万人（20.0％）増加したことになる。さらに人口当たりの栄養不足率では，アフリカがもっとも高い 19.7％（5 人に 1 人）となっており，なかでもサヘル（サハラ砂漠南縁部）地域付近で約 30％が栄養不足となっている（図 6 - 9）。また 2022 年において，日常生活で十分な食事を定期的に摂れていない人は，世界人口の 30％，24 億人とみられており，こちらも 2019 年以降 3 億 9,000 万人増加している。増加の要因としては，世界各地で引き続く紛争，気候変動による干ばつや洪水などの自然災害に加え，新型コロナウイルス感染症の影響で既に高い水準にあった穀物などの食料価格が，ロシアによるウクライナ侵攻によりさらに高騰したことがあげられる。

　一方，世界の絶対的貧困層（1 日 2.15 ドル以下で生活する人々[*1]）の数は，2023 年 3 月には 6 億 5,900 万人となった（世界銀行発表）。これは，世界人口の 8.5％にあたり，2022 年 9 月から 0.1％，1,100 万人の増加となっている。地域としては南アジア（1 億 6,100 万人），サブサハラ・アフリカ（サハラ砂漠以南アフリカ，3 億 9,100 万人）に集中している。

　また，国連開発計画（UNDP）とオックスフォード貧困・人間開発イニシアチブ（OPHI）が 2023 年 7 月に発表した世界多次元貧困指数（Global Multidimensional Poverty Index：MPI[*2]）では，発展途上国 110 か国の人口 61 億人のうち 11 億人が深刻な貧困の中で暮らしているとしており，その半分がサブサハラ・アフリカ，3 分の 1 が南アジアとなっている。さらに貧困層の半数は 18 歳未満の子どもが占めており，子どもの貧困率 27.7％，大人の貧困率 13.4％となっている。

*1　**絶対的貧困層**：世界銀行では購買力平価（ある国である価格で購入できる商品等が別の国でいくらで購入できるかを示す換算レート）を用いて貧困層のボーダーラインを定義。最初は 1 日 1 ドルから始まり，2005 年に 1 日 1.25 ドル，2015 年に 1 日 1.9 ドル，2022 年に 1 日 2.15 ドルに変更した。

*2　**MPI**：貧困を多面的に捉える目的で，金銭的な観点からではなく，教育・健康・生活水準の 3 つの次元に含まれる具体的な指標項目に重みづけをして算出した数値が基準値よりも高い場合を貧困と定義している。

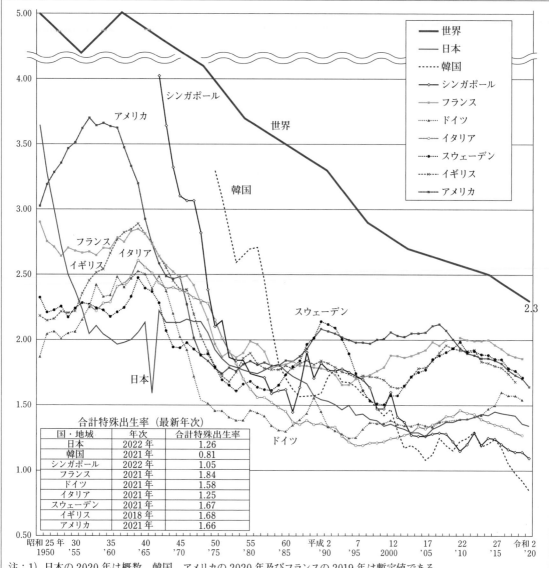

注：1）日本の2020年は概数，韓国，アメリカの2020年及びフランスの2019年は暫定値である。
　　2）1990年以前のドイツは，旧西ドイツの数値である。
　　3）1981年以前のイギリスは，イングランド・ウェールズの数値である。
資料：当該国及び地域からの資料による。
　　　U.N. Demographic Yearbook 2019, Eurostat Statistics Database による。

資料）「令和4年（2022）人口動態統計月報年計（概数）の概況」，国際連合：UNdata より

図6-7　世界および諸外国の合計特殊出生率の動き

世界の貧困層の増加の要因として，上記のほかに極端な経済格差*1，食糧価格の高騰，重債務国の増加などがあげられている。

また，国連 WFP，FAO などが発行する GRFC（食料危機に関するグローバルレポート：Global Report on Food Crises）によると，2022年に非常に深刻な

----
*1　2021年の世界的富豪家10人（イーロン・マスク，ジェフ・ベゾス，ビル・ゲイツなど）の総資産は，世界の貧困層31億人（世界人口の40%）の総資産の6倍以上となっている。（OXFAM,2022）

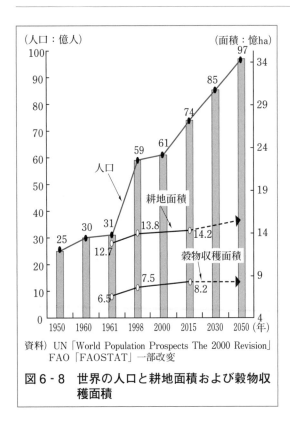

資料) UN「World Population Prospects The 2000 Revision」
FAO「FAOSTAT」一部改変

図 6-8　世界の人口と耕地面積および穀物収穫面積

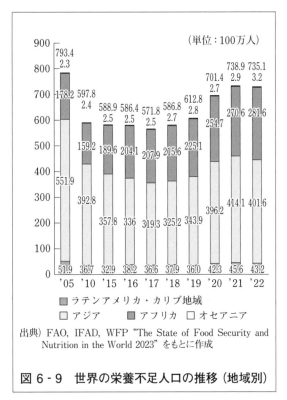

出典) FAO, IFAD, WFP "The State of Food Security and Nutrition in the World 2023" をもとに作成

図 6-9　世界の栄養不足人口の推移（地域別）

食料不足状況（IPC/CH フェーズ 3 以上）（p.147，側注 ＊ 1 参照）にある人々は世界で 58 か国の 2 億 5,800 万人とされ，これは前年を 6,500 万人上回った。また，フェーズ 3 よりも深刻なフェーズ 4 の状態にある地域は 39 か国 3,500 万人，さらにもっとも厳しいフェーズ 5 の状態の国はソマリア，南スーダン，イエメン，アフガニスタン，ハイチ，ナイジェリア，ブルキナファソの 7 か国 37 万 6,000 人となっている。深刻な食料不足の要因は，紛争・政情不安定，経済的打撃，異常気象の 3 つがあげられ，フェーズ 3 以上の主原因を紛争・政情不安とする人々は 1 億 1,710 万人（19 か国）ともっとも多く，次いで経済的打撃 8,390 万人（27 か国），異常気象 5,680 万人（12 か国）となっている。

（3）食料自給率の国際比較

食料自給率とは，食料の国内消費量のうち，国内生産量で供給される割合をいう[*1]。日本の食料自給率は先進国のなかでもっとも低く，2022 年はカロリーベースで 38%，生産額ベースで 58% であるが，アメリカ，カナダ，フランス，オーストラリアなどは 100% を越えている。

さらに，日本は穀類の自給率が 28% で世界 185 の国や地域のうち 129 番目となっている（2022 年）。また，豆類（8%）や油脂類（14%）も自給率が低く，日本の伝統的な料理である味噌汁の原材料となる大豆はわずか 7%（2022 年）にすぎない。一方，アメリカ，カナダ，オーストラリアなどにおけるこれらの品目の自給率は 100% を越えている（図 6-10，表 6-16）。

＊1　**食 料 自 給 率:**
chapter2，p.66 参照

（4）健康・栄養状態の国際比較

　先進諸国では，過剰栄養と運動不足による肥満や糖尿病などの非感染性疾患（NCDs）が多く，世界的な健康問題を生じている。一方，開発途上国では，たんぱく質・エネルギー栄養失調症（PEM：Protein Energy Malnutrition），ビタミンAやヨウ素，鉄の欠乏症などの問題が依然解決されていない。なかでも妊婦や幼児のビタミンA欠乏症，また世界の妊娠可能年齢の女性の3分の1が栄

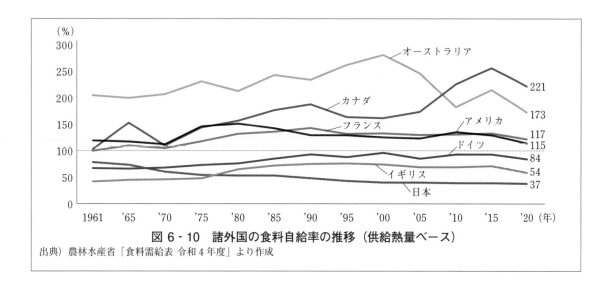

図 6 - 10　諸外国の食料自給率の推移（供給熱量ベース）

出典）農林水産省「食料需給表 令和4年度」より作成

表 6 - 16　諸外国の品目別自給率（2020）（試算）

（単位：%）

| | 穀類 | 穀類内訳 | | | いも類 | 豆類 | 野菜類 | 果実類 | 肉類 | 卵類 | 牛乳・乳製品 | 魚介類 | 砂糖類 | 油脂類 |
		食用穀類	うち小麦	粗粒穀類										
アメリカ	116	153	154	111	101	195	83	66	114	104	102	63	75	88
カナダ	188	340	375	121	145	386	58	23	144	96	95	86	8	237
ドイツ	103	117	134	84	129	15	40	31	117	75	105	27	122	92
スペイン	71	74	74	70	60	13	227	130	157	118	90	57	27	67
フランス	168	153	166	193	139	74	71	67	104	99	104	30	151	88
イタリア	64	74	63	56	57	33	182	102	82	96	89	17	14	32
オランダ	11	19	20	5	172	0	303	35	295	170	187	129	149	42
スウェーデン	141	133	135	154	87	85	35	6	77	101	80	69	97	22
イギリス	72	60	63	93	87	45	41	14	77	91	89	53	55	47
スイス	49	45	48	57	93	39	48	37	84	63	98	2	56	39
オーストラリア	208	206	226	210	84	221	90	101	155	98	105	33	362	93
日本（2022）	29	61	15	1	70	7	79	39	53	97	62	54	34	14

（資料）農林水産省「食料需給表」，FAO "Food Balance Sheets" を基に農林水産省で試算した。
（注）　1. 穀類のうち，米については玄米に換算している。
　　　2. 食用穀物とは，小麦，らい麦，米及びその他の食用穀物（日本はそばを含む）の合計である。
　　　3. 粗粒穀物とは，大麦，オート麦，とうもろこし，ソルガム，ミレット及びその他の雑穀（日本は裸麦を含む）の合計である。
　　　4. 牛乳・乳製品については，生乳換算によるものであり，バターを含んでいる。
　　　5. 魚介類については，飼肥料も含む魚介類全体についての自給率である。
出典）農林水産省「食料需給表 令和4年度」

養不良による貧血であるとされている。また，近代化，都市化により先進国と同様，過栄養の問題も生じており，この「栄養障害の二重負荷（double burden of malnutrition）」が大きな課題となっている。

(5) 持続可能な開発目標（SDGs）

2015年9月に国連本部で開催された国連サミットにおいて「持続可能な開発のための2030アジェンダ（the Agenda 2030 for Sustainable Development）」が採択された。2030アジェンダは，あらゆる貧困を撲滅し，持続可能な世界の発展のために2016年から2030年までの15年間に国際社会が共通して達成すべき17の持続可能な開発目標（Sustainable Development Goals：SDGs）とそれを実現するための167のターゲットで構成されている（表6-17，図6-11）。

SDGsのゴール1「貧困をなくそう」では，ターゲット1.1「2030年までに，現在1日1.25ドル未満で[*1]生活する人々と定義されている極度の貧困をあらゆる場所で終わらせる」を掲げている。またゴール2「飢餓をゼロに」では，ターゲット2.2「2030年までにあらゆる形態の栄養不良を解消する」を掲げ，各国で取り組みが行われている。

*1　2022年現在の絶対的貧困層の基準値は1日2.25ドルだが，ここでは発表当時の基準値とする。

一方でNCDs（非感染性疾患）についてのターゲットも掲げられており，SDGsのゴール3「すべての人に健康と福祉を」では，ターゲット3.4「2030年までに非感染性疾患（NCDs）による若年死亡率を，予防や治療を通じて3分の1減少させ，精神保健および福祉を促進する」，ターゲット3.a「すべての国々において，たばこ規制枠組み条約の実施を適宜強化する」およびターゲット3.b「主に発展途上国に影響を及ぼしている感染性および非感染性疾患に対するワクチンおよび医薬品の研究開発を支援する」が掲げられている。

しかしながら，新型コロナウイルス感染症のパンデミック化がSDGs全体に大きな打撃を与えており，このほかにもロシアによるウクライナ侵攻，CO_2排出量の増加などにより，17のすべての目標において後退や遅れが現れている。なかでもゴール2「飢餓をゼロに」について，FAOでは2030年の慢性的栄養不足人口は6億人になると予想している。こうした複数の危機に対応していくためには，戦争や紛争を止めるための外交的努力，社会保障制度の強化，カーボンニュートラルのための施策の推進と雇用の創出，国際的な金融および債務構造の総合的変革など，複合的な取り組みが必要となっている。

表6-17　17の持続可能な開発目標（SDGs）

1. 貧困をなくそう
2. 飢餓をゼロに
3. すべての人に健康と福祉を
4. 質の高い教育をみんなに
5. ジェンダー平等を実現しよう
6. 安全な水とトイレを世界中に
7. エネルギーをみんなにそしてクリーンに
8. 働きがいも経済成長も
9. 産業と技術革新の基盤をつくろう
10. 人や国の不平等をなくそう
11. 住み続けられるまちづくりを
12. つくる責任つかう責任
13. 気候変動に具体的な対策を
14. 海の豊かさを守ろう
15. 陸の豊かさも守ろう
16. 平和と公正をすべての人に
17. パートナーシップで目標を達成しよう

資料）国際連合広報局センター

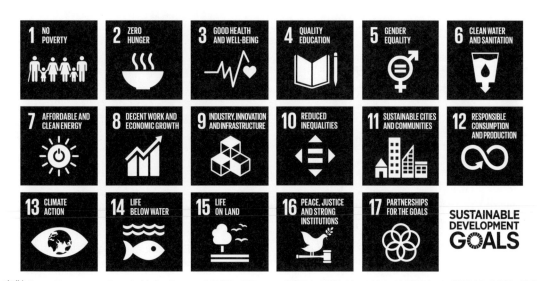

図 6 - 11　17 の持続可能な開発目標（SDGs）

（6）持続可能な健康的な食事

　FAO と WHO は 2019 年に，共同で「持続可能な健康的な食事の指導原則：Sustainable Healthy Diets － Guiding Principles －」を策定した。持続可能な健康的な食事とは，個人の健康とウェルビーイングに関連するすべての要素を増進する食事パターンであり，それは環境への負荷や影響が強くなく，入手可能，手頃な価格，安全，公平，文化的に受け入れられるもの，と定義されている。その目的は，低栄養，微量栄養素欠乏，肥満などすべての形態の栄養失調を防ぎ，栄養に関連した NCDs のリスクを減らすことであり，環境，社会・文化，経済の持続可能性に配慮しつつ，栄養に関連する推奨事項を考慮したものとなっている。

　また国際共同プロジェクトとして EAT-Lancet 委員会が設立され，2050 年に人口が約 100 億人に増加しても健康的な食事を供給できるよう，「持続可能な食料システムによる健康的な食事」（プラネタリーヘルスダイエット）を提案している。食事のおよそ半分を野菜と果物とし，残り半分はエネルギーとなる全粒穀類・植物性たんぱく質源・植物油を摂り，動物性のたんぱく質源を選ぶ場合は適量を推奨している（図 6 - 12，表 6 - 18）。地球環境にやさしい健康的な食事に変更することで，年間約 1,100 万人の食事に関連する病気による死者を防げるとしている。

ハーバード大学は，地球環境への影響を考慮し「健康的な食事プレート（HealthyEating Plate）」を推奨している（表6‑19）。また日本食は環境負荷が少なく，プラネタリーヘルスダイエットに近いといわれている（表6‑20）。

（7）食品ロス・廃棄啓発の国際デー

　国連環境計画（UNEP）とFAOは，2019年に毎年9月29日を「食品のロスと廃棄に関する啓発の国際デー（International Day of Awareness of Food Loss and Waste）」とすることを定めた。

　現在，世界では8億人の人々が食料不足による栄養不良の状態にあり，また毎日必ずしも健康的な食事を摂ることができているわけではない人々は23億人以上に上るとされている。

　2021年にUNEPが発表した「食品廃棄指数

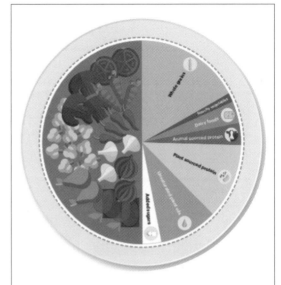

出典）EAT-Lancet Commission Summary Report

図6‑12　Eat-Lancet 委員会のプラネタリーヘルスプレート（planetary health plate）

表6‑18　持続可能な健康的な食事の指導原則

健康面	生後間もない母乳保育の開始，6か月齢まで完全母乳保育，2歳齢およびそれ以降も母乳保育＋適切な補完的栄養
	高度な加工食品および飲料製品の制限，さまざまな非加工食品または最小限の加工食品により，食品群全体を通じてバランスをとる
	全粒穀類，豆類，ナッツ類，さらに豊富で多様な野菜と果物
	中程度の卵，乳・乳製品，家畜，魚および赤身の肉
	安全で清潔な飲料水
	成長と発達，ライフスタイル全体で活動的で健康な生活ができるエネルギーと栄養素が必要量を満たし適正であること。過剰でないこと
	食事に関連した非感染性疾患のリスク軽減，健康と幸福を確保するWHOガイドラインとの一致（脂肪エネルギー比：30〜35％，飽和脂肪から不飽和脂肪への移行，遊離糖類：エネルギー比10％未満，5％減が望ましい，塩：5g以下）
	食中毒を起こす危険性のある病原体，毒素および他の物質の含有が最小限のレベル，もしくは含まない
環境への影響	温室効果ガス，水と土地の使用，窒素とリンの使用および化学汚染物質が目標設定内に収まっている
	作物，家畜，森林由来の食物，水生遺伝資源などの生物多様性の保護，魚類や動物の乱獲防止
	食料生産における抗生物質とホルモン剤使用の抑制
	食品包装におけるプラスチックおよびその派生物の使用の抑制
社会的文化的側面	食品ロスと廃棄物の減少
	食品調達，生産，消費の方法が，地域の文化や料理法，知識，消費パターンに基づいて構成され，尊重されること
	アクセスしやすく，好まれるもの
	食品や水の購入，調理や燃料確保の時間配分が，ジェンダー問題に影響しないこと

出典）SUMMARY REPORT OF THE EAT-LANCET COMMISSION：（Walter Willet et al, Lancet. 2019, Jan 16 Pii；S0140-6736(18)31788-4)

表6‐19　ハーバード大学「健康的な食事プレート」（2022年）

- **食事の半分は野菜，果物で**
  緑黄色野菜やさまざまな野菜を。ジャガイモは血糖にあまり良い影響を与えないのでここには含まれません
- **食事の1／4を全粒穀物で**
  全粒の小麦，大麦，雑穀，玄米，全粒粉パスタなど精製されていない穀物を
- **食事の1／4を魚，鶏肉，豆類，ナッツなどのたんぱく質で**
  魚，鶏肉，豆やナッツはサラダに混ぜたり，ほかの野菜料理とも相性の良いたんぱく質です。牛，豚，羊などの赤肉はあまり食べないように。またベーコン，ソーセージなどの加工肉は控えましょう
- **オリーブ油，キャノーラ油，大豆油など植物由来の油脂を適量に**
  オリーブ油，キャノーラ油，大豆油，コーン油など健康によい植物性油を適量摂りましょう。トランス脂肪酸が含まれている半硬化油（マーガリン，ショートニング）は避けましょう
- **水，コーヒー，紅茶など砂糖の入っていない飲み物を**
  糖分の入っていない飲み物を。牛乳，乳製品は1～2杯／日に，ジュースは小さなコップ1杯／日にしましょう
- **積極的な身体活動を**
  活動的であることも，適正な体重管理には重要な要素です

出典）The Harvard T.H.Chan School of Public Health "Healthy Eating Plate"

表6‐20　地元食材を使用した場合とそれ以外の場合のフードマイレージとCO_2排出量

献立	主な食材	使用量(g)	地元食材を使用した場合				市場流通に委ねて食材を使用した場合（輸入食材含む）			
			産地	輸送距離(km)	フードマイレージ(kg・km)	CO_2排出量(g)	産地	輸送距離(km)	フードマイレージ(kg・km)	CO_2排出量(g)
せりごはん	せり	30	金沢市諸江	5.4	0.2	0.0	金沢市諸江	5.4	0.2	0.0
	米	100	白山市	11.4	1.1	0.2	白山市	11.4	1.1	0.2
しいたけと春菊のみそ汁	しいたけ	40	小松市	33.1	1.3	0.2	中国	2,877.7	115.1	7.5
	春菊	30	金沢市三馬	5.7	0.2	0.0	岐阜県	210.9	6.3	1.1
能登豚の野菜巻き	豚肉	200	かほく市	21.6	4.3	0.8	米国	19,422.4	3,884.5	79.5
	ねぎ	70	七尾市	70.0	4.9	0.9	埼玉県	466.1	32.6	5.9
	れんこん	30	金沢市小坂	4.8	0.1	0.0	金沢市小坂	4.8	0.1	0.0
	にんじん	40	小松市	33.1	1.3	0.2	中国	2,877.7	115.1	7.5
源助大根のふろふき	大根	400	金沢市安原	8.6	3.4	0.6	徳島県	436.9	174.8	31.4
計		940			16.9	3.0			4,329.8	133.1

資料）中田哲也「フードマイレージ指標を用いた地産地消の環境負荷削減効果の計測」（フードシステム研究第17巻3号，平成22（2010）年12月），和食献立は，つぐまたかこ氏監修

注：1）CO_2排出量は輸送による部分のみ。冷蔵・冷凍，あるいは生産段階等で排出するCO_2は含まない。
　　2）市場流通に委ねて食材を使用した場合は，平成20（2008）年1月の金沢市中央卸売市場で最も入荷量の多かった都道府県等の食材を利用するものと仮定。またそのうち，全国平均で供給熱量ベース自給率70％以下の食材については，最も輸入量の多い国からの輸入食材を使用するものと仮定。

出典）農林水産省「トピックス～環境問題と食料・農業・農村～（3）環境保全に向けた食料分野での取組」

報告 2021（FOOD WASTE INDEX REPORT 2021）」*1 では，2019 年に発生した世界の食品廃棄量は 9 億 3,100 万トンで，これは世界の食料生産量の 17％に相当する。食品廃棄の発生過程は，家庭 61％，フードサービス産業 26％，小売り部門 13％。また，国の所得の高低に関わりなく，世界すべての地域で食品廃棄が発生していることが報告されており，これは世界の温室効果ガス排出量の 8 ～10％に相当するとされる。

SDGs の 2 番目の目標「Zero Hunger（飢餓をゼロに）」の達成には，世界的な規模での食品ロス・廃棄の削減が不可欠である。また現在のように食品ロス・廃棄を削減することなく，食料需要に応えるため農産物生産を拡大することは，環境に大きな負荷をかけ，自然資源の損失につながる。UNEP と FAO では，各国が広範な改革，技術革新と教育を通じた啓蒙活動により，食品ロス・廃棄を削減していくことに期待している。

（8）エコロジカル・フットプリント

人間の生活は，地球がもたらす空気，水，そして大地（土壌）を活用することで生み出す食料や木材・植物，また石油などの地下資源を消費することで成立している。しかし，地球が人間の消費活動により排出する二酸化炭素を吸収し酸素として再生産する能力や，穀類や野菜，動物性たんぱく質などの食料や飲料に適した水を生産する能力には上限がある。つまり，人間が物質的に豊かな生活を際限なく求め続けると，それは地球の再生産能力を超え，地球に負荷を与え続けることになる。

こうした人間の消費活動が地球に与える負荷を可視化する指標としてエコロジカル・フットプリント（EF）*2 が用いられている。この EF の数値が高い場合，それは人間の消費活動が地球の自然や生態系の再生産能力（バイオキャパシティ）を超え，地球に負荷を与えていることになる。こうした状態をアースオーバーシュート（Earth Overshoot）とし，このアースオーバーシュート現象は 1970 年代からはじまったとされている。グローバル・フットプリント・ネットワークの発表では，2023 年の世界全体の消費活動は 2022 年とほぼ同じ 8 月 2 日までに 1 年分の地球資源を使いつくし，それ以降 12 月 31 日まで環境に負荷を掛け続けたことになる。地球環境を維持していくには、食品ロスの削減、地産地消、環境にやさしい素材の積極的な使用など持続可能性を意識した消費活動の実践が求められている。

2　国際機関の健康・栄養政策

1）世界保健機関（World Health Organization：WHO）の動向

世界保健機関（以下，WHO）は，人間の健康を基本的人権のひとつととらえ，その達成を目的として設立された国際連合の専門機関である。1948 年に発足し，本部はスイス・ジュネーヴに置かれており，2019 年 4 月現在，194 の国

*1　食品ロス，食品廃棄：
UNEP と FAO の定義は以下の通り。
食品ロス（food loss）：
収穫（捕獲，屠畜など）された後に市場に至るまでに食品供給業者の判断で廃棄される食品および付随する部位。
食品廃棄（food waste）：
個人が消費するために小売り業，フードサービス産業，消費者の判断で廃棄される食品。これには骨，皮，殻，種などの食品に付随する部位も含まれる。

*2　エコロジカル・フットプリント（Ecological Footprint）：
footprint とは「足跡」を意味し，ここでは「人間が生態系を踏みつけた足跡」という意味で使われている。世界が現在の消費活動を続ける場合、1.7 個分の地球が必要とされている。

と地域，準加盟国 2 地域が加盟している。設立日である 4 月 7 日は，世界保健デーとなっている。図 6 - 13 に示すように，世界に 6 つの地域事務局が置かれ，それぞれに管轄地域が与えられている。地域事務局の所在地と管轄地域は，①アフリカ（コンゴ・ブラザヴィル），②アメリカ（アメリカ合衆国・ワシントン D.C.），③東地中海（エジプト・カイロ），④ヨーロッパ（デンマーク・コペンハーゲン），⑤東南アジア（インド・ニューデリー），⑥西太平洋（フィリピン・マニラ）となっており，日本は，西太平洋に所属している。

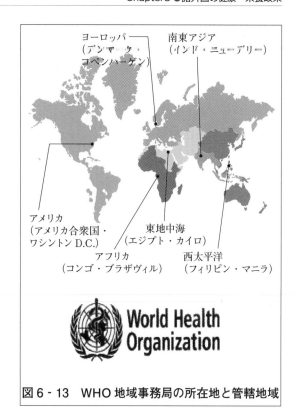

図 6 - 13　WHO 地域事務局の所在地と管轄地域

（1）WHO の健康・栄養政策

　WHO 憲章前文による健康の定義は「病気ではないとか，弱っていないということではなく，肉体的にも，精神的にも，そして社会的にも，すべてが満たされた状態にあること（"Health is a state of complete physical, mental and social well-being, and not merely the absence of disease or infirmity."）」とされている。この目標の実現のため，①病気の撲滅のための研究，②適正な医療・医薬品の普及だけでなく，③鳥インフルエンザ対策，④感染症対策，⑤ポリオ根絶，⑥エイズ対策，⑦たばこ対策，⑧食品保健対策，⑨衛生統計の整備など，健康的なライフスタイルの推進に注力している。

　従来は，開発途上国における非衛生環境や食糧不足による問題が重点的に取り扱われてきたが，近年，先進国においても，農村と都市，経済的に低い層と高い層との格差，宗教，情報などの違いによって，食生活や栄養の内容が異なってきており，栄養問題も変化しつつある。

　また，東南アジア，南米，アフリカなどの農村地域や低所得者層では，エネルギー，たんぱく質の低栄養状態（PEM），ビタミンやミネラルの欠乏症がみられるが，同じ国においても都市部に住む富裕層では過食や動物性食品の過剰摂取による肥満，糖尿病，動脈硬化など非感染性疾患が増大している。

　このようなことから，2003 年に WHO は，「食生活，身体活動と健康に関する世界戦略」に取り組み，「戦略の到達目標と目的」として，①基本的な公衆衛生活動，ヘルスプロモーションおよび疾病予防の手段を通じて，不健康な食生活と不十分な身体活動に起因する慢性疾患のリスクを軽減すること，②食生活と身体活動が健康に与える影響と，予防的な介入がよい結果をもたらすことについて，全般的な認識と理解を多く得ること，③地球，地域，国およびコミュニティにお

いて，食生活を改善し，身体活動を増加させる政策と実行計画の策定・強化・実行を推奨すること，④食生活と身体活動に関して，科学的なデータと主要な影響因子をモニターすること，⑤介入プログラムの評価を含めて，関連領域の幅広い研究を支援すること，⑥人々の健康を高め，維持するために必要な人的資源を強化すること，という6つの項目をあげている。

(2) WHOのヘルスプロモーション (health promotion) 憲章

ヘルスプロモーションとは，WHOが1986年のオタワ憲章において提唱した新しい健康観に基づく21世紀の健康戦略で，「人々が自らの健康とその決定要因をコントロールし，改善することができるようにするプロセス」と定義されている。「すべての人びとがあらゆる生活舞台－労働・学習・余暇そして愛の場－で健康を享受することのできる公正な社会の創造」をヘルスプロモーションの目標としており，その目標実現のための活動方法として，①健康的な公共政策づくり，②健康を支援する環境づくり，③地域活動の強化，④個人技術の開発，⑤ヘルスサービスの方向転換の5つを掲げており，具体的な"健康づくり"の発展が期待されている（図6-14）。

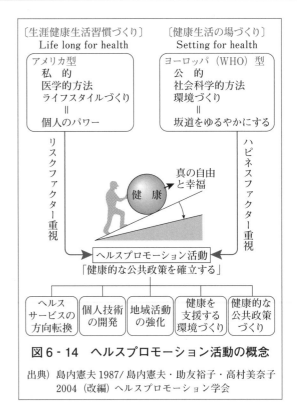

図6-14　ヘルスプロモーション活動の概念

出典）島内憲夫1987/島内憲夫・助友裕子・高村美奈子2004（改編）ヘルスプロモーション学会

ヘルスプロモーションにおける「健康」の概念は，理想的な目標というよりも，QOLを維持，向上するための資源とするもの，と考えるとよい。

その後，1997年に行われたWHOヘルスプロモーション会議では，21世紀に向けた先導的ヘルスプロモーションに関する「ジャカルタ宣言」として，21世紀以降の健康増進上の課題と方向性を明らかにした。そこでは，「健康とは基本的な人権であり，社会・経済の発展には欠かせない」とし①健康開発には包括的なアプローチがもっとも効果的であり，②活動の場（歯科医院などの医療機関や地域，職場など）での持続には人々の参加が不可欠であり，③人々がヘルスプロモーションの行動や意思決定プロセスの中心にいることが非常に効果的であること，そして，④健康学習・ヘルスリテラシー（健康認識面でのスキル，意欲，能力など）がその参加する人々やコミュニティのエンパワメントを得るのに不可欠であること，としている。

また，ジャカルタ宣言では，これらに加え，さらに，①健康に対する社会的責任の促進，②健康改善に向けた投資を増やすこと，③健康のためのパートナーシップの強化・拡大，④コミュニティの能力を高め，個人の力を引き出すこと，⑤

ヘルスプロモーションのための基盤を確保すること，という，新しい5つの優
先課題をあげている。

（3）アルマ・アタ宣言とアスタナ宣言

WHO は，1978 年にアルマ・アタ（現，アルマトイ）で開催された国際会議
で，「2000 年までにすべての人に健康を」との「アルマ・アタ宣言」を採択し，
実現のための戦略として，プライマリ・ヘルス・ケア（Primary Health Care；
PHC）[*1] の理念と定義を明確に示した。それによれば，PHC の条件として，①
科学的で実際的な方法と技術の推進，②開発の程度に応じて可能な範囲内での費
用負担，③住民の自主的参加，の3つが強調されている。

さらに WHO と UNICEF では，2018 年 10 月にカザフスタンの首都アスタナ
で，アルマ・アタ宣言 40 周年を記念し，ユニバーサル・ヘルス・カバレッジ
（Universal Health Coverage：UHC）と持続可能な開発目標（SDGs）達成に向
けた国際会議を開催，アスタナ宣言を採択した。ユニバーサル・ヘルス・カバレ
ッジは「すべての人が適切な健康増進，予防，治療，機能回復に関するサービス
を支払い可能な費用で受けられる」（WHO）ことを意味し，誰もが経済的な困難
を伴うことなく保健医療サービスを享受できることを目指す。SDGs において
も，目標3で UHC の達成があげられ（p.162 の表 6 - 17），すべての人が基礎的
な保健医療サービスが受けられ，医療費の支払いにより貧困に陥るリスクを未然
に防ぐことが重要とされている。

＊1　プライマリ・ヘル
ス・ケア：医療の原点に
立ち戻り，社会正義の立
場から，今後の保健医療
はいかにあるべきかを考
え，それを実践しようと
する理念と活動のことを
いう。

2）国連食糧農業機関（Food and Agriculture Organization： FAO）の栄養・食料政策等

（1）国連食糧農業機関（FAO）の栄養・食料政策等

国際連合食糧農業機関（以下，FAO）は，第二次世界
大戦中に設置された連合国食糧農業会議を基に，1945 年
10 月 16 日，「人々が健全で活発な生活をおくるために十
分な量・質の食料への定期的アクセスを確保し，すべての
人々の食料安全保障[*2] を達成すること」という目的のも
と，設置された。本部はローマにある。日本は 1951 年に
加盟した。2016 年現在，194 の国と地域が参加している。世界の人々の栄養水
準，および生活水準の向上とともに，農業の生産性を高め，とくに農村に居住す
る人々の生活事情を改善していくことを使命としている国連最大の専門機関であ
り，農業，林業，水産業，および農村開発のための指導機関である。

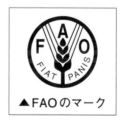

▲FAOのマーク

＊2　食料安全保障：すべ
ての人が，つねに活動的
で健康的な生活を営むた
めに必要となる，必要十
分で安全で栄養価に富む
食料を得ることができる
ことを保障すること。

1996 年にローマで世界食糧サミットが開催され，2015 年までに栄養不足人口
を半減させることを目的に，「ローマ宣言」を採択した。

FAO は設立以来，開発途上国を中心に，貧困と飢餓に苦しむ人々の栄養状態
と生活水準を改善することによって，すべての人々が健康な生活を送ることを目
指しており，①世界の農林水産業に関する情報を収集・分析する，②国際的ガイ

ドラインをつくる，③各国が話し合う中立的な場を提供する，④知識や技術を現場に提供する，などの活動を行っている。

　また，日本では，農林水産省がFAO作成の手引きに準拠して食料需給表を毎年度作成し，①食料需給の全般的動向，②栄養量の水準とその構成，③食料消費構造の変化などを把握したうえで，④わが国で供給される食料の生産から最終消費にいたるまでの総量を明らかにし，⑤国民ひとり当たり供給純食料および栄養量を示しており，これが食料自給率の算出の基礎となっている。

3　世界の農産物生産量と需要動向

1）世界の穀物需給の推移と現状

　2023/2024年度の世界の穀物生産量は28億306万トン，また消費量は28億963万トンといずれも前年比増となり，消費量が生産量を上回る見通しである。図6-15に示すように，1970年と比較すると生産量で2.3倍，消費量で2.4倍といずれも拡大している。また人口の変化をみると，世界人口は1970年の37億人から2022年には80億人に増えており，穀物生産量および消費量の増加と，人口の増加とがリンクした形になっている（国連人口統計）。

（1）世界の生産量・消費量

　2022/23年度の世界の穀物生産量は，前年度1.9％増の28億306万tとなる見通し。小麦は前年度に比べ減少。とうもろこし，コメ，大豆は前年度比増とな

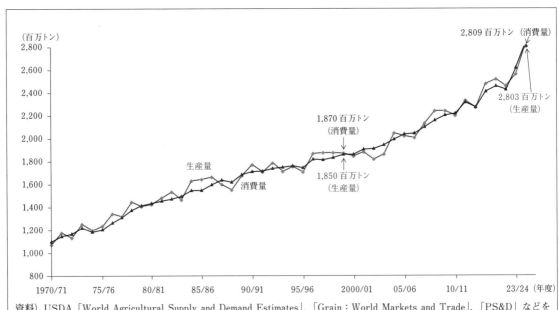

資料）USDA「World Agricultural Supply and Demand Estimates」，「Grain：World Markets and Trade」，「PS&D」などをもとに農林水産省で作成。
出典）農林水産省「食料安全保障月報第19号」，大臣官房政策課食料安全保障室「米国農務省穀物等需給報告」（2023年12月）

図6-15　世界の穀物需給の推移と見通し

り，穀物全体では増産となる。

小麦の生産量は，カナダ，オーストラリアでの増産の一方で，ブラジルでの減産により前年度比0.8％の減産となった。国際価格は，2023年7月にロシアがウクライナ産穀物の輸出合意を停止したことで，今後の動向が注視されているが，落ち着いた状態が続いている。

とうもろこしは，メキシコなどで生産減となったが，ウクライナ，ロシア，EUでの増産により前年度比5.6％増の見通し。コメはタイでの増産により，前年度比1.0％増と過去最高となる見通し。また大豆はアルゼンチンなどでの生産増により前年度比6.5％増を見込んでいる。

消費量については，小麦，コメが生産量を上回る一方，とうもろこし，大豆は生産量が上回っている（期末在庫量前年度比：小麦1.6％減，とうもろこし0.4％増，コメ1.6％減，大豆12.1％増）。

(2) ウクライナ侵攻による世界食料事情への影響

2022年2月に勃発したロシアによるウクライナ侵攻は，世界の食料事情に大きな影響を及ぼしている。

世界の農産物生産において，ロシアおよびウクライナはもっとも重要な生産国のひとつに位置づけられており，侵攻前においては両国で世界の小麦輸出量の30％，とうもろこし輸出量の20％を占めていた。さらに，ロシアは，窒素，カリウム，リンの各肥料の世界的な供給国となっている。

今回のウクライナ侵攻は，ウクライナ国内の農産物の減産，またウクライナ産小麦・とうもろこしの輸出量減少により，穀物および食品の国際価格の上昇を引き起こした。なかでもアフリカ，西アジア，東南アジアの低開発国および食料が不足している低収入国の多くが，ウクライナおよびロシアからの輸入食料に依存しており，特にパンなどの小麦製品が主食であるアフリカの場合，輸入小麦の60％以上がウクライナおよびロシア産となっている。そのため，ソマリア，南スーダン，イエメンなどの長期間にわたる干ばつの影響でウクライナ侵攻以前から食料危機に陥っている国では，危機的な食料不足に陥る危険性が懸念されている。

2）2050年における世界の農産物需要の見通し

2017年に発表された国連・世界人口推計では，2050年における世界の人口は2000年の61億人から36億人増の97億7000万人になるとされている。これを受けてFAO（国際連合食糧農業機関）では，2050年の世界の農産物需要を発表した。これによると，2050年に全世界で必要とされる農産物生産量は2005/07年比で63.4％増，また2012年に消費された農産物（食料，飼料，バイオ燃料用を含む）の48.6％増となるとされている。なかでも人口増加が続くサブサハラ（サハラ砂漠以南）アフリカおよび南アジア地域で2050年に必要とされる農産物量は，2005/07年比で2倍以上の132.4％増，2012年比で112.4％増と圧倒的

に多くなると予想している。

　1961年から2011年までの50年間で世界の全農産物の生産量は3倍以上となっているが，これは1960年代から始まる肥料，農薬，機械化，灌漑，高収量品種の投入等により穀物の生産性を飛躍的に向上させた「緑の革命」および土地，水といった自然資産の農業分野への大規模な転用による影響が大きいとされている。しかし，その一方で，過剰施肥による土壌の劣化，灌漑農地での塩害，地下水の過剰取水，農地拡大のための森林伐採，また窒素肥料の大量使用による温室効果ガスの農地からの放出などの弊害も報告されている。2023年8月には国際通貨基金（IMF）は，気候変動による干ばつ，洪水被害の増加により，2060年までに経済・社会基盤が脆弱な低所得国を中心に農業生産量の落ち込み，食料価格高騰により，世界でさらに5,000万人以上が飢餓に直面すると警告している。

　FAOでは，こうした将来の食料需要の増加に対応していくためには，環境保全型農業（conservation agriculture），気候変動対応型農業（climate smart agriculture）への転換が必要としており，農業分野における十分な研究開発，民間投資を通じた農業の回復が望まれている。

3）遺伝子組換え（GM）作物と日本の食料事情
（1）世界の大豆の74%がGM大豆

　遺伝子組換え（GM（Genetically Modified））作物は，植物の遺伝子に他の生物の遺伝子（DNA）を組み込むことで，それまでにない特性を持たせた作物のことである。たとえば現在，世界中で広く栽培されているラウンドアップレディー大豆は，モンサント社（2018年に独バイエルが買収）の除草剤「ラウンドアップ」に耐性を持つ微生物の遺伝子を組み込んだ大豆で，この大豆を栽培する畑でラウンドアップを散布することで雑草だけを駆除し，大豆の収穫量を上げることができるとされている。

　2019年時点で，GM作物は米国，ブラジル，アルゼンチンを中心に世界で29か国，1億9,040万ヘクタール（世界の耕作面積の約13%）の農地で栽培されている。栽培されている品種は，大豆，とうもろこし，綿花などが中心で，世界の栽培面積は大豆の74%，とうもろこしの31%，綿花の79%，菜種の27%がGM作物となっている。特に米国の場合，大豆の94%，とうもろこしの92%，綿花の98%（いずれも栽培面積比率）がGM作物である（表6-21）。

（2）日本におけるGM作物の現状

　これまでのところ，日本国内でGM作物の商業栽培は行われていない。しかし，国内で消費する農作物の多くを輸入に頼っている状況では，GM作物の使用は避けられないのが現実である。なかでも大豆の国内流通量の93%以上（うち米国産70.2%），とうもろこしでは国内流通量の98%以上（うち米国産63.4%）が輸入品となっている（2020年農林水産省統計）。日本国内の食品表示基準では，安全性が確認されている遺伝子組換えを施した大豆，とうもろこし，ばれい

しょ，菜種，綿実，アルファルファ，てん菜，パパイヤおよびからしなの9種類の農産物と，これを原材料とし加工工程後も組み換えられたDNA，またはこれによって生じたたんぱく質が検出できる加工食品では，遺伝子組換え（GM）作物の使用を表示することが義務づけられている。一方，しょうゆ，油，異化性糖など組み換えられたDNAおよびこれによって生じたたんぱく質が加工工程で除去・分解され，ひろく認められた最新の検出技術によっても検出が不可能とされている加工食品については，表示義務はない（表6-22）。

2023（令和5）年4月から任意表示が変更され，意図せざる混入が5％以下である場合には「適切に分別生産流通管理された旨の表示」（「大豆（分別生産流通管理済み）」など）となり，「遺伝子組換えでない」「非遺伝子組換え」の表示は不可となった。「非遺伝子組換え」などの表示をするには，適切な分別生産流通管理を行い遺伝子組換え農産物の混入がないことが確認された製品のみとなった。

GM作物については，推進派と反対派の意見の対立があり，現状では明確な判断を下すのが難しい状況にある。推進派の意見は，GM作物の生産が始まってから20年近くたつが健康上の問題は起きていない，今後の世界人口の増加に対応していくためには不可欠，農薬の使用量を減らすことができる，などがあげられる。一方，反対派の意見は，長期的な人体への影響が不明，GM作物との自然交配により遺伝子汚染がおこり生態系が破壊される，農薬に耐性をもつ雑草・害虫が出てくることでより強い農薬，多くの農薬を使う結果になる，一部の大手企業による農業の専有化が進む，などがある。

なお海外の遺伝子組換え食品の表示については，米国では2016年に表示が義務化された。またEUではGM作物を使用するすべて

表6-21 世界および米国での主要GM作物栽培状況

（面積単位：100万ha）

	2019年			
	世界			米国
	GM作物栽培面積	栽培面積	GM栽培比率	GM栽培比率
大豆	91.9	124.9	74%	94%
とうもろこし	60.9	193.4	31%	92%
綿花	25.7	32.4	79%	98%
なたね	10.1	37.6	27%	

資料）国際アグリバイオ事業団（ISAAA），米国農務省「Acreage」により農林水産省で作成。
出典）農林水産省「国際的な食料需給の動向と我が国の食料供給への影響」

表6-22 日本での遺伝子組換え作物使用の表示が不要な食品（加工食品）

表示が不要な加工食品	対象農産物（参考）
しょうゆ 大豆油	大豆
コーンフレーク 水飴：水飴使用食品（ジャム類など） 液糖：液糖使用食品（シロップなど） デキストリン：デキストリン使用食品（スープ類など） コーン油	とうもろこし
菜種油	菜種
綿実油	綿実
砂糖（てん菜を主な原材料とするもの）	てん菜

出典）消費者庁「食品表示に関する共通Q＆A」

の加工食品（飼料含む）に表示が義務づけられており，「意図せざる混入」は0.9％以下であれば表示義務は免除されている。

（3）ゲノム編集食品

　厚生労働省では，2019（令和元）年10月から，日本国内でのゲノム編集による品種改良食品の販売に向けた届け出制度を開始した。ゲノム編集食品に外来遺伝子が残っていない場合には，届け出のみで販売可能となり，食品衛生法に基づく安全審査は不要となった。また消費者庁では，ゲノム編集技術が遺伝子組換え技術とは異なることから，表示は任意とし，表示義務は設けていない。

　CRISPR-Cas9 [*1] などに代表されるゲノム編集技術では，ゲノムの中の特定の塩基配列（DNA 配列）を，酵素を使って切断し，切断された DNA が修復する過程で起こる塩基配列の変化を利用して品種改良を行う。遺伝子組換え技術が，ほかの生物の遺伝子を組み込むのに対し，ゲノム編集技術はある生物が本来もっている性質を変化させる技術であることから，日本では遺伝子組換えには該当しないと判断している。

　農作物の品種改良では，これまで自然発生または放射能，薬品を使った人為的な突然変異を利用してきたため，優良品種をつくるには幾度となく交配を繰り返し時間とコストがかかっていた。これに対してゲノム編集技術では狙った遺伝子に変化を起こすため，開発の期間，コストが大きく削減できる。

　その一方で，ゲノム編集の際に，オフターゲットと呼ばれる偶発的なゲノム配列の変異や欠失による予期せぬ毒性やアレルゲンの発生の危険性も指摘されており，食品へのゲノム編集技術の導入には慎重であるべきとの意見も根強くある。

　米国においては，作物に関してのゲノム編集食品の届け出，表示義務は設けていないが，EU では遺伝子組換え技術と同じ技術として表示を義務化している。

> *1　CRISPR-Cas9：エマニュエル・シャルパンティエとジェニファー・ダウドナが開発。2人は2020年に同技術の開発によりノーベル化学賞を受賞している。

4　諸外国の栄養士制度

1）諸外国の栄養士制度

　各国の栄養士養成教育は，国もしくは大学により多種多様であり，教育期間や初級レベルの資格，認定実施査察機関なども異なる（表6-23，6-24）。

　ICDA（国際栄養士連盟：International Confederation of a Dietetic Associations）では，栄養士養成の教育内容により，以下の3つの領域に分類している。

・Administrative Dietitian

・Clinical Dietitian

・General Dietitian

　アメリカの栄養士制度は，登録栄養士（Registered Dietitian：RD）と，その補助的な仕事をするダイエットテク（Dietetic Technician Registered：DTR）に分類される（図6-16）。

表 6 - 23　栄養士養成施設における基礎教育
の最低基準と資格

分　類		数	内　訳	
基礎教育の最低基準	学士号	21カ国	最低 3　年	7カ国
			3.5年	2カ国
			4　年	10カ国
			4.5年	2カ国
	学士号，または，それ以外	2カ国		
	学士号なし｜学士以下	5カ国	2〜4年	
	｜基礎教育なし	2カ国		
初級レベルの資格	資格制度（学士号取得後）	10カ国	最低1〜2年	
	修士号	4カ国	学士号取得でない場合，最低4年，または学士号取得後1.5〜2年	

出典）笠原賀子「第15回国際栄養士会議記念誌」日本栄
　　　養士会，2009

表 6 - 24　基礎教育の基準と設定機関

（基礎教育に対する国家基準）			（資格能力基準）	
数		設定（実施・査察）機関	数	
21カ国	10カ所	栄養士会	11カ国	18カ国
	4カ所	教育機関	7カ国	
	11カ所	行政組織	4カ国	
	3カ所	民間組織｜実習機関	1カ国	

（複数回答）

出典）笠原賀子「第15回国際栄養士会議記念誌」日本栄
　　　養士会，2009

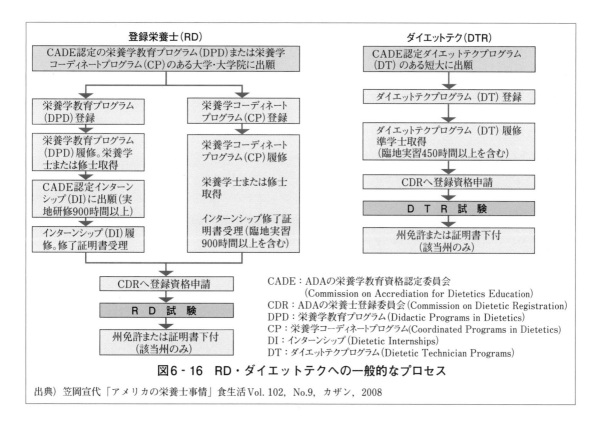

図6 - 16　RD・ダイエットテクへの一般的なプロセス

出典）笠岡宣代「アメリカの栄養士事情」食生活Vol. 102, No.9, カザン, 2008

また，日本と諸外国の栄養士養成制度の大きな相違は，臨地実習の期間（表6‐25）であり，ICDAでは，栄養士としての基礎教育レベルの国際的スタンダードとして，①少なくとも学士号を取得すること，②最低500時間は，スーパーバイザーの指導のもとに実習を行うこと，③国際的なコンピテンシー（能力，行動特性）の基準を満たしていること，などを目標にしている。

なおアメリカでは，2017年6月現在，インターンシップの実習時間を1,200時間に改定し，学外900時間，300時間をシミュレーションやケーススタディ，ロールプレイなどにあてている。さらに，2024年1月1日から，最低，修士卒以上とすることが定められ実質6年制とするとともに，RDの資格名をRDNs（Registered Dietitian Nutritionists）と改名し，RDNsの教育・養成に携わる栄養学者も会員とすることにしている。

表6‐25　臨地実習の期間

期間	数
≦10週	3カ国[*]
11〜20週	3カ国
21〜30週	10カ国
31〜40週	3カ国
≧41週	3カ国

[*]日本の管理栄養士養成課程における臨地実習の期間は，わずか4週（180時間），栄養士養成課程のそれは，1週（45時間）である。
出典）笠原賀子「第15回国際栄養士会議記念誌」日本栄養士会，2009

2）国際栄養士連盟（ICDA）と国際栄養士会議（ICND）

国際栄養士連盟（ICDA）は，世界各国の栄養士会により組織されている。本連盟には，7か国で構成される理事会（The Board of Directors of ICDA）が設置されている。国際栄養士連盟のメンバーになるには，会員1人当たり，年間20セントの分担金を支払うことが義務づけられている。2011年6月現在の加盟国は，日本を含めて41か国である。2004年，日本は，国際栄養士連盟加盟国のなかで，アメリカの49,482人を抜き，57,572人と世界一の会員数となった。

国際栄養士連盟では，①総合的なコミュニケーションシステムの確立，②専門職としての職業イメージの向上，③栄養士の教育，研修，業務の標準化などをめざして活動している。ここでは，栄養士を次のように定義している。

・栄養士とは，栄養と食事療法の分野で，国が承認した資格を有するものである。

・栄養士は，栄養に関する科学的知識を集団および個人が対象の健康と疾病に関する教育や食事療法に応用するものである。

・栄養士としての業務の範囲は，さまざまな環境と職務がある。

さらに，栄養士の職務を遂行するにあたって必要な職業倫理の原則として，①自律，②無害（害を与えない），③善行，④守秘，⑤公平な分配，⑥真実の言

動，をあげている。

　国際栄養士連盟は，4年に1回，国際栄養士会議（International Congress of Nutrition and Dietetics：ICND）*1 を開催（表6-26）し，各国の栄養士や栄養学者が参集して，栄養問題や栄養政策，栄養教育活動，栄養士養成などについて幅広く論議している。2008年に横浜で開催された第15回大会は，会議テーマ「人類の健康のために，世界中の栄養士の連携と協力を」のもと，世界59か国，4,621名の参加を得て，成功裏に終えた。

*1　2024年6月にカナダのトロントで開催される国際栄養士会議から，それまでのICDからICDNとすることが決まっている。

3）アジア栄養士連盟（AFDA）とアジア栄養士会議（ACD）

　アジア栄養士連盟（Asian Federation of Dietetic Association：AFDA）は，1994年，ジャカルタ（インドネシア）で設立され，第1回のアジア栄養士会議（Asian Congress of Dietetics：ACD）を開催した。以後，ACDは，4年に一度，アジア各地で開催されている（表6-27）。加盟国は，インドネシア，韓国，シンガポール，タイ，台湾，パキスタン，フィリピン，香港，マレーシア，オーストラリア，日本の11の国と地域である。日本は，ACD2010に併催されたAFDA代表者会議において，常任理事国（2010）に選出された。

　また2022年8月19日から21日の3日間，横浜で第8回アジア栄養士会議が「明るいアジアの未来のために持続可能な健康社会の実現を目指して」のタイトルのもと開催された。今回の会議は，2019年からのコロナ禍を経て，講演，シ

表6-26　国際栄養士会議の開催状況

1952	第1回	アムステルダム（オランダ）	1988	第10回	パリ（フランス）
1956	第2回	ローマ（イタリア）	1992	第11回	エルサレム（イスラエル）
1960	第3回	ロンドン（イギリス）	1996	第12回	マニラ（フィリピン）
1964	第4回	ストックホルム（スウェーデン）	2000	第13回	エジンバラ（UK）
1968	第5回	ワシントン（アメリカ）	2004	第14回	シカゴ（USA）
1972	第6回	ハノーバー（西ドイツ）	2008	第15回	横浜（日本）
1976	第7回	シドニー（オーストラリア）	2012	第16回	シドニー（オーストラリア）
1980	第8回	サンパウロ（ブラジル）	2016	第17回	グラナダ（スペイン）
1984	第9回	トロント（カナダ）	2021	第18回	ケープタウン（南アフリカ）（オンライン）
			2024	第19回	トロント（カナダ）予定

ンポジウム，ワークショップが対面方式で行わ
れ，日本をはじめアジアの17の国と地域から
1,137名の栄養士，栄養学者などが参加，各国
の栄養課題やその対策，施策などが議論され，
人々の健康と幸福，さらに平和を願って，以下
の「横浜栄養宣言2022」が発表された。

1．栄養は，健康のみならず，教育，労働，経
　済，ジェンダー，さらに環境等にも関係
　し，SDGsを達成する基盤である。
2．すべての人々が健康で，幸せになるには，
　栄養不良の撲滅が不可欠である。
3．栄養不良の撲滅には，緊急時の食料や経済
　の援助と同時に，持続可能な栄養改善が必
　要となる。
4．科学的根拠に基づいた栄養改善を進めるた
　めに，栄養学の実践的研究を発展させる。
5．栄養改善のリーダーである栄養士の教育，
　養成さらに国際基準に沿った栄養士制度の
　創設と発展が重要である。
6．以上の目的を達成するためには，今後，さ
　らに国際的な連携と協働が必要になる。

表6-27　アジア栄養士会議の開催状況

1994	第1回	ジャカルタ（インドネシア）
1998	第2回	ソウル（韓国）
2002	第3回	クアランプール（マレーシア）
2006	第4回	マニラ（フィリピン）
2010	第5回	バンコク（タイ）
2014	第6回	台北（台湾）
2018	第7回	香港（香港）
2022	第8回	横浜（日本）
2026	第9回	ムンバイ（インド）

　なお，日本栄養士会のほかにも，栄養関連の海外貢献事業では，JICA（独立
行政法人国際協力機構）が，JICA海外協力隊の活動の一環として，栄養士，家
政・生活改善などの人材の海外への派遣を行っている。

4）東京栄養サミット2021

　2021（令和3）年12月7日と8日の2日間，日本政府主催による東京栄養サ
ミット2021が開催された（Tokyo Nutrition for Growth Summit 2021，主催：
日本政府，共催：英国，仏国，国際機関（WHO, FAO, UNICEFなど），ビル＆
メリンダ・ゲイツ財団，NGOなど）。今回のサミットは，新型コロナウイルスの
影響から，国内の参加者は対面，海外からは全面的にオンライン参加によるハイ
ブリッド形式で行われた。

　東京栄養サミットには，各国政府，国際機関，民間企業，市民社会，学術界を
始めとする幅広い関係者が参加。先進国・途上国を問わず，成長を妨げる低栄養
と，生活習慣病を引き起こす過栄養の「栄養不良の二重負荷」が問題となってい
ることや，新型コロナ感染症による世界的な栄養状況の悪化を踏まえ，(1) 健
康（栄養のユニバーサル・ヘルス・カバレッジ（UHC）への統合），(2) 食（健
康的な食事の推進と持続可能な食料システムの構築），(3) 強靭性（脆弱な状況

や紛争下における栄養不良に対する効果的な取り組み），(4) 説明責任（データに基づく説明責任の促進），(5) 財源確保（栄養の財源への新たな投資の動員）の5つに焦点を当てて議論が行われた。

　2日間のサミットにおいて，少なくとも，66か国および20社の企業を含む156のステークホルダー（関係者および関係諸団体）から331のコミットメント（それぞれの政策的・資金的意図表明）が提出されるとともに，計270億ドル以上の栄養関連の資金拠出が表明されるなど，過去の栄養サミットを上回る成果が得られた。

　また今回の東京栄養サミットにおいては，栄養改善に向けて国際社会が今後取り組むべき方向性をまとめた成果文書として，64か国の政府，11の国際機関，60社の民間企業，58の市民社会を含む，212のステークホルダーからのエンドース（支持，承認）を得る形で，東京栄養宣言（グローバルな成長のための栄養に関する東京コンパクト）が発出された。東京栄養宣言では，2030年までに栄養不良を終わらせるため，上記の5つの項目について，今後取り組むべき具体的な方向性が示された。

以下の記述の内容が正しければ「〇」を，誤っていれば「×」を（　　）内に記しなさい。

1．FAOは，栄養不足を「自然災害により食料が不足している状態」と定義している。（　　）

2．現在，先進国，開発途上国ともに，「肥満」が重要な課題となっている。（　　）

3．国独自のフードガイドを作成しているのは，アメリカと日本だけである。（　　）

4．フランスでは「ヘルシーピープル2030」が策定されている。（　　）

5．世界の人口は減少傾向であり，食料についての問題はない。（　　）

6．開発途上国では，ビタミンAの欠乏が問題となっている。（　　）

7．日本の食料自給率は先進国のなかでもっとも低い。（　　）

8．SDGsは，持続可能でよりよい世界をめざす国際目標である。（　　）

◎解答
1．（×）
2．（〇）
3．（×）
4．（×）
5．（×）
6．（〇）
7．（〇）
8．（〇）

7 日本人の食事摂取基準

〈学習のポイント〉
●生活習慣病の発症予防と重症化予防の徹底を図る。
●高齢者の低栄養予防・フレイル予防
●エネルギーの摂取量および消費量のバランス（エネルギー収支バランス）の維持を示す指標として，体格（BMI：body mass index）を使用する。
●対象は，健康な個人並びに集団とし，高血圧，脂質異常，高血糖，腎機能低下に関して保健指導レベルにある者までを含む。
●健康な個人または集団を対象として，健康の保持・増進，生活習慣病の予防のための食事改善に，食事摂取基準を活用する場合は，PDCA サイクルに基づく活用を基本とし，食事摂取状況のアセスメントに基づき評価を行う。

1 日本人の食事摂取基準（2020 年版）

1）食事摂取基準の策定方針

（1）食事摂取基準（Dietary Reference Intakes：DRIs）とは

　日本人の食事摂取基準は，健康な個人および集団を対象として，国民の健康の保持・増進，生活習慣病の予防のために参照するエネルギーおよび栄養素の摂取量の基準を示すものである。日本人の食事摂取基準（2020 年版）策定の方向性を図 7 - 1 に示す。2013（平成 25）年度に開始した健康日本 21（第二次）では，高齢化の進展や糖尿病など有病者数の増加などを踏まえ，主要な生活習慣病の発症予防と重症化予防の徹底を図るとともに，社会生活を営むために必要な機能の維持および向上を図ることなどが基本的方向として掲げられていた。こうしたことから，2020 年版については，栄養に関連した身体・代謝機能の低下の回避の観点から，健康の保持・増進，生活習慣病の発症予防および重症化予防に加え，高齢者の低栄養予防やフレイル予防も視野に入れて策定が行われ，関連する各種疾患ガイドラインとの調和が図られている。

（2）対象とする個人並びに集団の範囲

　食事摂取基準の対象は，健康な個人および健康な者を中心として構成されている集団とし，生活習慣病などに関する危険因子を有していたり，また高齢者においてはフレイルに関する危険因子を有していたりしても，おおむね自立した日常生活を営んでいる者およびこのような者を中心として構成されている集団は含むものとしている。具体的には，歩行や家事などの身体活動を行っている者であり，体格（body mass index：BMI *）が標準より著しく外れていない者としている。なおフレイルについては，現在のところ世界的に統一された概念は存在せず，フレイルを健常状態と要介護状態の中間的な段階に位置づける考え方と，ハイリスク状態から重度障害状態までをも含める考え方があるが，食事摂取基準に

* **BMI**：BMI＝体重（kg）÷（身長（m)）^{2}

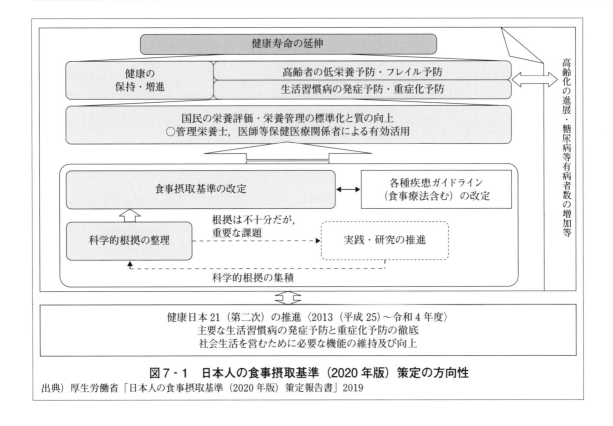

図7-1　日本人の食事摂取基準（2020年版）策定の方向性

出典）厚生労働省「日本人の食事摂取基準（2020年版）策定報告書」2019

表7-1　食事摂取基準の沿革（栄養所要量から食事摂取基準へ）

	使用期間	策定時期	策定形式
初回策定	昭和45年4月～50年3月	昭和44年8月	栄養審議会答申
第一次改定	昭和50年4月～55年3月	昭和50年3月	栄養審議会答申
第二次改定	昭和55年4月～60年3月	昭和54年8月	公衆衛生審議会答申
第三次改定	昭和60年4月～平成2年3月	昭和59年8月	公衆衛生審議会答申
第四次改定	平成2年4月～7年3月	平成元年9月	公衆衛生審議会答申
第五次改定	平成7年4月～12年3月	平成6年3月	公衆衛生審議会答申
第六次改定	平成12年4月～17年3月	平成11年6月	公衆衛生審議会答申
第七次改定	平成17年4月～22年3月	平成16年10月	「日本人の食事摂取基準（2005年版）」策定検討会
第八次改定	平成22年4月～27年3月	平成21年3月	「日本人の食事摂取基準（2010年版）」策定検討会
第九次改定	平成27年4月～32年3月	平成26年3月	「日本人の食事摂取基準（2015年版）」策定検討会
第十次改定	令和2年4月～7年3月	令和元年12月	「日本人の食事摂取基準（2020年版）」策定検討会

おいては，食事摂取基準の対象範囲を踏まえ，前者の考え方を採用している。

　また，疾患を有していたり，疾患に関する高いリスクを有していたりする個人および集団に対する治療を目的とする場合は，食事摂取基準におけるエネルギーおよび栄養素の摂取に関する基本的な考え方を必ず理解した上で，その疾患に関連する治療ガイドラインなどの栄養管理指針を用いるよう記している。

（3）指標の目的と種類

①エネルギーの指標

　エネルギーについては，エネルギー摂取の過不足の回避を目的とする指標を設定する。

②栄養素の指標

　栄養素の指標は，3つの目的からなる5つの指標で構成する。具体的には，摂取不足の回避を目的とする3種類の指標，過剰摂取による健康障害の回避を目的とする指標，および生活習慣病の発症予防を目的とする指標から構成する（表7-2）。

　推定平均必要量（estimated average requirement：EAR）は，半数の人が必要量を満たす量である。推定平均必要量を補助する目的で「推奨量」（recommended dietary allowance：RDA）を設定する。推奨量は，ほとんどの人が充足している量である。

　十分な科学的根拠が得られず，推定平均必要量と推奨量が設定できない場合は，「目安量」（adequate intake：AI）を設定する。一定の栄養状態を維持するのに十分な量であり，目安量以上を摂取している場合は不足のリスクはほとんどない。

　過剰摂取による健康障害の回避を目的として，「耐容上限量」（tolerable upper intake level：UL）を設定する。十分な科学的根拠が得られない栄養素については設定しない。

　一方，生活習慣病の発症予防を目的として食事摂取基準を設定する必要のある栄養素が存在する。しかしながら，そのための研究の数および質はまだ十分ではない。そこで，これらの栄養素に関して，「生活習慣病の発症予防のために現在の日本人が当面の目標とすべき摂取量」として「目標量」（tentative dietary goal

表7-2　栄養素の指標の目的と種類

目　　的	指　　標
摂取不足の回避	推定平均必要量，推奨量 ＊これらを推定できない場合の代替指標：目安量
過剰摂取による健康障害の回避	耐容上限量
生活習慣病の発症予防	目標量

※十分な科学的根拠がある栄養素については，上記の指標とは別に，生活習慣病の重症化予防およびフレイル予防を目的とした量を設定
出典）厚生労働省「日本人の食事摂取基準（2020年版）策定報告書」2019

for preventing life-style related diseases：DG）を設定する。なお，生活習慣病の重症化予防およびフレイル予防を目的として摂取量の基準を設定する必要のある栄養素については，発症予防を目的とした量（目標量）とは区別して示す。

2）策定の基本的事項

（1）エネルギーの指標

エネルギーについては，エネルギーの摂取量および消費量のバランス（エネルギー収支バランス）の維持を示す指標として，BMIを採用した。このため，成人における観察疫学研究において報告された総死亡率がもっとも低かったBMIの範囲，日本人のBMIの実態などを総合的に検証し，目標とするBMIの範囲を提示した。なお，BMIは，健康の保持・増進，生活習慣病の予防，さらには加齢によるフレイルを回避するための要素のひとつとして扱うことに留める。なお，エネルギー必要量については，無視できない個人間差が要因として多数存在するため，性・年齢区分・身体活動レベル別に単一の値として示すのは困難であるが，エネルギー必要量の概念は重要であり，目標とするBMIの提示が成人に限られていること，エネルギー必要量に依存することが知られている栄養素の推定平均必要量の算出に当たってエネルギーの必要量の概数が必要となることなどから，参考資料としてエネルギー必要量の基本的事項や測定方法，推定方法を記述するとともに推定エネルギー必要量が参考表として示されている。

（2）栄養素の指標

①推定平均必要量（estimated average requirement：EAR）

「推定平均必要量」は，ある対象集団において測定された必要量の分布に基づき，母集団（たとえば，30〜49歳の男性）における必要量の平均値の推定値を示すものである。つまり，当該集団に属する50％の人が必要量を満たす（同時に，50％の人が必要量を満たさない）と推定される摂取量として定義される。

推定平均必要量は，摂取不足の回避が目的だが，ここでいう「不足」とは，必ずしも古典的な欠乏症が生じることだけを意味するものではなく，その定義は栄養素によって異なる。

②推奨量（recommended dietary allowance：RDA）

「推奨量」とは，ある対象集団において測定された必要量の分布に基づき，母集団に属するほとんどの人（97〜98％）が充足している量である。推奨量は，推定平均必要量が与えられる栄養素に対して設定され，推定平均必要量を用いて算出される。

推奨量は，実験などにおいて観察された必要量の個人間変動の標準偏差を，母集団における必要量の個人間変動の標準偏差の推定値として用いることにより，理論的には，（推定必要量の平均値＋2×推定必要量の標準偏差）として算出される。しかし，実際には推定必要量の標準偏差が実験から正確に与えられることはまれである。そのため，多くの場合，推定値を用いざるを得ない。したがっ

て，

推奨量＝推定平均必要量×（1＋2×変動係数[*1]）＝推定平均必要量×推奨量算定係数

として，推奨量を求めた。

*1　変動係数：データのばらつきを表す係数。標準偏差÷平均で求める。

③目安量（adequate intake：AI）

「目安量」とは，特定の集団における，ある一定の栄養状態を維持するのに十分な量をいう。十分な科学的根拠が得られず「推定平均必要量」が算定できない場合に算定するものとする。実際には，特定の集団において不足状態を示す人がほとんど観察されない量として与えられる。基本的には，健康な多数の人を対象として，栄養素摂取量を観察した疫学的研究によって得られる。

目安量は，次の3つの概念のいずれかに基づく値である。どの概念に基づくものであるかは，栄養素や性・年齢区分によって異なる。

ⅰ．特定の集団において，生体指標などを用いた健康状態の確認と当該栄養素摂取量の調査を同時に行い，その結果から不足状態を示す人がほとんど存在しない摂取量を推測し，その値を用いる場合：対象集団で不足状態を示す人がほとんど存在しない場合には栄養素摂取量の中央値を用いる。

ⅱ．生体指標などを用いた健康状態の確認ができないが，健康な日本人を中心として構成されている集団の代表的な栄養素摂取量の分布が得られる場合：原則，栄養素摂取量の中央値を用いる。

ⅲ．母乳で保育されている健康な乳児の摂取量に基づく場合：母乳中の栄養素濃度と哺乳量との積を用いる。

④耐容上限量（tolerable upper intake level：UL）

「耐容上限量」とは，健康障害をもたらすリスクがないとみなされる習慣的な摂取量の上限を与える量を示している。これを超えて摂取すると，過剰摂取によって生じる潜在的な健康障害のリスクが高まると考える。

理論的には，「耐容上限量」は，「健康障害が発現しないことが知られている習慣的な摂取量」の最大値（健康障害非発現量，no observed adverse effect level：NOAEL）と「健康障害が発現したことが知られている習慣的な摂取量」の最小値（最低健康障害発現量，lowest observed adverse effect level：LOAEL）との間に存在する。しかし，これらの報告は少なく，特殊な集団を対象としたものに限られること，さらには，動物実験や in vitro など人工的に構成された条件下で行われた実験で得られた結果に基づかねばならない場合もあることから，得られた数値の不確実性と安全の確保に配慮して，NOAEL または LOAEL を「不確実性因子」（uncertain factor：UF）で除した値を耐容上限量とした。

⑤目 標 量（tentative dietary goal for preventing life-style related diseases：DG）

生活習慣病の発症予防を目的として，特定の集団において，その疾患のリスク

や，その代理指標となる生体指標の値が低くなると考えられる栄養状態が達成できる量として算定し，現在の日本人が当面の目標とすべき摂取量として「目標量」を設定する。これは，疫学研究によって得られた知見を中心とし，実験栄養学的な研究による知見を加味して策定されるものである。しかし，栄養素摂取量と生活習慣病のリスクとの関連は連続的であり，かつ，閾値が存在しない場合が多い。このような場合には，好ましい摂取量として，ある値または範囲を提唱することは困難である。そこで，諸外国の食事摂取基準や疾病予防ガイドライン，現在の日本人の摂取量・食品構成・嗜好などを考慮し，実行可能性を重視して設定することにした。また，生活習慣病の重症化予防およびフレイル予防を目的とした量を設定できる場合は，発症予防を目的とした量（目標量）とは区別して示すこととした。目標量を理解するための概念図を示す（図7 - 2）。

各栄養素の特徴を考慮して基本的には次の3

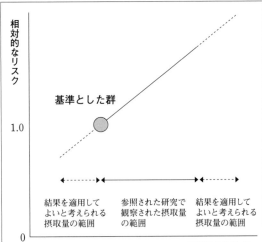

注）栄養素摂取量と生活習慣病のリスクとの関連は連続的であり，かつ，閾値が存在しない場合が多い。関連が直線的で閾値のない典型的な例を図に示した。実際には，不明確ながら閾値が存在すると考えられるものや関連が曲線的なものも存在する

図7 - 2　目標量を理解するための概念図

出典）厚生労働省「日本人の食事摂取基準（2020年版）策定報告書」2019

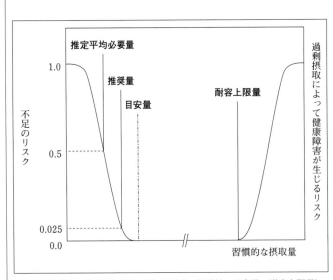

食事摂取基準の各指標（推定平均必要量，推奨量，目安量，耐容上限量）を理解するための概念図

推定平均必要量や耐容上限量などの指標を理解するための概念図を示す。この図は，習慣的な摂取量と摂取不足又は過剰摂取に由来する健康障害のリスク，すなわち，健康障害が生じる確率との関係を概念的に示している。この概念を集団に当てはめると，摂取不足を生じる者の割合又は過剰摂取によって健康障害を生じる者の割合を示す図として理解することもできる。

縦軸は，個人の場合は不足又は過剰によって健康障害が生じる確率を，集団の場合は不足状態にある人又は過剰摂取によって健康障害を生じる者の割合を示す。

不足の確率が推定平均必要量では0.5（50％）あり，推奨量では0.02〜0.03（中間値として0.025）（2〜3％　又は2.5％）あることを示す。耐容上限量以上の量を摂取した場合には過剰摂取による健康障害が生じる潜在的なリスクが存在することを示す。そして，推奨量と耐容上限量との間の摂取量では，不足のリスク，過剰摂取による健康障害が生じるリスクともに0（ゼロ）に近いことを示す。

目安量については，推定平均必要量及び推奨量と一定の関係を持たない。しかし，推奨量と目安量を同時に算定することが可能であれば，目安量は推奨量よりも大きい（図では右方）と考えられるため，参考として付記した。

目標量は，ここに示す概念や方法とは異なる性質のものであることから，ここには図示できない。

参考1　食事摂取基準の各指標を理解するための概念図

186

表7-3　参照体位（参照身長，参照体重）[1]

性別	男性		女性[2]	
年齢等	参照身長（cm）	参照体重（kg）	参照身長（cm）	参照体重（kg）
0～5（月）	61.5	6.3	60.1	5.9
6～11（月）	71.6	8.8	70.2	8.1
6～8（月）	69.8	8.4	68.3	7.8
9～11（月）	73.2	9.1	71.9	8.4
1～2（歳）	85.8	11.5	84.6	11.0
3～5（歳）	103.6	16.5	103.2	16.1
6～7（歳）	119.5	22.2	118.3	21.9
8～9（歳）	130.4	28.0	130.4	27.4
10～11（歳）	142.0	35.6	144.0	36.3
12～14（歳）	160.5	49.0	155.1	47.5
15～17（歳）	170.1	59.7	157.7	51.9
18～29（歳）	171.0	64.5	158.0	50.3
30～49（歳）	171.0	68.1	158.0	53.0
50～64（歳）	169.0	68.0	155.8	53.8
65～74（歳）	165.2	65.0	152.0	52.1
75以上（歳）	160.8	59.6	148.0	48.8

[1] 0～17歳は，日本小児内分泌学会・日本成長学会合同標準値委員会による小児の体格評価に用いる身長，体重の標準値を基に，年齢区分に応じて，当該月齢及びに年齢区分の中央時点における中央値を引用した。ただし，公表数値が年齢区分と合致しない場合は，同様の方法で算出した値を用いた。18歳以上は，平成28年国民健康・栄養調査における当該の性及び年齢区分における身長・体重の中央値を用いた。

[2] 妊婦，授乳婦を除く。

種類の算定方法を用いた。

（a）　望ましいと考えられる摂取量よりも現在の日本人の摂取量が少ない場合

　範囲の下の値だけを算定する。食物繊維とカリウムが相当する。これらの値は，実現可能性を考慮し，望ましいと考えられる摂取量と現在の摂取量（中央値）との中間値を用いた。小児については，目安量で用いたものと同じ外挿方法（参照体重（表7-3）を用いる方法）を用いた。ただし，この方法で算出された摂取量が現在の摂取量（中央値）よりも多い場合は，現在の摂取量（中央値）を目標量とした。

（b）　望ましいと考えられる摂取量よりも現在の日本人の摂取量が多い場合

　範囲の上の値だけを算定する。飽和脂肪酸，ナトリウム（食塩相当量）が相当する。これらの値は，最近の摂取量の推移と実現可能性を考慮して算定した。小児のナトリウム（食塩相当量）については，推定エネルギー必要量を用いて外挿し，実現可能性を考慮して算定した。

（c）　生活習慣病の発症予防を目的とした複合的な指標

　構成比率を算定する。エネルギー産生栄養素バランス（たんぱく質，脂質，炭水化物（アルコール含む）が，総エネルギー摂取量に占めるべき割合）が相当する。

（3）年齢区分

　乳児については，前回と同様に，「出生後6か月未満（0～5か月）」と「6か

表 7 - 4　年齢区分

年　齢
0～ 5　（月）※
6～11　（月）※
1～ 2　（歳）
3～ 5　（歳）
6～ 7　（歳）
8～ 9　（歳）
10～11　（歳）
12～14　（歳）
15～17　（歳）
18～29　（歳）
30～49　（歳）
50～64　（歳）
65～74　（歳）
75 以上（歳）

出典）厚生労働省「日本人の食事摂取基準（2020 年版）
　　　策定報告書」2019
注）エネルギーおよびたんぱく質については、「0～5か
　　月」「6～8か月」「9～11か月」の3つの区分で表した。

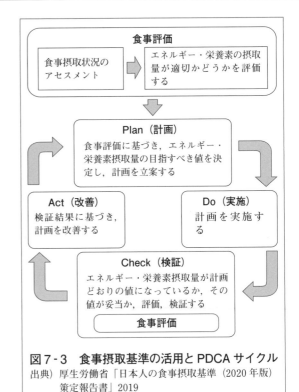

図 7 - 3　食事摂取基準の活用と PDCA サイクル
出典）厚生労働省「日本人の食事摂取基準（2020 年版）
　　　策定報告書」2019

月以上 1 歳未満（6～11 か月）」のふたつに区分することとし，とくに成長に合わせてより詳細な年齢区分設定が必要と考えられるエネルギーおよびたんぱく質では，「出生後 6 か月未満（0～5 か月）」および「6 か月以上 9 か月未満（6～8 か月）」「9 か月以上 1 歳未満（9～11 か月）」の 3 つの区分とする。

　1～17 歳を小児，18 歳以上を成人とする。なお，高齢者については，65～74 歳，75 歳以上のふたつの区分とする（表 7 - 4）。

2　日本人の食事摂取基準の活用（基本的な考え方）

(1) 活用における基本事項

　健康な個人または集団を対象として，健康の保持・増進，生活習慣病の発症予防および重症化予防のための食事改善に，食事摂取基準を活用する場合は，PDCA サイクルに基づく活用を基本とする。その概要を図 7 - 3 に示す。まず，食事摂取状況のアセスメントにより，エネルギー・栄養素の摂取量が適切かどうかを評価する。食事評価に基づき，食事改善計画の立案，食事改善を実施し，それらの検証を行う。検証を行う際には，食事評価を行う。検証結果を踏まえ，計画や実施の内容を改善する。

(2) 食事摂取状況のアセスメントの方法と留意点

　食事摂取，すなわちエネルギーおよび各栄養素の摂取状況を評価するために

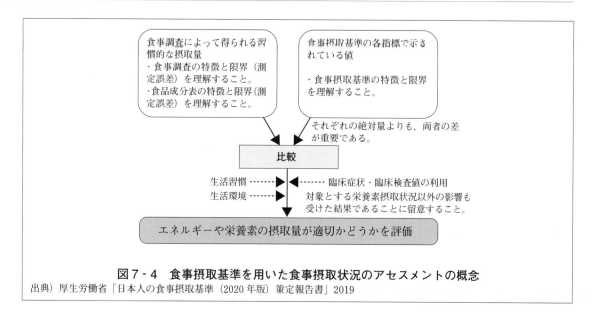

図7-4　食事摂取基準を用いた食事摂取状況のアセスメントの概念

出典）厚生労働省「日本人の食事摂取基準（2020 年版）策定報告書」2019

は，食事調査によって得られる摂取量と食事摂取基準の各指標で示されている値を比較することによって行うことができる。ただし，エネルギー摂取量の過不足の評価には，BMI または体重変化量を用いる。食事調査によって得られる摂取量には，測定誤差が伴う。このため，実施する食事調査について，より高い調査精度を確保するため，調査方法の標準化や精度管理に十分配慮するとともに，食事調査の測定誤差の種類とその特徴，程度を知ることが重要である。食事調査の測定誤差でとくに留意を要するのは，過小申告・過大申告（程度はエネルギー摂取量および肥満度の影響を強く受ける）と日間変動（程度は個人並びに集団によって異なり，またエネルギーおよび栄養素摂取量によっても異なる）のふたつである。

　また，食事調査からエネルギーおよび栄養素の摂取量を，推定する際には，食品成分表を用いて栄養価計算を行う。そのため，食品成分表の栄養素量と実際にその摂取量を推定しようとする食品の中に含まれる栄養素量は必ずしも同じではなく，そうした誤差の存在を理解したうえで対応することになる。

　さらに，エネルギーや栄養素の摂取量が適切かどうかの評価は，生活環境や生活習慣などを踏まえ，対象者の状況に応じて臨床症状・臨床検査値も含め，総合的に評価する必要がある。なお，臨床症状や臨床検査値は，対象とする栄養素の摂取状況以外の影響も受けた結果であることに留意する。図7-4 に食事摂取基準を用いた食事摂取状況のアセスメントの概要を示す。

（3）食事摂取状況に関する調査法

　食事摂取状況に関する調査法には，陰膳法，食事記録法，24 時間食事思い出し法，食物摂取頻度法，食事歴法，生体指標などがある（表7-5 参照）。それぞれの特徴によって長所と短所があることに留意し，食事調査の目的や状況に合わせて適宜選択する必要がある。

表 7‐5 食事摂取状況に関する調査法

	概要	長所	短所	習慣的な摂取量を評価できるか	利用に当たって特に留意すべき点
食事記録法	・摂取した食物を調査対象者が自分で調査票に記入する。重量を測定する場合（秤量法）と，目安量を記入する場合がある（目安量法）。食品成分表を用いて栄養素摂取量を計算する。	・対象者の記憶に依存しない。 ・ていねいに実施できれば精度が高い。	・対象者の負担が大きい。 ・対象者のやる気や能力に結果が依存しやすい。 ・調査期間中の食事が，通常と異なる可能性がある。 ・データ整理に手間がかかり，技術を要する。 ・食品成分表の精度に依存する。	・多くの栄養素で長期間の調査を行わないと不可能。	・データ整理能力に結果が依存する。 ・習慣的な摂取量を把握するには適さない。 ・対象者の負担が大きい。
24時間食事思い出し法	・前日の食事，または調査時点からさかのぼって24時間分の食物摂取を，調査員が対象者に問診する。フードモデルや写真を使って，目安量をたずねる。食品成分表を用いて，栄養素摂取量を計算する。	・対象者の負担は，比較的小さい。 ・比較的高い参加率を得られる。	・熟練した調査員が必要。 ・対象者の記憶に依存する。 ・データ整理に時間がかかり，技術を要する。 ・食品成分表の精度に依存する。	・多くの栄養素で複数回の調査を行わないと不可能。	・聞き取り者に特別の訓練を要する。 ・データ整理能力に結果が依存する。 ・習慣的な摂取量を把握するには適さない。
陰膳法	・摂取した食物の実物と同じものを，同量集める。食物試料を化学分析して，栄養素摂取量を計算する。	・対象者の記憶に依存しない。 ・食品成分表の精度に依存しない。	・対象者の負担が大きい。 ・調査期間中の食事が通常と異なる可能性がある。 ・実際に摂取した食品のサンプルを，全部集められない可能性がある。 ・試料の分析に，手間と費用がかかる。		・習慣的な摂取量を把握する能力は乏しい。
食物摂取頻度法	・数十〜百数十項目の食品の摂取頻度を，質問票を用いて尋ねる。その回答をもとに，食品成分表を用いて栄養素摂取量を計算する。	・対象者1人あたりのコストが安い。 ・データ処理に要する時間と労力が少ない。	・対象者の漠然とした記憶に依存する。 ・得られる結果は質問項目や選択肢に依存する。 ・食品成分表の精度に依存する。	・可能。	・妥当性を検証した論文が必須。また，その結果に応じた利用に留めるべき。（注）ごく簡易な食物摂取頻度調査票でも妥当性を検証した論文はほぼ必須。
食事歴法	・上記（食物摂取頻度法）に加え，食行動，調理や調味などに関する質問も行い，栄養素摂取量を計算に用いる。	・標準化に長けている。	・質問票の精度を評価するための，妥当性研究を行う必要がある。		
生体指標	・血液，尿，毛髪，皮下脂肪などの生体試料を採取して，化学分析する。	・対象者の記憶に依存しない。 ・食品成分表の精度に依存しない。	・試料の分析に，手間と費用がかかる。 ・試料採取時の条件（空腹か否かなど）の影響をうける場合がある。摂取量以外の要因（代謝・吸収，喫煙・飲酒など）の影響を受ける場合がある。	・栄養素によって異なる。	・利用可能な栄養素の種類が限られている。

出典）厚生労働省「日本人の食事摂取基準（2020年版）策定報告書」2019

表7-6　目標とするBMIの範囲(18歳以上)[1,2]

年齢（歳）	目標とするBMI（kg/m²）
18〜49	18.5〜24.9
50〜64	20.0〜24.9
65〜74[3]	21.5〜24.9
75以上[3]	21.5〜24.9

1 男女共通。あくまでも参考として使用すべきである。
2 観察疫学研究において報告された総死亡率が最も低かったBMIを基に，疾患別の発症率とBMIとの関連，死因とBMIとの関連，喫煙や疾患の合併によるBMIや死亡リスクへの影響，日本人のBMIの実態に配慮し総合的に判断し目標とする範囲を設定。
3 高齢者では，フレイル予防及び生活習慣病の発症予防の両方に配慮する必要があることを踏まえ，当面目標とするBMIの範囲を21.5〜24.9 kg/m²とした。
出典）厚生労働省「日本人の食事摂取基準（2020年版）策定報告書」2019

　食事摂取基準は，習慣的な摂取量の基準を示したものであることから，その活用における調査では，習慣的な摂取量の推定が可能な食事調査法を選択する必要がある。表7-5に示したとおり，長期間の平均的な摂取量を個人レベルで評価するためには，実施負担や精度管理上の課題が存在する。こうしたことに留意し，食事摂取基準の活用場面での目的や状況を考慮した場合，習慣的な摂取量の推定に適した食事調査法として，食物摂取頻度法と食事歴法が挙げられる。しかし，これらの調査法は，食べたものをそのままデータ化する方法ではないため，その信頼度（妥当性と再現性）について検証する必要があり，信頼度に関する研究が論文化され，国際的にも認められているものを使用することが望ましい。また，食事調査では摂取量の推定精度が低い栄養素があり，そうした場合には，尿などの生体指標を用いて推定する方法も考慮する必要がある。また最近，食事（料理）の写真を撮影し，その情報を用いて食品の種類と量（摂取量）を推定し，栄養価計算に用いる方法も用いられるようになっている。しかし画像認識能力など開発段階であり，撮影もれや，そもそも習慣的摂取量を把握する方法ではないなどの問題とともに，その利用には慎重さが望まれる。

(4) 指標別に見た活用上の留意点

　各指標について活用上の留意点を記述する。ただし，活用の目的と栄養素の種類によって活用方法は異なるため，活用の目的，指標の定義，栄養素の特性を十分に理解することが重要である。

①エネルギー収支バランス

　エネルギーについては，エネルギーの摂取量および消費量のバランス（エネルギー収支バランス）の維持を示す指標として提示したBMIを用いることとする。実際には，エネルギー摂取の過不足について体重の変化を測定することで評価する。または，測定されたBMIが，目標とするBMIの範囲を下回っていれば「不足」，上回っていれば「過剰」の恐れがないか，他の要因も含め，総合的に判

断する（表7-6）。生活習慣病の発症予防の観点からは，体重管理の基本的な考え方や，各年齢階級の望ましいBMI（体重）の範囲を踏まえて個人の特性を重視し，対応することが望まれる。また，重症化予防の観点からは，体重の減少率と健康状態の改善状況を評価しつつ，調整していくことが望まれる。

②推定平均必要量

推定平均必要量は，個人では不足の確率が50％であり，集団では半数の対象者で不足が生じると推定される摂取量であることから，この値を下回って摂取することや，この値を下回っている対象者が多くいる場合は問題が大きいと考える。しかし，その問題の大きさの程度は栄養素によって異なる。具体的には問題の大きさはおおむね次の順序となる。

a 集団内の半数の者に不足または欠乏の症状が現れ得る摂取量をもって推定平均必要量とした栄養素：問題が最も大きい。

b 集団内の半数の者で体内量が維持される摂取量をもって推定平均必要量とした栄養素：問題が次に大きい。

c 集団内の半数の者で体内量が飽和している摂取量をもって推定平均必要量とした栄養素：問題が次に大きい。

x 上記以外の方法で推定平均必要量が定められた栄養素：問題が最も小さい。

③推奨量

推奨量は，個人の場合は不足の確率がほとんどなく，集団の場合は不足が生じていると推定される対象者がほとんど存在しない摂取量であることから，この値の付近かそれ以上を摂取していれば不足のリスクはほとんどないものと考えられる。

④目安量

目安量は，十分な科学的根拠が得られないため，推定平均必要量が算定できない場合に設定される指標であり，目安量以上を摂取していれば不足しているリスクは非常に低い。したがって，目安量付近を摂取していれば，個人の場合は不足の確率がほとんどなく，集団の場合は不足が生じていると推定される対象者はほとんど存在しない。

⑤耐容上限量

耐容上限量は，この値を超えて摂取した場合，過剰摂取による健康障害が発生するリスクが0（ゼロ）より大きいことを示す値である。しかし，通常の食品を摂取している限り，耐容上限量を超えて摂取することはほとんどあり得ない。また，耐容上限量は「これを超えて摂取してはならない量」というよりもむしろ，「できるだけ接近することを回避する量」と理解できる。

⑥目標量

生活習慣病の発症予防を目的として算定された指標である。生活習慣病の原因は多数あり，食事はその一部である。したがって，目標量だけを厳しく守ることは，生活習慣病予防の観点からは正しいことではない。生活習慣病は非常に長い

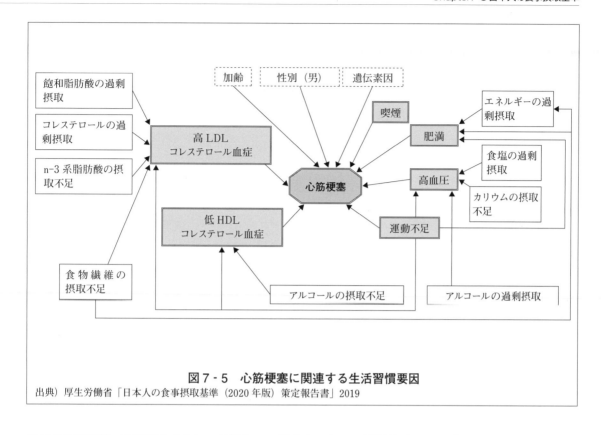

図7-5　心筋梗塞に関連する生活習慣要因

出典）厚生労働省「日本人の食事摂取基準（2020年版）策定報告書」2019

年月の生活習慣（食習慣を含む）の結果として発症するため，長期間（たとえば生涯）を見据えた管理が重要である。

⑦指標の特性などを総合的に考慮

　食事摂取基準は，エネルギーや各種栄養素の摂取量についての基準を示すものであるが，指標の特性や示された数値の信頼度，栄養素の特性，さらには対象者や対象集団の健康状態や食事摂取状況などによって，活用においてどの栄養素を優先的に考慮するかが異なるため，これらの特性や状況を総合的に把握し判断することになる。

　活用のねらいとしては，エネルギー摂取の過不足を防ぐこと，栄養素の摂取不足を防ぐことを基本とし，生活習慣病の発症・重症化予防を目指すことになる。また通常の食品以外の食品等特定の成分を高濃度に含有する食品を摂取している場合には，過剰摂取による健康障害を防ぐことにも配慮する。

　栄養素の摂取不足の回避については，十分な科学的根拠が得られる場合には推定平均必要量と推奨量が設定され，得られない場合にはその代替指標として目安量が設定されていることから，設定された指標によって数値の信頼度が異なることに留意する。

　生活習慣病の発症予防に資することを目的に目標量が設定されているが，生活習慣病の発症予防に関連する要因は食事以外にも多数あり，目標量を活用する場合は関連する因子の存在とその程度を明らかにし，これらを総合的に考慮する。

たとえば心筋梗塞の危険因子としては肥満，高血圧，脂質異常症のほか，喫煙や運動不足が挙げられる（図7-5）。栄養面では，食塩や飽和脂肪酸の過剰摂取など関連する因子は数多い。それらの存在の確認とともに，各因子の科学的根拠の強さや発症に影響を与える程度を確認する。また対象者や対象集団における疾患のリスクがどの程度で，関連する因子を有している状況やその割合がどのくらいかを把握した上で，どの栄養素の摂取量の改善を目指すのか，総合的に判断する。2020年版では，目標量についてエビデンスレベルを示しており，目標量の活用に当たっては，エビデンスレベルも適宜参照するのが望ましいとしている。

(5) 個人の食事改善を目的とした活用

食事調査を行い，食事摂取基準を活用して個人の摂取量から，摂取不足や過剰摂取の可能性などを推定する。その結果に基づいて，食事摂取基準を活用し，摂取不足や過剰摂取を防ぎ，生活習慣病の発症予防のための適切なエネルギーや栄養素の摂取量について目標とする値を提案し，食事改善の計画，実施につなげる（図7-6）。また，目標とするBMIや栄養素摂取量に近づけるためには，料理・食物の量やバランス，身体活動量の増加に関する具体的な情報の提供，効果的なツールの開発など，個人の食事改善を実現するための栄養教育の企画や実施，検証も併せて行うこととなる。

①食事摂取状況のアセスメント

個人の摂取量は，個人が日々選択する食品は異なり，食欲も違うなど，日々の摂取量に影響を及ぼすさまざまな要因が存在するため，個人の習慣的な摂取量を把握することは困難である。このように個人の摂取量は，大きな測定誤差が含まれた値であり，とくに日間変動が大きく，個人の真の摂取量ではないことなど，数値の限界を理解したうえで，摂取量から，食事摂取基準の指標を適用して，アセスメントを行う（図7-6）。エネルギー摂取量のアセスメントは，エネルギー出納の正負を評価するものであり，その評価指標にはBMIまたは体重変化量を用いる（図7-7）。

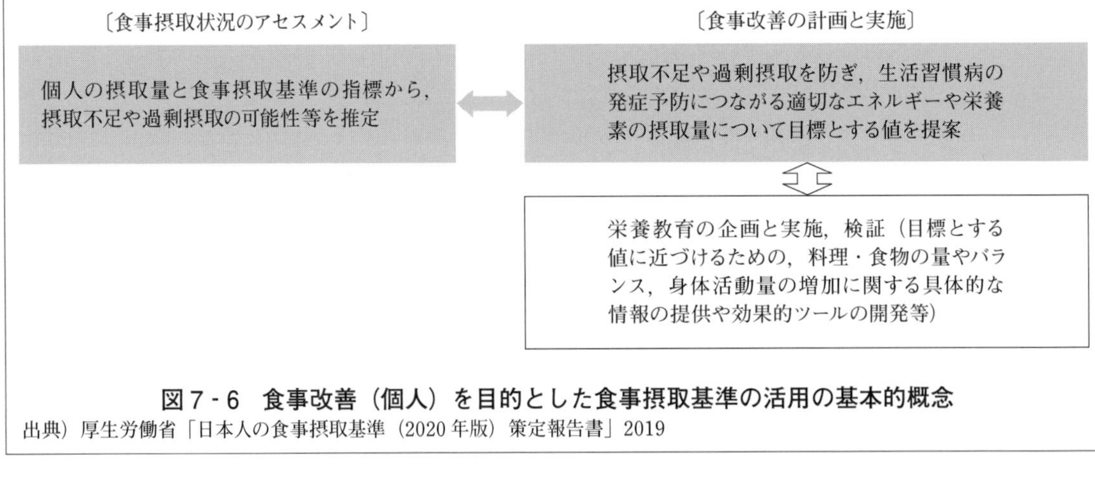

〔食事摂取状況のアセスメント〕　　　　　　　　　　〔食事改善の計画と実施〕

| 個人の摂取量と食事摂取基準の指標から，摂取不足や過剰摂取の可能性等を推定 | ←→ | 摂取不足や過剰摂取を防ぎ，生活習慣病の発症予防につながる適切なエネルギーや栄養素の摂取量について目標とする値を提案 |

栄養教育の企画と実施，検証（目標とする値に近づけるための，料理・食物の量やバランス，身体活動量の増加に関する具体的な情報の提供や効果的ツールの開発等）

図7-6　食事改善（個人）を目的とした食事摂取基準の活用の基本的概念
出典）厚生労働省「日本人の食事摂取基準（2020年版）策定報告書」2019

・エネルギー摂取量の過不足の評価には,成人の場合,BMIまたは体重変化量を用いる。BMIについては,今回提示した目標とするBMIの範囲を目安とする(p.191,表7-6参照)。

・乳児および小児のエネルギー摂取量の過不足のアセスメントには,成長曲線(身体発育曲線)を用いる。

・栄養素摂取量の評価には,基本的には食事調査の結果(測定された摂取量)を用いる。

・栄養素の摂取不足の回避を目的とした評価を行う場合には,推定平均必要量と推奨量を用いる。推定平均必要量が算定されていない場合は,目安量を用いる。

・栄養素の過剰摂取の回避を目的とした評価を行う場合には,耐容上限量を用いる。

・生活習慣病の発症予防を目的とした評価を行う場合には,目標量を用いる。

②食事改善の計画と実施

　食事改善の計画と実施は,食事摂取状況の評価を行い,その結果に基づいて行うことが基本である。そうした結果を参考にして,食事改善の計画を立案し,実施する。そのためには,対象とする個人の特性を十分に把握しておくことが重要となる。ここでいう特性とは,性別,年齢,身体活動レベル,その他の主要な生活環境や生活習慣を指している。また,目的に応じて臨床症状や臨床検査のデー

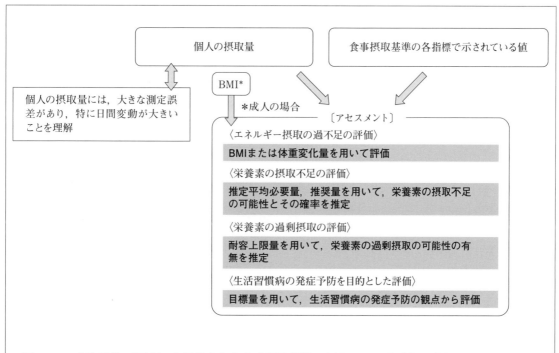

図7-7　食事改善(個人)を目的とした食事摂取基準の活用による食事摂取状況のアセスメント
出典)厚生労働省「日本人の食事摂取基準(2020年版)策定報告書」2019

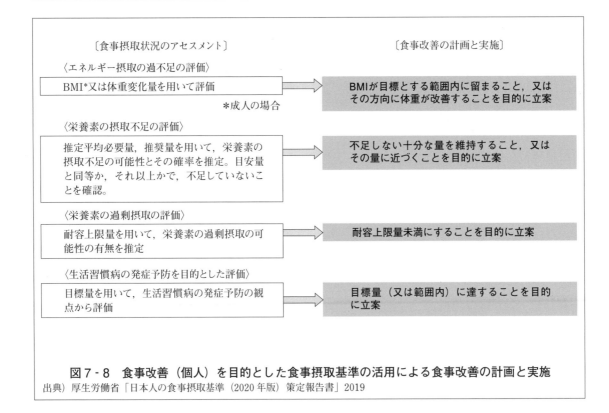

〔食事摂取状況のアセスメント〕	〔食事改善の計画と実施〕
〈エネルギー摂取の過不足の評価〉	
BMI*又は体重変化量を用いて評価　*成人の場合	BMIが目標とする範囲内に留まること，又はその方向に体重が改善することを目的に立案
〈栄養素の摂取不足の評価〉	
推定平均必要量，推奨量を用いて，栄養素の摂取不足の可能性とその確率を推定。目安量と同等か，それ以上かで，不足していないことを確認。	不足しない十分な量を維持すること，又はその量に近づくことを目的に立案
〈栄養素の過剰摂取の評価〉	
耐容上限量を用いて，栄養素の過剰摂取の可能性の有無を推定	耐容上限量未満にすることを目的に立案
〈生活習慣病の発症予防を目的とした評価〉	
目標量を用いて，生活習慣病の発症予防の観点から評価	目標量（又は範囲内）に達することを目的に立案

図7-8　食事改善（個人）を目的とした食事摂取基準の活用による食事改善の計画と実施
出典）厚生労働省「日本人の食事摂取基準（2020年版）策定報告書」2019

タを用いる。（図7-8）

・エネルギーの過不足に関する食事改善の計画立案および実施には，BMIまたは体重変化量を用いる。

・推奨量が算定されている栄養素については推奨量を用いる。推奨量付近かそれ以上であれば現在の摂取量を維持させ，それ未満である場合は推奨量に近づくように計画を立てる。目安量が算定されている栄養素については，目安量を用いる。目安量付近かそれ以上であれば現在の摂取量を維持させる。

・耐容上限量を超えて摂取している場合は，耐容上限量未満にするための計画を立てる。

・目標量の範囲外の量を摂取している場合は，範囲内に入ることを目的とした計画を立てる。

（6）集団の食事改善を目的とした活用

　食事摂取基準を適用し，食事摂取状況のアセスメントを行い，集団の摂取量の分布から，摂取不足や過剰摂取の可能性がある者の割合などを推定する。その結果に基づいて，食事摂取基準を適用し，摂取不足や過剰摂取を防ぎ，生活習慣病の予防のための適切なエネルギーや栄養素の摂取量について目標とする値を提案し，食事改善の計画，実施につなげる（図7-9）。また，目標とするBMIや栄養素摂取量に近づけるためには，そのための食行動・食生活や身体活動に関する改善目標の設定やそのモニタリング，改善のための効果的な各種事業の企画・実

施など，公衆栄養計画の企画や実施，検証も併せて行うこととなる。

①食事摂取状況のアセスメント

エネルギー摂取の過不足を評価する場合にはBMIの分布を用いる。

栄養素については，食事調査法によって得られる摂取量の分布を用いる。その際，食事調査法に起因する測定誤差（とくに過小申告・過大申告と日間変動）が結果に及ぼす影響の意味と程度を十分に理解して評価を行う。（図7-10）

・エネルギーについては，BMIが目標とする範囲内にある者（または目標とする範囲外にある者）の割合を算出する。（p.191，表7-6参照）

・栄養素については，食事調査法によって得られる摂取量の分布を用いる。

・推定平均必要量が算定されている栄養素については，推定平均必要量を下回る者の割合を算出する。

・目安量を用いる場合は，摂取量の中央値が目安

〔食事摂取状況の　　　　　〔食事改善の
　アセスメント〕　　　　　　計画と実施〕

集団の摂取量やBMIの分布と食事摂取基準の指標から，摂取不足や過剰摂取の可能性がある者の割合等を推定　⟷　摂取不足の者の割合をできるだけ少なくし，過剰摂取の者の割合をなくし，生活習慣病の発症予防につながる適切なエネルギーや栄養素の摂取量について目標とする値を提案

⇧⇩

公衆栄養計画の企画と実施，検証（目標とする値に近づけるための食行動・食生活に関する改善目標の設定やそのモニタリング，改善のための効果的な各種事業の企画・実施等）

図7-9　集団の食事改善を目的とした食事摂取基準の活用の基本的概念
出典）厚生労働省「日本人の食事摂取基準（2020年版）策定報告書」2019

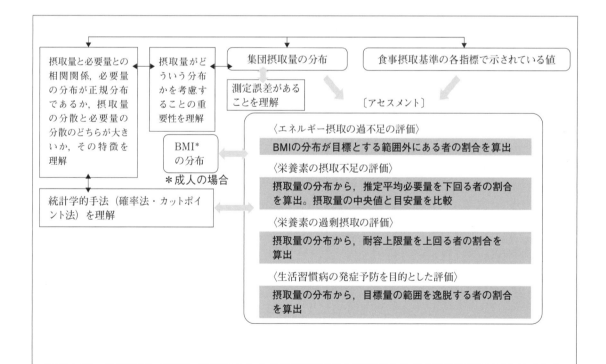

図7-10　食事改善（集団）を目的とした食事摂取基準の活用による食事摂取状況のアセスメント
出典）厚生労働省「日本人の食事摂取基準（2020年版）策定報告書」2019

量以上かどうかを確認する。

・耐容上限量については，測定値の分布と耐容上限量から過剰摂取の可能性を有する人の割合を算出する。

・目標量については，測定値の分布と目標量から目標量の範囲を逸脱する人の割合を算出する。

②食事改善の計画と実施

集団の食事改善を目的とした食事摂取状況のアセスメント結果に基づき，食事摂取基準を適用した食事改善の計画と実施を行う（図7-11）。

・エネルギー摂取の過不足に関する食事改善の計画立案および実施には，BMIまたは体重変化量を用いる。

・栄養素の摂取不足からの回避を目的とした食事改善の計画立案および実施には，推定平均必要量または目安量を用いる。

・推定平均必要量では，推定平均必要量を下回って摂取している者の集団内における割合をできるだけ少なくするための計画を立てる。

・目安量では，摂取量の中央値が目安量付近かそれ以上であれば，その摂取量を維持する計画を立てる。

・栄養素の過剰摂取からの回避を目的とした食事改善の計画立案および実施には，耐容上限量を用い，集団内のすべての者の摂取量が耐容上限量未満になるための計画を立てる。

・生活習慣病の発症予防を目的とした食事改善の計画立案および実施には，目標量を用い，摂取量が目標量の範囲内に入る者または近づく者の割合を増やすことを目的とした計画を立てる。

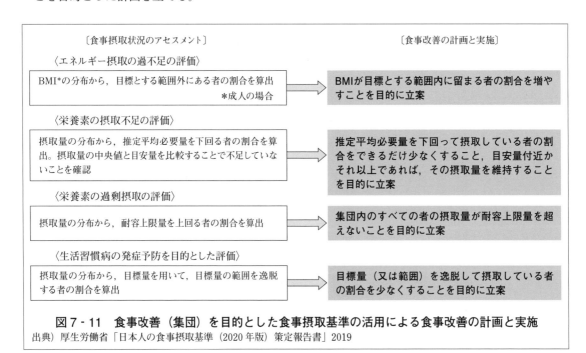

図7-11　食事改善（集団）を目的とした食事摂取基準の活用による食事改善の計画と実施
出典）厚生労働省「日本人の食事摂取基準（2020年版）策定報告書」2019

◆ 演習問題

「日本人の食事摂取基準（2020年版）」についての記述である。内容が正しければ「○」を，誤っていれば「×」を（　　）内に記しなさい。

1．対象者には，フレイルに関するリスクがある高齢者は含まない。　（　　）
2．エネルギー収支バランスの維持を示す指標として，BMIを使用する。　（　　）
3．栄養素の，摂取不足の回避を目的とする指標は，「推定平均必要量」「推奨量」「目安量」である。　（　　）
4．耐容上限量は，摂取不足による健康障害のリスクを低減するための摂取量である。　（　　）
5．個人の食事改善に食事摂取基準を用いる場合，エネルギー摂取の過不足を評価するために，食事調査によって得られたエネルギー摂取量を用いる。　（　　）
6．個人を対象に食事摂取基準を用いる場合，食事状態の評価に推奨量を用いることができる。　（　　）
7．地域住民を対象に食事摂取基準を用いる場合，推奨量は食事状態の評価に用いるが食事計画には用いない。　（　　）
8．集団の摂取不足のアセスメントに用いる場合，摂取量の平均値と目安量を比較する。　（　　）
9．集団のアセスメントでは，推定平均必要量を用いて摂取不足の評価をする。　（　　）

◎解答
1．（×）
2．（○）
3．（○）
4．（×）
5．（×）
6．（○）
7．（×）
8．（×）
9．（○）

1. 栄養士法

（昭和二十二年十二月二十九日法律第二四五号）
最終改正：令和四年六月一七日法律第六八号

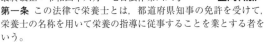

第一条 この法律で栄養士とは，都道府県知事の免許を受けて，栄養士の名称を用いて栄養の指導に従事することを業とする者をいう。

② この法律で管理栄養士とは，厚生労働大臣の免許を受けて，管理栄養士の名称を用いて，傷病者に対する療養のため必要な栄養の指導，個人の身体の状況，栄養状態等に応じた高度の専門的知識及び技術を要する健康の保持増進のための栄養の指導並びに特定多数人に対して継続的に食事を供給する施設における利用者の身体の状況，栄養状態，利用の状況等に応じた特別の配慮を必要とする給食管理及びこれらの施設に対する栄養改善上必要な指導等を行うことを業とする者をいう。

第二条 栄養士の免許は，厚生労働大臣の指定した栄養士の養成施設（以下「養成施設」という。）において二年以上栄養士として必要な知識及び技能を修得した者に対して，都道府県知事が与える。

② 養成施設に入所することができる者は，学校教育法（昭和二十二年法律第二十六号）第九十条に規定する者とする。

③ 管理栄養士の免許は，管理栄養士国家試験に合格した者に対して，厚生労働大臣が与える。

第三条 次の各号のいずれかに該当する者には，栄養士又は管理栄養士の免許を与えないことがある。

一 罰金以上の刑に処せられた者

二 前号に該当する者を除くほか，第一条に規定する業務に関し犯罪又は不正の行為があつた者

第三条の二 都道府県に栄養士名簿を備え，栄養士の免許に関する事項を登録する。

② 厚生労働省に管理栄養士名簿を備え，管理栄養士の免許に関する事項を登録する。

第四条 栄養士の免許は，都道府県知事が栄養士名簿に登録することによつて行う。

② 都道府県知事は，栄養士の免許を与えたときは，栄養士免許証を交付する。

③ 管理栄養士の免許は，厚生労働大臣が管理栄養士名簿に登録することによつて行う。

④ 厚生労働大臣は，管理栄養士の免許を与えたときは，管理栄養士免許証を交付する。

第五条 栄養士が第三条各号のいずれかに該当するに至つたときは，都道府県知事は，当該栄養士に対する免許を取り消し，又は一年以内の期間を定めて栄養士の名称の使用の停止を命ずることができる。

② 管理栄養士が第三条各号のいずれかに該当するに至つたときは，厚生労働大臣は，当該管理栄養士に対する免許を取り消し，又は一年以内の期間を定めて管理栄養士の名称の使用の停止を命ずることができる。

③ 都道府県知事は，第一項の規定により栄養士の免許を取り消し，又は栄養士の名称の使用の停止を命じたときは，速やかに，その旨を厚生労働大臣に通知しなければならない。

④ 厚生労働大臣は，第二項の規定により管理栄養士の免許を取り消し，又は管理栄養士の名称の使用の停止を命じたときは，速やかに，その旨を当該処分を受けた者が受けている栄養士の免許を与えた都道府県知事に通知しなければならない。

第五条の二 厚生労働大臣は，毎年少なくとも一回，管理栄養士として必要な知識及び技能について，管理栄養士国家試験を行う。

第五条の三 管理栄養士国家試験は，栄養士であつて次の各号のいずれかに該当するものでなければ，受けることができない。

一 修業年限が二年である養成施設を卒業して栄養士の免許を受けた後厚生労働省令で定める施設において三年以上栄養の指導に従事した者

二 修業年限が三年である養成施設を卒業して栄養士の免許を受けた後厚生労働省令で定める施設において二年以上栄養の指導に従事した者

三 修業年限が四年である養成施設を卒業して栄養士の免許を受けた後厚生労働省令で定める施設において一年以上栄養の指導に従事した者

四 修業年限が四年である養成施設であつて，学校（学校教育法第一条の学校並びに同条の学校の設置者が設置している同法第百二十四条の専修学校及び同法第百三十四条の各種学校をいう。以下この号において同じ。）であるものにあつては文部科学大臣及び厚生労働大臣が，学校以外のものにあつては厚生労働大臣が，政令で定める基準により指定したもの（以下「管理栄養士養成施設」という。）を卒業した者

第五条の四 管理栄養士国家試験に関して不正の行為があつた場合には，当該不正行為に関係のある者について，その受験を停止させ，又はその試験を無効とすることができる。この場合においては，なお，その者について，期間を定めて管理栄養士国家試験を受けることを許さないことができる。

第五条の五 管理栄養士は，傷病者に対する療養のため必要な栄養の指導を行うに当たつては，主治の医師の指導を受けなければならない。

第六条 栄養士でなければ，栄養士又はこれに類似する名称を用いて第一条第一項に規定する業務を行つてはならない。

② 管理栄養士でなければ，管理栄養士又はこれに類似する名称を用いて第一条第二項に規定する業務を行つてはならない。

第六条の二 管理栄養士国家試験に関する事務をつかさどらせるため，厚生労働省に管理栄養士国家試験委員を置く。

第六条の三 管理栄養士国家試験委員その他管理栄養士国家試験に関する事務をつかさどる者は，その事務の施行に当たつて厳正を保持し，不正の行為がないようにしなければならない。

第六条の四 この法律に規定する厚生労働大臣の権限は，厚生労働省令で定めるところにより，地方厚生局長に委任することができる。

② 前項の規定により地方厚生局長に委任された権限は，厚生労働省令で定めるところにより，地方厚生支局長に委任することができる。

第七条 この法律に定めるもののほか，栄養士の免許及び免許証，養成施設，管理栄養士の免許及び免許証，管理栄養士養成施設，管理栄養士国家試験並びに管理栄養士国家試験委員に関し必要な事項は，政令でこれを定める。

第七条の二 第六条の三の規定に違反して，故意若しくは重大な過失により事前に試験問題を漏らし，又は故意に不正の採点をした者は，六月以下の懲役刑又は五十万円以下の罰金に処する。

第八条 次の各号のいずれかに該当する者は，三十万円以下の罰金に処する。

一 第五条第一項の規定により栄養士の名称の使用の停止を命ぜられた者で，当該停止を命ぜられた期間中に，栄養士の名称を使用して第一条第一項に規定する業務を行つたもの

二 第五条第二項の規定により管理栄養士の名称の使用の停止を命ぜられた者で，当該停止を命ぜられた期間中に，管理栄養士の名称を使用して第一条第二項に規定する業務を行つたもの

三 第六条第一項の規定に違反して，栄養士又はこれに類似する名称を用いて第一条第一項に規定する業務を行つた者

四 第六条第二項の規定に違反して，管理栄養士又はこれに類似する名称を用いて第一条第二項に規定する業務を行つた者

（以降略）

2. 健康増進法

（平成十四年八月二日法律第百三号）

最終改正：令和四年六月二十二日法律第七六号

第一章　総則

（目的）

第一条　この法律は，我が国における急速な高齢化の進展及び疾病構造の変化に伴い，国民の健康の増進の重要性が著しく増大していることにかんがみ，国民の健康の増進の総合的な推進に関し基本的な事項を定めるとともに，国民の栄養の改善その他の国民の健康の増進を図るための措置を講じ，もって国民保健の向上を図ることを目的とする。

（国民の責務）

第二条　国民は，健康な生活習慣の重要性に対する関心と理解を深め，生涯にわたって，自らの健康状態を自覚するとともに，健康の増進に努めなければならない。

（国及び地方公共団体の責務）

第三条　国及び地方公共団体は，教育活動及び広報活動を通じて健康の増進に関する正しい知識の普及，健康の増進に関する情報の収集，整理，分析及び提供並びに研究の推進並びに健康の増進に係る人材の養成及び資質の向上を図るとともに，健康増進事業実施者その他の関係者に対し，必要な技術的援助を与えることに努めなければならない。

（健康増進事業実施者の責務）

第四条　健康増進事業実施者は，健康教育，健康相談その他国民の健康の増進のために必要な事業（以下「健康増進事業」という。）を積極的に推進するよう努めなければならない。

（関係者の協力）

第五条　国，都道府県，市町村（特別区を含む。以下同じ。），健康増進事業実施者，医療機関その他の関係者は，国民の健康の増進の総合的な推進を図るため，相互に連携を図りながら協力するよう努めなければならない。

（定義）

第六条　この法律において「健康増進事業実施者」とは，次に掲げる者をいう。

一　健康保険法（大正十一年法律第七十号）の規定により健康増進事業を行う全国健康保険協会，健康保険組合又は健康保険組合連合会

二　船員保険法（昭和十四年法律第七十三号）の規定により健康増進事業を行う全国健康保険協会

三　国民健康保険法（昭和三十三年法律第百九十二号）の規定により健康増進事業を行う市町村，国民健康保険組合又は国民健康保険団体連合会

四　国家公務員共済組合法（昭和三十三年法律第百二十八号）の規定により健康増進事業を行う国家公務員共済組合又は国家公務員共済組合連合会

五　地方公務員等共済組合法（昭和三十七年法律第百五十二号）の規定により健康増進事業を行う地方公務員共済組合又は全国市町村職員共済組合連合会

六　私立学校教職員共済法（昭和二十八年法律第二百四十五号）の規定により健康増進事業を行う日本私立学校振興・共済事業団

七　学校保健安全法（昭和三十三年法律第五十六号）の規定により健康増進事業を行う者

八　母子保健法（昭和四十年法律第百四十一号）の規定により健康増進事業を行う市町村

九　労働安全衛生法（昭和四十七年法律第五十七号）の規定により健康増進事業を行う事業者

十　高齢者の医療の確保に関する法律（昭和五十七年法律第八十号）の規定により健康増進事業を行う全国健康保険協会，健康保険組合，市町村，国民健康保険組合，共済組合，日本私立学校振興・共済事業団又は後期高齢者医療広域連合

十一　介護保険法（平成九年法律第百二十三号）の規定により健康増進事業を行う市町村

十二　この法律の規定により健康増進事業を行う市町村

十三　その他健康増進事業を行う者であって，政令で定めるもの

第二章　基本方針等

（基本方針）

第七条　厚生労働大臣は，国民の健康の増進の総合的な推進を図るための基本的な方針（以下「基本方針」という。）を定めるものとする。

2　基本方針は，次に掲げる事項について定めるものとする。

一　国民の健康の増進の推進に関する基本的な方向

二　国民の健康の増進の目標に関する事項

三　次条第一項の都道府県健康増進計画及び同条第二項の市町村健康増進計画の策定に関する基本的な事項

四　第十条第一項の国民健康・栄養調査その他の健康の増進に関する調査及び研究に関する基本的な事項

五　健康増進事業実施者間における連携及び協力に関する基本的な事項

六　食生活，運動，休養，飲酒，喫煙，歯の健康の保持その他の生活習慣に関する正しい知識の普及に関する事項

七　その他国民の健康の増進の推進に関する重要事項

3　厚生労働大臣は，基本方針を定め，又はこれを変更しようとするときは，あらかじめ，関係行政機関の長に協議するものとする。

4　厚生労働大臣は，基本方針を定め，又はこれを変更したときは，遅滞なく，これを公表するものとする。

（都道府県健康増進計画等）

第八条　都道府県は，基本方針を勘案して，当該都道府県の住民の健康の増進の推進に関する施策についての基本的な計画（以下「都道府県健康増進計画」という。）を定めるものとする。

2　市町村は，基本方針及び都道府県健康増進計画を勘案して，当該市町村の住民の健康の増進の推進に関する施策についての計画（以下「市町村健康増進計画」という。）を定めるよう努めるものとする。

3　国は，都道府県健康増進計画又は市町村健康増進計画に基づいて住民の健康増進のために必要な事業を行う都道府県又は市町村に対し，予算の範囲内において，当該事業に要する費用の一部を補助することができる。

（健康診査の実施等に関する指針）

第九条　厚生労働大臣は，生涯にわたる国民の健康の増進に向けた自主的な努力を促進するため，健康診査の実施及びその結果の通知，健康手帳（自らの健康管理のために必要な事項を記載する手帳をいう。）の交付その他の措置に関し，健康増進事業実施者に対する健康診査の実施等に関する指針（以下「健康診査等指針」という。）を定めるものとする。

2　厚生労働大臣は，健康診査等指針を定め，又はこれを変更しようとするときは，あらかじめ，内閣総理大臣，総務大臣，財務大臣及び文部科学大臣に協議するものとする。

3　厚生労働大臣は，健康診査等指針を定め，又はこれを変更したときは，遅滞なく，これを公表するものとする。

第三章　国民健康・栄養調査等

（国民健康・栄養調査の実施）

第十条　厚生労働大臣は，国民の健康の増進の総合的な推進を図るための基礎資料として，国民の身体の状況，栄養摂取量及び生活習慣の状況を明らかにするため，国民健康・栄養調査を行うものとする。

2　厚生労働大臣は，国立研究開発法人医薬基盤・健康・栄養研究所（以下「研究所」という。）に，国民健康・栄養調査の実施に関する事務のうち集計その他の政令で定める事務の全部又は一部

を行わせることができる。

3 都道府県知事（保健所を設置する市又は特別区にあっては，市長又は区長。以下同じ。）は，その管轄区域内の国民健康・栄養調査の執行に関する事務を行う。

（調査世帯）

第十一条 国民健康・栄養調査の対象の選定は，厚生労働省令で定めるところにより，毎年，厚生労働大臣が調査地区を定め，その地区内において都道府県知事が調査世帯を指定することによって行う。

2 前項の規定により指定された調査世帯に属する者は，国民健康・栄養調査の実施に協力しなければならない。

（国民健康・栄養調査員）

第十二条 都道府県知事は，その行う国民健康・栄養調査の実施のために必要があるときは，国民健康・栄養調査員を置くことができる。

2 前項に定めるもののほか，国民健康・栄養調査員に関し必要な事項は，厚生労働省令でこれを定める。

（国の負担）

第十三条 国は，国民健康・栄養調査に要する費用を負担する。

（調査票の使用制限）

第十四条 国民健康・栄養調査のために集められた調査票は，第十条第一項に定める調査の目的以外の目的のために使用してはならない。

（省令への委任）

第十五条 第十条から前条までに定めるもののほか，国民健康・栄養調査の方法及び調査項目その他国民健康・栄養調査の実施に関して必要な事項は，厚生労働省令で定める。

（生活習慣病の発生の状況の把握）

第十六条 国及び地方公共団体は，国民の健康の増進の総合的な推進を図るための基礎資料として，国民の生活習慣とがん，循環器病その他の政令で定める生活習慣病（以下単に「生活習慣病」という。）との相関関係を明らかにするため，生活習慣病の発生の状況の把握に努めなければならない。

（食事摂取基準）

第十六条の二 厚生労働大臣は，生涯にわたる国民の栄養摂取の改善に向けた自主的な努力を促進するため，国民健康・栄養調査その他の健康の保持増進に関する調査及び研究の成果を分析し，その分析の結果を踏まえ，食事による栄養摂取量の基準（以下この条において「食事摂取基準」という。）を定めるものとする。

2 食事摂取基準においては，次に掲げる事項を定めるものとする。

一 国民がその健康の保持増進を図る上で摂取することが望ましい熱量に関する事項

二 国民がその健康の保持増進を図る上で摂取することが望ましい次に掲げる栄養素の量に関する事項

　イ 国民の栄養摂取の状況からみてその欠乏が国民の健康の保持増進を妨げているものとして厚生労働省令で定める栄養素

　ロ 国民の栄養摂取の状況からみてその過剰な摂取が国民の健康の保持増進を妨げているものとして厚生労働省令で定める栄養素

3 厚生労働大臣は，食事摂取基準を定め，又は変更したときは，遅滞なく，これを公表するものとする。

第四章 保健指導等

（市町村による生活習慣相談等の実施）

第十七条 市町村は，住民の健康の増進を図るため，医師，歯科医師，薬剤師，保健師，助産師，看護師，准看護師，管理栄養士，栄養士，歯科衛生士その他の職員に，栄養の改善その他の生活習慣の改善に関する事項につき住民からの相談に応じさせ，及び必要な栄養指導その他の保健指導を行わせ，並びにこれらに付随する業務を行わせるものとする。

2 市町村は，前項に規定する業務の一部について，健康保険法第六十三条第三項各号に掲げる病院又は診療所その他適当と認められるものに対し，その実施を委託することができる。

（都道府県による専門的な栄養指導その他の保健指導の実施）

第十八条 都道府県，保健所を設置する市及び特別区は，次に掲げる業務を行うものとする。

一 住民の健康の増進を図るために必要な栄養指導その他の保健指導のうち，特に専門的な知識及び技術を必要とするものを行うこと。

二 特定かつ多数の者に対して継続的に食事を供給する施設に対し，栄養管理の実施について必要な指導及び助言を行うこと。

三 前二号の業務に付随する業務を行うこと。

（中略）

（栄養指導員）

第十九条 都道府県知事は，前条第一項に規定する業務（同項第一号及び第三号に掲げる業務については，栄養指導に係るものに限る。）を行う者として，医師又は管理栄養士の資格を有する都道府県，保健所を設置する市又は特別区の職員のうちから，栄養指導員を命ずるものとする。

（市町村による健康増進事業の実施）

第十九条の二 市町村は，第十七条第一項に規定する業務に係る事業以外の健康増進事業であって厚生労働省令で定めるものの実施に努めるものとする。

（都道府県による健康増進事業に対する技術的援助等の実施）

第十九条の三 都道府県は，前条の規定により市町村が行う事業の実施に関し，市町村相互間の連絡調整を行い，及び市町村の求めに応じ，その設置する保健所による技術的事項についての協力その他当該市町村に対する必要な援助を行うものとする。

（健康増進事業の実施に関する情報の提供の求め）

第十九条の四 市町村は，当該市町村の住民であってかつて当該市町村以外の市町村（以下この項において「他の市町村」という。）に居住していたものに対し健康増進事業を行うために必要があると認めるときは，当該他の市町村に対し，厚生労働省令で定めるところにより，当該他の市町村が当該住民に対して行った健康増進事業に関する情報の提供を求めることができる。

（中略）

（報告の徴収）

第十九条の五 厚生労働大臣又は都道府県知事は，市町村に対し，必要があると認めるときは，第十七条第一項に規定する業務及び第十九条の二に規定する事業の実施の状況に関する報告を求めることができる。

第五章 特定給食施設

（特定給食施設の届出）

第二十条 特定給食施設（特定かつ多数の者に対して継続的に食事を供給する施設のうち栄養管理が必要なものとして厚生労働省令で定めるものをいう。以下同じ。）を設置した者は，その事業の開始の日から一月以内に，その施設の所在地の都道府県知事に，厚生労働省令で定める事項を届け出なければならない。

2 前項の規定による届出をした者は，同項の厚生労働省令で定める事項に変更を生じたときは，変更の日から一月以内に，その旨を当該都道府県知事に届け出なければならない。その事業を休止し，又は廃止したときも，同様とする。

（特定給食施設における栄養管理）

第二十一条 特定給食施設であって特別の栄養管理が必要なものとして厚生労働省令で定めるところにより都道府県知事が指定するものの設置者は，当該特定給食施設に管理栄養士を置かなければならない。

2 前項に規定する特定給食施設以外の特定給食施設の設置者は，厚生労働省令で定めるところにより，当該特定給食施設に栄養士又は管理栄養士を置くように努めなければならない。

3 特定給食施設の設置者は，前二項に定めるもののほか，厚生労働省令で定める基準に従って，適切な栄養管理を行わなければならない。

（指導及び助言）

第二十二条 都道府県知事は，特定給食施設の設置者に対し，前条第一項又は第三項の規定による栄養管理の実施を確保するため必要があると認めるときは，当該栄養管理の実施に関し必要な指導及び助言をすることができる。

（中略）

第六章 受動喫煙防止

第一節 総則

（国及び地方公共団体の責務）

第二十五条 国及び地方公共団体は，望まない受動喫煙が生じないよう，受動喫煙に関する知識の普及，受動喫煙の防止に関する意識の啓発，受動喫煙の防止に必要な環境の整備その他の受動喫煙を防止するための措置を総合的かつ効果的に推進するよう努めなければならない。

（関係者の協力）

第二十六条 国，都道府県，市町村，多数の者が利用する施設（敷地を含む。以下この章において同じ。）及び旅客運送事業自動車等の管理権原者（施設又は旅客運送事業自動車等の管理について権原を有する者をいう。以下この章において同じ。）その他の関係者は，望まない受動喫煙が生じないよう，受動喫煙を防止するための措置の総合的かつ効果的な推進を図るため，相互に連携を図りながら協力するよう努めなければならない。

（喫煙をする際の配慮義務等）

第二十七条 何人も，特定施設及び旅客運送事業自動車等（以下この章において「特定施設等」という。）の第二十九条第一項に規定する喫煙禁止場所以外の場所において喫煙をする際，望まない受動喫煙を生じさせることがないよう周囲の状況に配慮しなければならない。

（中略）

第二節 受動喫煙を防止するための措置

（特定施設等における喫煙の禁止等）

第二十九条 何人も，正当な理由がなくて，特定施設等においては，次の各号に掲げる特定施設等の区分に応じ，当該特定施設等の当該各号に定める場所（以下この節において「喫煙禁止場所」という。）で喫煙をしてはならない。

一 第一種施設 次に掲げる場所以外の場所
 イ 特定屋外喫煙場所
 ロ 喫煙関連研究場所

二 第二種施設 次に掲げる場所以外の屋内の場所
 イ 第三十三条第三項第一号に規定する喫煙専用室の場所
 ロ 喫煙関連研究場所

（中略）

（特定施設等の管理権原者等に対する指導及び助言）

第三十一条 都道府県知事は，特定施設等の管理権原者等に対し，当該特定施設等における受動喫煙を防止するために必要な指導及び助言をすることができる。

（特定施設等の管理権原者等に対する勧告，命令等）

第三十二条 都道府県知事は，特定施設等の管理権原者等が第三十条第一項の規定に違反して器具又は設備を喫煙の用に供することができる状態で設置しているときは，当該管理権原者等に対し，期限を定めて，当該器具又は設備の撤去その他当該器具又は設備を喫煙の用に供することができないようにするための措置をとるべきことを勧告することができる。

（中略）

第七章 特別用途表示等

（特別用途表示の許可）

第四十三条 販売に供する食品につき，乳児用，幼児用，妊産婦

用，病者用その他内閣府令で定める特別の用途に適する旨の表示（以下「特別用途表示」という。）をしようとする者は，内閣総理大臣の許可を受けなければならない。

2 前項の許可を受けようとする者は，製品見本を添え，商品名，原材料の配合割合及び当該製品の製造方法，成分分析表，許可を受けようとする特別用途表示の内容その他内閣府令で定める事項を記載した申請書を内閣総理大臣に提出しなければならない。

3 内閣総理大臣は，研究所又は内閣総理大臣の登録を受けた法人（以下「登録試験機関」という。）に，第一項の許可を行うについて必要な試験（以下「許可試験」という。）を行わせるものとする。

4 第一項の許可を申請する者は，実費（許可試験に係る実費を除く。）を勘案して政令で定める額の手数料を国に，研究所の行う許可試験にあっては許可試験に係る実費を勘案して政令で定める額の手数料を研究所に，登録試験機関の行う許可試験にあっては当該登録試験機関が内閣総理大臣の認可を受けて定める額の手数料を当該登録試験機関に納めなければならない。

5 内閣総理大臣は，第一項の許可をしようとするときは，あらかじめ，厚生労働大臣の意見を聴かなければならない。

6 第一項の許可を受けて特別用途表示をする者は，当該許可に係る食品（以下「特別用途食品」という。）につき，内閣府令で定める事項を内閣府令で定めるところにより表示しなければならない。

7 内閣総理大臣は，第一項又は前項の内閣府令を制定し，又は改廃しようとするときは，あらかじめ，厚生労働大臣に協議しなければならない。

（中略）

（特別用途食品の検査及び収去）

第六十一条 内閣総理大臣又は都道府県知事は，必要があると認めるときは，当該職員に特別用途食品の製造施設，貯蔵施設又は販売施設に立ち入らせ，販売の用に供する当該特別用途食品を検査させ，又は試験の用に供するのに必要な限度において当該特別用途食品を収去させることができる。

2 前項の規定により立入検査又は収去をする職員は，その身分を示す証明書を携帯し，関係者に提示しなければならない。

3 第一項に規定する当該職員の権限は，食品衛生法第三十条第一項に規定する食品衛生監視員が行うものとする。

4 第一項の規定による権限は，犯罪捜査のために認められたものと解釈してはならない。

5 内閣総理大臣は，研究所に，第一項の規定により収去された食品の試験を行わせるものとする。

（特別用途表示の許可の取消し）

第六十二条 内閣総理大臣は，第四十三条第一項の許可を受けた者が次の各号のいずれかに該当するときは，当該許可を取り消すことができる。

一 第四十三条第六項の規定に違反したとき。

二 当該許可に係る食品につき虚偽の表示をしたとき。

三 当該許可を受けた日以降における科学的知見の充実により当該許可に係る食品について当該許可に係る特別用途表示をすることが適切でないことが判明するに至ったとき。

（特別用途表示の承認）

第六十三条 本邦において販売に供する食品につき，外国において特別用途表示をしようとする者は，内閣総理大臣の承認を受けることができる。

（中略）

（特別用途表示がされた食品の輸入の許可）

第六十四条 本邦において販売に供する食品であって，第四十三条第一項の規定による許可又は前条第一項の規定による承認を受けずに特別用途表示がされたものを輸入しようとする者については，その者を第四十三条第一項に規定する特別用途表示をしよう

とする者とみなして，同条及び第七十二条第二号の規定を適用する。

（誇大表示の禁止）

第六十五条 何人も，食品として販売に供する物に関して広告その他の表示をするときは，健康の保持増進の効果その他内閣府令で定める事項（次条第三項において「健康保持増進効果等」という。）について，著しく事実に相違する表示をし，又は著しく人を誤認させるような表示をしてはならない。

2 内閣総理大臣は，前項の内閣府令を制定し，又は改廃しようとするときは，あらかじめ，厚生労働大臣に協議しなければならない。

（勧告等）

第六十六条 内閣総理大臣又は都道府県知事は，前条第一項の規定に違反して表示をした者がある場合において，国民の健康の保持増進及び国民に対する正確な情報の伝達に重大な影響を与えるおそれがあると認めるときは，その者に対し，当該表示に関し必要な措置をとるべき旨の勧告をすることができる。

（中略）

第九章 罰則

第七十条 国民健康・栄養調査に関する事務に従事した公務員，研究所の職員若しくは国民健康・栄養調査員又はこれらの職にあった者が，その職務の執行に関して知り得た人の秘密を正当な理由がなく漏らしたときは，一年以下の懲役刑又は百万円以下の罰金に処する。

2 職務上前項の秘密を知り得た他の公務員又は公務員であった者が，正当な理由がなくその秘密を漏らしたときも，同項と同様とする。

（以降略）

3. 食品衛生法

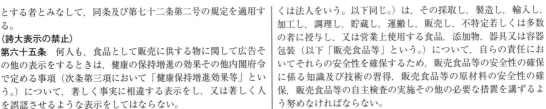

（昭和二十二年十二月二十四日法律第二百三十三号）
最終改正：令和五年五月二十六日法律第三六号

第一章 総則

第一条 この法律は，食品の安全性の確保のために公衆衛生の見地から必要な規制その他の措置を講ずることにより，飲食に起因する衛生上の危害の発生を防止し，もつて国民の健康の保護を図ることを目的とする。

第二条 国，都道府県，地域保健法（昭和二十二年法律第百一号）第五条第一項の規定に基づく政令で定める市（以下「保健所を設置する市」という。）及び特別区は，教育活動及び広報活動を通じた食品衛生に関する正しい知識の普及，食品衛生に関する情報の収集，整理，分析及び提供，食品衛生に関する研究の推進，食品衛生に関する検査の能力の向上並びに食品衛生の向上にかかわる人材の養成及び資質の向上を図るために必要な措置を講じなければならない。

② 国，都道府県，保健所を設置する市及び特別区は，食品衛生に関する施策が総合的かつ迅速に実施されるよう，相互に連携を図らなければならない。

③ 国は，食品衛生に関する情報の収集，整理，分析及び提供並びに研究並びに輸入される食品，添加物，器具及び容器包装についての食品衛生に関する検査の実施を図るための体制を整備し，国際的な連携を確保するために必要な措置を講ずるとともに，都道府県，保健所を設置する市及び特別区（以下「都道府県等」という。）に対し前二項の責務が十分に果たされるように必要な技術的援助を与えるものとする。

第三条 食品等事業者（食品若しくは添加物を採取し，製造し，輸入し，加工し，調理し，貯蔵し，運搬し，若しくは販売すること若しくは器具若しくは容器包装を製造し，輸入し，若しくは販売することを営む人若しくは法人又は学校，病院その他の施設において継続的に不特定若しくは多数の者に食品を供与する人若し

くは法人をいう。以下同じ。）は，その採取し，製造し，輸入し，加工し，調理し，貯蔵し，運搬し，販売し，不特定若しくは多数の者に授与し，又は営業上使用する食品，添加物，器具又は容器包装（以下「販売食品等」という。）について，自らの責任においてそれらの安全性を確保するため，販売食品等の安全性の確保に係る知識及び技術の習得，販売食品等の原材料の安全性の確保，販売食品等の自主検査の実施その他の必要な措置を講ずるよう努めなければならない。

② 食品等事業者は，販売食品等に起因する食品衛生上の危害の発生の防止に必要な限度において，当該食品等事業者に対して販売食品等又はその原材料の販売を行つた者の名称その他必要な情報に関する記録を作成し，これを保存するよう努めなければならない。

③ 食品等事業者は，販売食品等に起因する食品衛生上の危害の発生を防止するため，前項に規定する記録の国，都道府県等への提供，食品衛生上の危害の原因となつた販売食品等の廃棄その他の必要な措置を適確かつ迅速に講ずるよう努めなければならない。

第四条 この法律で食品とは，すべての飲食物をいう。ただし，医薬品，医療機器等の品質，有効性及び安全性の確保等に関する法律（昭和三十五年法律第百四十五号）に規定する医薬品，医薬部外品及び再生医療等製品は，これを含まない。

② この法律で添加物とは，食品の製造の過程において又は食品の加工若しくは保存の目的で，食品に添加，混和，浸潤その他の方法によつて使用する物をいう。

③ この法律で天然香料とは，動植物から得られた物又はその混合物で，食品の着香の目的で使用される添加物をいう。

④ この法律で器具とは，飲食器，割ぽう具その他食品又は添加物の採取，製造，加工，調理，貯蔵，運搬，陳列，授受又は摂取の用に供され，かつ，食品又は添加物に直接接触する機械，器具その他の物をいう。ただし，農業及び水産業における食品の採取の用に供される機械，器具その他の物は，これを含まない。

⑤ この法律で容器包装とは，食品又は添加物を入れ，又は包んでいる物で，食品又は添加物を授受する場合そのままで引き渡すものをいう。

⑥ この法律で食品衛生とは，食品，添加物，器具及び容器包装を対象とする飲食に関する衛生をいう。

⑦ この法律で営業とは，業として，食品若しくは添加物を採取し，製造し，輸入し，加工し，調理し，貯蔵し，運搬し，若しくは販売すること又は器具若しくは容器包装を製造し，輸入し，若しくは販売することをいう。ただし，農業及び水産業における食品の採取業は，これを含まない。

⑧ この法律で営業者とは，営業を営む人又は法人をいう。

⑨ この法律で登録検査機関とは，第三十三条第一項の規定により厚生労働大臣の登録を受けた法人をいう。

第二章 食品及び添加物

第五条 販売（不特定又は多数の者に対する販売以外の授与を含む。以下同じ。）の用に供する食品又は添加物の採取，製造，加工，使用，調理，貯蔵，運搬，陳列及び授受は，清潔で衛生的に行われなければならない。

第六条 次に掲げる食品又は添加物は，これを販売し（不特定又は多数の者に授与する販売以外の場合を含む。以下同じ。），又は販売の用に供するために，採取し，製造し，輸入し，加工し，使用し，調理し，貯蔵し，若しくは陳列してはならない。

一 腐敗し，若しくは変敗したもの又は未熟であるもの。ただし，一般に人の健康を損なうおそれがなく飲食に適すると認められているものは，この限りでない。

二 有毒な，若しくは有害な物質が含まれ，若しくは付着し，又はこれらの疑いがあるもの。ただし，人の健康を損なうおそれがない場合として厚生労働大臣が定める場合においては，この限り

でない。

三　病原微生物により汚染され，又はその疑いがあり，人の健康を損なうおそれがあるもの。

四　不潔，異物の混入又は添加その他の事由により，人の健康を損なうおそれがあるもの。

第七条　厚生労働大臣は，一般に飲食に供されることがなかつた物であつて人の健康を損なうおそれがない旨の確証がないもの又はこれを含む物が新たに食品として販売され，又は販売されることとなつた場合において，食品衛生上の危害の発生を防止するため必要があると認めるときは，厚生科学審議会の意見を聴いて，それらの物を食品として販売することを禁止することができる。

② 厚生労働大臣は，一般に食品として飲食に供されている物であつて当該物の通常の方法と著しく異なる方法により飲食に供されているものについて，人の健康を損なうおそれがない旨の確証がなく，食品衛生上の危害の発生を防止するため必要があると認めるときは，厚生科学審議会の意見を聴いて，その物を食品として販売することを禁止することができる。

③ 厚生労働大臣は，食品によるものと疑われる人の健康に係る重大な被害が生じた場合において，当該被害の態様からみて当該食品に当該被害を生ずるおそれのある一般に飲食に供されることがなかつた物が含まれていることが疑われる場合において，食品衛生上の危害の発生を防止するため必要があると認めるときは，厚生科学審議会の意見を聴いて，その食品を販売することを禁止することができる。

④ 厚生労働大臣は，前三項の規定による販売の禁止をした場合において，厚生労働省令で定めるところにより，当該禁止に関し利害関係を有する者の申請に基づき，又は必要に応じ，当該禁止に係る物又は食品に起因する食品衛生上の危害が発生するおそれがないと認めるときは，厚生科学審議会の意見を聴いて，当該禁止の全部又は一部を解除するものとする。

⑤ 厚生労働大臣は，第一項から第三項までの規定による販売の禁止をしたとき，又は前項の規定による禁止の全部若しくは一部の解除をしたときは，官報で告示するものとする。

第八条　食品衛生上の危害の発生を防止する見地から特別の注意を必要とする成分又は物であつて，厚生労働大臣及び内閣総理大臣が食品衛生基準審議会の意見を聴いて指定したもの（第三項及び第七十条第五項において「指定成分等」という。）を含む食品（以下この項において「指定成分等含有食品」という。）を取り扱う営業者は，その取り扱う指定成分等含有食品が人の健康に被害を生じ，又は生じさせるおそれがある旨の情報を得た場合は，当該情報を，厚生労働省令で定めるところにより，遅滞なく，都道府県知事，保健所を設置する市の市長又は特別区の区長（以下「都道府県知事等」という。）に届け出なければならない。

② 都道府県知事等は，前項の規定による届出があつたときは，当該届出に係る事項を厚生労働大臣に報告しなければならない。

③ 医師，歯科医師，薬剤師その他の関係者は，指定成分等の摂取によるものと疑われる人の健康に係る被害の把握に努めるとともに，都道府県知事等が，食品衛生上の危害の発生を防止するため指定成分等の摂取によるものと疑われる人の健康に係る被害に関する調査を行う場合において，当該調査に関し必要な協力を要請されたときは，当該要請に応じ，当該被害に関する情報の提供その他必要な協力をするよう努めなければならない。

第九条　厚生労働大臣は，特定の国若しくは地域において採取され，製造され，加工され，調理され，若しくは貯蔵され，又は特定の者により採取され，製造され，加工され，調理され，若しくは貯蔵される特定の食品又は添加物について，第二十六条第一項から第三項まで又は第二十八条第一項の規定による検査の結果次に掲げる食品又は添加物に該当するものが相当数発見されたこと，生産地における食品衛生上の管理の状況その他の厚生労働省令で定める事由からみて次に掲げる食品又は添加物に該当するも

のが相当程度含まれるおそれがあると認められる場合において，人の健康を損なうおそれの程度その他の厚生労働省令で定める事項を勘案して，当該特定の食品又は添加物に起因する食品衛生上の危害の発生を防止するため特に必要があると認めるときは，厚生科学審議会の意見を聴いて，当該特定の食品又は添加物を販売し，又は販売の用に供するために，採取し，製造し，輸入し，加工し，使用し，若しくは調理することを禁止することができる。

一　第六条各号に掲げる食品又は添加物

二　第十二条に規定する食品

三　第十三条第一項の規定により定められた規格に合わない食品又は添加物

四　第十三条第一項の規定により定められた基準に合わない方法により添加物を使用した食品

五　第十三条第三項に規定する食品

② 厚生労働大臣は，前項の規定による禁止をしようとするときは，あらかじめ，関係行政機関の長に協議しなければならない。

③ 厚生労働大臣は，第一項の規定による禁止をした場合において，当該禁止に関し利害関係を有する者の申請に基づき，又は必要に応じ，厚生労働省令で定めるところにより，当該禁止に係る特定の食品又は添加物に起因する食品衛生上の危害が発生するおそれがないと認めるときは，厚生科学審議会の意見を聴いて，当該禁止の全部又は一部を解除するものとする。

④ 厚生労働大臣は，第一項の規定による禁止をしたとき，又は前項の規定による禁止の全部若しくは一部の解除をしたときは，官報で告示するものとする。

第十条　第一号若しくは第三号に掲げる疾病にかかり，若しくはその疑いがあり，第一号若しくは第三号に掲げる異常があり，又はへい死した獣畜（と畜場法（昭和二十八年法律第百十四号）第三条第一項に規定する獣畜及び厚生労働省令で定めるその他の物をいう。以下同じ。）の肉，骨，乳，臓器及び血液又は第二号若しくは第三号に掲げる疾病にかかり，若しくはその疑いがあり，第二号若しくは第三号に掲げる異常があり，又はへい死した家きん（食鳥処理の事業の規制及び食鳥検査に関する法律（平成二年法律第七十号）第二条第一号に規定する食鳥及び厚生労働省令で定めるその他の物をいう。以下同じ。）の肉，骨及び臓器は，厚生労働省令で定める場合を除き，これを食品として販売し，又は食品として販売の用に供するために，採取し，加工し，使用し，調理し，貯蔵し，若しくは陳列してはならない。ただし，へい死した獣畜又は家きんの肉，骨及び臓器であつて，当該職員が，人の健康を損なうおそれがなく飲食に適すると認めたものは，この限りでない。

一　と畜場法第十四条第六項各号に掲げる疾病又は異常

二　食鳥処理の事業の規制及び食鳥検査に関する法律第十五条第四項各号に掲げる疾病又は異常

三　前二号に掲げる疾病又は異常以外の疾病又は異常であつて厚生労働省令で定めるもの

② 獣畜の肉，乳及び臓器並びに家きんの肉及び臓器並びに厚生労働省令で定めるこれらの製品（以下この項において「獣畜の肉等」という。）は，輸出国の政府機関によつて発行され，かつ，前項各号に掲げる疾病にかかり，若しくはその疑いがあり，同項各号に掲げる異常があり，又はへい死した獣畜の肉，乳若しくは臓器若しくは家きんの肉若しくは臓器又はこれらの製品でない旨その他厚生労働省令で定める事項（以下この項において「衛生事項」という。）を記載した証明書又はその写しを添付したものでなければ，これを食品として販売の用に供するために輸入してはならない。ただし，厚生労働省令で定める国から輸入する獣畜の肉等であつて，当該獣畜の肉等に係る衛生事項が当該国の政府機関から電気通信回線を通じて，厚生労働省の使用に係る電子計算機（入出力装置を含む。）に送信され，当該電子計算機に備えられたファイルに記録されたものについては，この限りでない。

205

第十一条 食品衛生上の危害の発生を防止するために特に重要な工程を管理するための措置が講じられていることが必要なものとして厚生労働省令で定める食品又は添加物は，当該措置が講じられていることが確実であるものとして厚生労働大臣が定める国若しくは地域又は施設において製造し，又は加工されたものでなければ，これを販売の用に供するために輸入してはならない。

② 第六条各号に掲げる食品又は添加物のいずれにも該当しないことその他厚生労働省令で定める事項を確認するために生産地における食品衛生上の管理の状況の証明が必要であるものとして厚生労働省令で定める食品又は添加物は，輸出国の政府機関によって発行され，かつ，当該事項を記載した証明書又はその写しを添付したものでなければ，これを販売の用に供するために輸入してはならない。

第十二条 人の健康を損なうおそれのない場合として内閣総理大臣が食品衛生基準審議会の意見を聴いて定める場合を除いては，添加物（天然香料及び一般に食品として飲食に供されている物であつて添加物として使用されるものを除く。）並びにこれを含む製剤及び食品は，これを販売し，又は販売の用に供するために，製造し，輸入し，加工し，使用し，貯蔵し，若しくは陳列してはならない。

第十三条 内閣総理大臣は，公衆衛生の見地から，食品衛生基準審議会の意見を聴いて，販売の用に供する食品若しくは添加物の製造，加工，使用，調理若しくは保存の方法につき基準を定め，又は販売の用に供する食品若しくは添加物の成分につき規格を定めることができる。

② 前項の規定により基準又は規格が定められたときは，その基準に合わない方法により食品若しくは添加物を製造し，加工し，使用し，調理し，若しくは保存し，その基準に合わない方法による食品若しくは添加物を販売し，若しくは輸入し，又はその規格に合わない食品若しくは添加物を製造し，輸入し，加工し，使用し，調理し，保存し，若しくは販売してはならない。

③ 農薬（農薬取締法（昭和二十三年法律第八十二号）第一条の二第一項に規定する農薬をいう。次条において同じ。），飼料の安全性の確保及び品質の改善に関する法律（昭和二十八年法律第三十五号）第二条第三項の規定に基づく農林水産省令で定める用途に供することを目的として飼料（同条第二項に規定する飼料をいう。）に添加，混和，浸潤その他の方法によつて用いられる物及び医薬品，医療機器等の品質，有効性及び安全性の確保に関する法律第二条第一項に規定する医薬品であつて動物のために使用されることが目的とされているものの成分である物質（その物質が化学的に変化して生成した物質を含み，人の健康を損なうおそれのないことが明らかであるものとして内閣総理大臣が定める物質を除く。）が，人の健康を損なうおそれのない量として内閣総理大臣が食品衛生基準審議会の意見を聴いて定める量を超えて残留する食品は，これを販売の用に供するために製造し，輸入し，加工し，使用し，調理し，保存し，又は販売してはならない。ただし，当該物質の当該食品に残留する量の限度について第一項の食品の成分に係る規格が定められている場合については，この限りでない。

第十四条 内閣総理大臣は，前条第一項の食品の成分に係る規格として，食品に残留する農薬，飼料の安全性の確保及び品質の改善に関する法律第二条第三項に規定する飼料添加物又は医薬品，医療機器等の品質，有効性及び安全性の確保に関する法律第二条第一項に規定する医薬品であつて専ら動物のために使用されることが目的とされているもの（以下この条において「農薬等」という。）の成分である物質（その物質が化学的に変化して生成した物質を含む。）の量の限度を定めるとき，同法第二条第九項に規定する再生医療等製品であつて専ら動物のために使用されることが目的とされているもの（以下この条において「動物用再生医療等製品」という。）が使用された対象動物（同法第八十三条第一

項の規定により読み替えられた同法第十四条第二項第三号 ロに規定する対象動物をいう。）の肉，乳その他の生産物について食用に供することができる範囲を定めるときその他必要があると認めるときは，農林水産大臣に対し，農薬等の成分又は動物用再生医療等製品の構成細胞，導入遺伝子その他内閣府令で定めるものに関する資料の提供その他必要な協力を求めることができる。

第三章 器具及び容器包装

第十五条 営業上使用する器具及び容器包装は，清潔で衛生的でなければならない。

第十六条 有毒な，若しくは有害な物質が含まれ，若しくは付着して人の健康を損なうおそれがある器具若しくは容器包装又は食品若しくは添加物に接触してこれらに有害な影響を与えることにより人の健康を損なうおそれがある器具若しくは容器包装は，これを販売し，販売の用に供するために製造し，若しくは輸入し，又は営業上使用してはならない。

第十七条 厚生労働大臣は，特定の国若しくは地域において製造され，又は特定の者により製造された特定の器具又は容器包装について，第二十六条第一項から第三項まで又は第二十八条第一項の規定による検査の結果次に掲げる器具又は容器包装に該当するものが相当数発見されたこと，製造地における食品衛生上の管理の状況その他の厚生労働省令で定める事由からみて次に掲げる器具又は容器包装に該当するものが相当程度含まれるおそれがあると認められる場合において，人の健康を損なうおそれの程度その他の厚生労働省令で定める事項を勘案して，当該特定の器具又は容器包装に起因する食品衛生上の危害の発生を防止するため特に必要があると認めるときは，厚生科学審議会の意見を聴いて，当該特定の器具又は容器包装を販売し，販売の用に供するために製造し，若しくは輸入し，又は営業上使用することを禁止することができる。

一 前条に規定する器具又は容器包装
二 次条第一項の規定により定められた規格に合わない器具又は容器包装
三 次条第三項の規定に違反する器具又は容器包装
（中略）

第十八条 内閣総理大臣は，公衆衛生の見地から，食品衛生基準審議会の意見を聴いて，販売の用に供し，若しくは営業上使用する器具若しくは容器包装若しくはこれらの原材料につき規格を定め，又はこれらの製造方法につき基準を定めることができる。

② 前項の規定により規格又は基準が定められたときは，その規格に合わない器具若しくは容器包装を販売し，販売の用に供するために製造し，若しくは輸入し，若しくは営業上使用し，その規格に合わない原材料を使用し，又はその基準に合わない方法により器具若しくは容器包装を製造してはならない。

③ 器具又は容器包装には，成分の食品への溶出又は浸出による公衆衛生に与える影響を考慮して政令で定める材質の原材料であって，これに含まれる物質（その物質が化学的に変化して生成した物質を除く。）について，当該原材料を使用して製造される器具若しくは容器包装に含有されることが許容される量又は当該原材料を使用して製造される器具若しくは容器包装から溶出し，若しくは浸出して食品に混和することが許容される量が第一項の規格に定められていないものは，使用してはならない。ただし，当該物質が人の健康を損なうおそれのない量として内閣総理大臣が食品衛生基準審議会の意見を聴いて定める量を超えて溶出し，又は浸出して食品に混和するおそれがないように器具又は容器包装が加工されている場合（当該物質が器具又は容器包装の食品に接触する部分に使用される場合を除く。）については，この限りでない。

第四章 表示及び広告

第十九条 内閣総理大臣は，一般消費者に対する器具又は容器包装に関する公衆衛生上必要な情報の正確な伝達の見地から，消費

者委員会の意見を聴いて，前条第一項の規定により規格又は基準が定められた器具又は容器包装に関する表示につき，必要な基準を定めることができる。

② 前項の規定により表示につき基準が定められた器具又は容器包装は，その基準に合う表示がなければ，これを販売し，販売の用に供するために陳列し，又は営業上使用してはならない。

③ 販売の用に供する食品及び添加物に関する表示の基準については，食品表示法（平成二十五年法律第七十号）で定めるところによる。

第二十条 食品，添加物，器具又は容器包装に関しては，公衆衛生に危害を及ぼすおそれがある虚偽の又は誇大な表示又は広告をしてはならない。

第五章 食品添加物公定書

第二十一条 内閣総理大臣は，食品添加物公定書を作成し，第十三条第一項の規定により基準又は規格が定められた添加物及び食品表示法第四条第一項の規定により基準が定められた添加物につき当該基準及び規格を収載するものとする。

第六章 監視指導

第二十一条の二 国及び都道府県等は，食品，添加物，器具又は容器包装に起因する中毒患者又はその疑いのある者（以下「食中毒患者等」という。）の広域にわたる発生又はその拡大を防止し，及び広域にわたり流通する食品，添加物，器具又は容器包装に関してこの法律又はこの法律に基づく命令若しくは処分に係る違反を防止するため，その行う食品衛生に関する監視又は指導（以下「監視指導」という。）が総合的かつ迅速に実施されるよう，相互に連携を図りながら協力しなければならない。

第二十一条の三 厚生労働大臣は，監視指導の実施に当たっての連携協力体制の整備を図るため，厚生労働省令で定めるところにより，国，都道府県等その他関係機関により構成される広域連携協議会（以下この条及び第六十六条において「協議会」という。）を設けることができる。

（中略）

② **第二十三条** 厚生労働大臣は，指針に基づき，毎年度，翌年度の食品，添加物，器具及び容器包装の輸入について国が行う監視指導の実施に関する計画（以下「輸入食品監視指導計画」という。）を定めるものとする。

（中略）

第二十四条 都道府県知事等は，指針に基づき，毎年度，翌年度の当該都道府県等が行う監視指導の実施に関する計画（以下「都道府県等食品衛生監視指導計画」という。）を定めなければならない。

② 都道府県等食品衛生監視指導計画は，次に掲げる事項について定めるものとする。

一 重点的に監視指導を実施すべき項目に関する事項

二 食品等事業者に対する自主的な衛生管理の実施に係る指導に関する事項

三 監視指導の実施に当たっての国，他の都道府県等その他関係機関との連携協力の確保に関する事項

四 その他監視指導の実施のために必要な事項

③ 都道府県等食品衛生監視指導計画は，当該都道府県等の区域における食品等事業者の施設の設置の状況，食品衛生上の危害の発生の状況その他の地域の実情を勘案して定められなければならない。

④ 都道府県知事等は，都道府県等食品衛生監視指導計画を定め，又はこれを変更したときは，遅滞なく，これを公表するとともに，厚生労働省令・内閣府令で定めるところにより，厚生労働大臣及び内閣総理大臣に報告しなければならない。

⑤ 都道府県知事等は，都道府県等食品衛生監視指導計画の実施の状況について，厚生労働省令・内閣府令で定めるところにより，公表しなければならない。

第七章 検査

第二十五条 第十三条第一項の規定により規格が定められた食品若しくは添加物又は第十八条第一項の規定により規格が定められた器具若しくは容器包装であつて政令で定めるものは，政令で定める区分に従い厚生労働大臣若しくは都道府県知事又は登録検査機関の行う検査を受け，これに合格したものとして厚生労働省令で定める表示が付されたものでなければ，販売し，販売の用に供するために陳列し，又は営業上使用してはならない。

（中略）

第二十六条 都道府県知事は，次の各号に掲げる食品，添加物，器具又は容器包装を発見した場合において，これらを製造し，又は加工した者の検査の能力等からみて，その者が製造し，又は加工する食品，添加物，器具又は容器包装がその後引き続き当該各号に掲げる食品，添加物，器具又は容器包装に該当するおそれがあり，食品衛生上の危害の発生を防止するため必要があると認めるときは，政令で定める要件及び手続に従い，その者に対し，当該食品，添加物，器具又は容器包装について，当該都道府県知事又は登録検査機関の行う検査を受けるべきことを命ずることができる。

一 第六条第二号又は第三号に掲げる食品又は添加物

二 第十三条第一項の規定により定められた規格に合わない食品又は添加物

三 第十三条第一項の規定により定められた基準に合わない方法により添加物を使用した食品

四 第十三条第三項に規定する食品

五 第十六条に規定する器具又は容器包装

六 第十八条第一項の規定により定められた規格に合わない器具又は容器包装

七 第十八条第三項の規定に違反する器具又は容器包装

② 厚生労働大臣は，食品衛生上の危害の発生を防止するため必要があると認めるときは，前項各号に掲げる食品，添加物，器具若しくは容器包装又は第十二条に規定する食品を製造し，又は加工した者が製造し，又は加工した同種の食品，添加物，器具又は容器包装を輸入する者に対し，当該食品，添加物，器具又は容器包装について，厚生労働大臣は登録検査機関の行う検査を受けるべきことを命ずることができる。

③ 厚生労働大臣は，食品衛生上の危害の発生を防止するため必要があると認めるときは，生産地の事情その他の事情からみて第一項各号に掲げる食品，添加物，器具若しくは容器包装又は第十二条に規定する食品に該当するおそれがあると認められる食品，添加物，器具又は容器包装を輸入する者に対し，当該食品，添加物，器具又は容器包装について，厚生労働大臣又は登録検査機関の行う検査を受けるべきことを命ずることができる。

④ 前三項の命令を受けた者は，当該検査を受け，その結果についての通知を受けた後でなければ，当該食品，添加物，器具又は容器包装を販売し，販売の用に供するために陳列し，又は営業上使用してはならない。

⑤ 前項の通知であって登録検査機関がするものは，当該検査を受けるべきことを命じた都道府県知事又は厚生労働大臣を経由してするものとする。

⑥ 第一項から第三項までの規定による厚生労働大臣又は登録検査機関の行う検査を受けようとする者は，検査に要する実費の額を考慮して，厚生労働大臣の行う検査にあつては厚生労働大臣が定める額の，登録検査機関の行う検査にあつては当該登録検査機関が厚生労働大臣の認可を受けて定める額の手数料を納めなければならない。

⑦ 前条第三項から第五項までの規定は，第一項から第三項までの検査について準用する。

第二十七条 販売の用に供し，又は営業上使用する食品，添加物，器具又は容器包装を輸入しようとする者は，厚生労働省令で定め

るところにより，その都度厚生労働大臣に届け出なければならない。

第二十八条 厚生労働大臣，内閣総理大臣又は都道府県知事等は，必要があると認めるときは，営業者その他の関係者から必要な報告を求め，当該職員に営業の場所，事務所，倉庫その他の場所に臨検し，販売の用に供し，若しくは営業上使用する食品，添加物，器具若しくは容器包装，営業の施設，帳簿書類その他の物件を検査させ，又は試験の用に供するのに必要な限度において，販売の用に供し，若しくは営業上使用する食品，添加物，器具若しくは容器包装を無償で収去させることができる。

（中略）

第二十九条 国及び都道府県は，第二十五条第一項又は第二十六条第一項から第三項までの検査（以下「製品検査」という。）及び前条第一項の規定により収去した食品，添加物，器具又は容器包装の試験に関する事務を行わせるために，必要な検査施設を設けなければならない。

② 保健所を設置する市及び特別区は，前条第一項の規定により収去した食品，添加物，器具又は容器包装の試験に関する事務を行わせるために，必要な検査施設を設けなければならない。

③ 都道府県等の食品衛生検査施設に関し必要な事項は，政令で定める。

第三十条 第二十八条第一項に規定する当該職員の職権及び食品衛生に関する指導の職務を行わせるために，厚生労働大臣，内閣総理大臣又は都道府県知事等は，その職員のうちから食品衛生監視員を命ずるものとする。

② 都道府県知事等は，都道府県等食品衛生監視指導計画の定めるところにより，その命じた食品衛生監視員に監視指導を行わせなければならない。

（中略）

第五十条 厚生労働大臣は，食品又は添加物の製造又は加工の過程において有毒な又は有害な物質が当該食品又は添加物に混入することを防止するための措置に関し必要な基準を定めることができる。

② 営業者（食鳥処理の事業の規制及び食鳥検査に関する法律第六条第一項に規定する食鳥処理業者を除く。）は，前項の規定により基準が定められたときは，これを遵守しなければならない。

第五十一条 厚生労働大臣は，営業（器具又は容器包装を製造する営業及び食鳥処理の事業の規制及び食鳥検査に関する法律第二条第五号に規定する食鳥処理の事業（第五十四条及び第五十七条第一項において「食鳥処理の事業」という。）を除く。）の施設の衛生的な管理その他公衆衛生上必要な措置（以下この条において「公衆衛生上必要な措置」という。）について，厚生労働省令で，次に掲げる事項に関する基準を定めるものとする。

一 施設の内外の清潔保持，ねずみ及び昆虫の駆除その他一般的な衛生管理に関すること。

二 食品衛生上の危害の発生を防止するために特に重要な工程を管理するための取組（小規模な営業者（器具又は容器包装を製造する営業者及び食鳥処理の事業の規制及び食鳥検査に関する法律第六条第一項に規定する食鳥処理業者を除く。次項において同じ。）その他の政令で定める営業者にあつては，その取り扱う食品の特性に応じた取組）に関すること。

② 営業者は，前項の規定により定められた基準に従い，厚生労働省令で定めるところにより公衆衛生上必要な措置を定め，これを遵守しなければならない。

③ 都道府県知事等は，公衆衛生上必要な措置について，第一項の規定により定められた基準に反しない限り，条例で必要な規定を定めることができる。

第五十二条 厚生労働大臣は，器具又は容器包装を製造する営業の施設の衛生的な管理その他公衆衛生上必要な措置（以下この条において「公衆衛生上必要な措置」という。）について，厚生労働

省令で，次に掲げる事項に関する基準を定めるものとする。

一 施設の内外の清潔保持その他一般的な衛生管理に関すること。

二 食品衛生上の危害の発生を防止するために必要な適正に製造を管理するための取組に関すること。

（中略）

第五十三条 第十八条第三項に規定する政令で定める材質の原材料が使用された器具又は容器包装を販売し，又は販売の用に供するために製造し，若しくは輸入する者は，厚生労働省令で定めるところにより，その取り扱う器具又は容器包装の販売の相手方に対し，当該取り扱う器具又は容器包装が次の各号のいずれかに該当する旨を説明しなければならない。

（中略）

第六十三条 食中毒患者等を診断し，又はその死体を検案した医師は，直ちに最寄りの保健所長にその旨を届け出なければならない。

② 保健所長は，前項の届出を受けたときその他食中毒患者等が発生していると認めるときは，速やかに都道府県知事等に報告するとともに，政令で定めるところにより，調査しなければならない。

③ 都道府県知事等は，前項の規定により保健所長より報告を受けた場合であつて，食中毒患者等が厚生労働省令で定める数以上発生し，又は発生するおそれがあると認めるときその他厚生労働省令で定めるときは，直ちに，厚生労働大臣に報告しなければならない。

④ 保健所長は，第二項の規定による調査を行つたときは，政令で定めるところにより，都道府県知事等に報告しなければならない。

⑤ 都道府県知事等は，前項の規定による報告を受けたときは，政令で定めるところにより，厚生労働大臣に報告しなければならない。

第六十四条 都道府県知事等は，原因調査上必要があると認めるときは，食品，添加物，器具又は容器包装に起因し，又は起因すると疑われる疾病で死亡した者の死体を遺族の同意を得て解剖に付することができる。

（中略）

第六十五条 厚生労働大臣は，食中毒患者等が厚生労働省令で定める数以上発生し，若しくは発生するおそれがある場合又は食中毒患者等が広域にわたり発生し，若しくは発生するおそれがある場合であつて，食品衛生上の危害の発生を防止するため緊急を要するときは，都道府県知事等に対し，期限を定めて，食中毒の原因を調査し，調査の結果を報告するように求めることができる。

第六十六条 前条に規定する場合において，厚生労働大臣は，必要があると認めるときは，協議会を開催し，食中毒の原因調査及びその結果に関する必要な情報を共有し，関係機関等の連携の緊密化を図るとともに，食中毒患者等の広域にわたる発生又はその拡大を防止するために必要な対策について協議を行うよう努めなければならない。

第六十七条 都道府県等は，食中毒の発生を防止するとともに，地域における食品衛生の向上を図るため，食品等事業者に対し，必要な助言，指導その他の援助を行うように努めるものとする。

② 都道府県等は，食品等事業者の食品衛生の向上に関する自主的な活動を促進するため，社会的信望があり，かつ，食品衛生の向上に熱意と識見を有する者のうちから，食品衛生推進員を委嘱することができる。

③ 食品衛生推進員は，飲食店営業の施設の衛生管理の方法その他の食品衛生に関する事項につき，都道府県等の施策に協力して，食品等事業者からの相談に応じ，及びこれらの者に対する助言その他の活動を行う。

（中略）

第六十九条 厚生労働大臣，内閣総理大臣及び都道府県知事は，

食品衛生上の危害の発生を防止するため，この法律又はこの法律に基づく処分に違反した者の名称等を公表し，食品衛生上の危害の状況を明らかにするよう努めるものとする。

（以降略）

4. 日本農林規格等に関する法律（JAS法）

（昭和二十五年五月十一日法律第百七十五号）
最終改正：令和四年十月一日法律第四十九号

第一章 総則

（目的）

第一条 この法律は，農林水産分野において適正かつ合理的な規格を制定し，適正な認証及び試験等の実施を確保するとともに，飲食料品以外の農林物資の品質表示の適正化の措置を講ずることにより，農林物資の品質の改善並びに生産，販売その他の取扱いの合理化及び高度化並びに農林物資に関する国内外における取引の円滑化及び一般消費者の合理的な選択の機会の拡大を図り，もつて農林水産業及びその関連産業の健全な発展と一般消費者の利益の保護に寄与することを目的とする。

（定義）

第二条 この法律において「農林物資」とは，次に掲げる物資をいう。ただし，医薬品，医療機器の品質，有効性及び安全性の確保等に関する法律（昭和三十五年法律第百四十五号）に規定する医薬品，医薬部外品，化粧品及び再生医療等製品を除く。

一 飲食料品及び油脂

二 農産物，林産物，畜産物及び水産物並びにこれらを原料又は材料として製造し，又は加工した物資（前号に掲げるものを除く。）であつて，政令で定めるもの

2 この法律において「規格」とは，次に掲げる事項（酒類にあつては，第一号ロに掲げる事項）についての基準及び当該事項に関する表示（名称及び原産地の表示を含む。以下同じ。）の基準をいい，「日本農林規格」とは，次条の規定により制定された規格をいう。

一 農林物資の次に掲げる事項

　イ 品位，成分，性能その他の品質（その形状，寸法，量目又は荷造り，包装その他の条件を含む。以下同じ。）

　ロ 生産行程（酒類にあつては，環境への負荷をできる限り低減して生産された農産物として政令で定める要件を満たすもの又は環境への負荷をできる限り低減し，及び家畜にできる限り苦痛を与えない方法によって生産された畜産物として政令で定める要件を満たすものを専ら原料又は材料として製造し，又は加工したものに係るものに限る。）

　ハ 流通行程

二 農林物資の生産，販売その他の取扱い又はこれを業とする者の経営管理（以下「農林物資の取扱い等」という。）の方法（次号に掲げるものを除く。以下同じ。）

三 農林物資に関する試験，分析，測定，鑑定，検査又は検定（以下「試験等」という。）の方法

四 前三号に掲げる事項に準ずるものとして主務省令で定める事項

3 この法律において「登録認証機関」とは，第十六条第一項の規定により主務大臣の登録を受けた者をいい，「登録外国認定機関」とは，第三十六条において準用する同項の規定により主務大臣の登録を受けた者をいう。

4 この法律において「同等性の承認」とは，外国の政府機関が，農林物資の種類ごとに，当該農林物資に係る日本農林規格による格付の制度と当該外国の格付の制度とが同等の水準にあること及び当該日本農林規格による格付が行われた農林物資について事業者が当該外国の格付の制度により格付をしたことを示す表示を付することを認めることをいう。

第二章 日本農林規格の制定

（日本農林規格の制定）

第三条 主務大臣は，第一条に規定する目的を達成するため必要があると認めるときは，農林物資の種類又は農林物資の取扱い等の方法，試験等の方法若しくは前条第二項第四号に掲げる事項の区分を指定して，これらについての規格を制定する。

2 前項の規格は，農林物資の品質若しくは生産，販売その他の取扱い又は農林物資に関する取引の現況及び将来の見通し並びに国際的な規格の動向を考慮するとともに，実質的に利害関係を有する者の意向を反映するように，かつ，その適用に当たって同様な条件の下にある者に対して不公正に差別を付することがないように制定しなければならない。

3 主務大臣は，飲食料品（酒類を除く。）又は第五十九条第一項の政令で指定する農林物資について第一項の規定により規格を制定するときは，その品質に関する表示の基準を定めるものとする。ただし，食品表示法（平成二十五年法律第七十号）第四条第六項に規定する食品表示基準において定められた事項及び第五十九条第一項の規定により品質に関する表示の基準において定められた事項以外の事項について品質に関する表示の基準を定めるときは，この限りでない。

4 主務大臣は，第一項の規定により規格を制定しようとするときは，あらかじめ審議会等（国家行政組織法（昭和二十三年法律第百二十号）第八条に規定する機関をいう。）で政令で定めるもの（以下「審議会」という。）の議決を経なければならない。

第四条 都道府県又は利害関係人は，主務省令で定めるところにより，原案を添えて，日本農林規格を制定すべきことを主務大臣に申し出ることができる。

2 主務大臣は，前項の規定による申出を受けたときは，速やかに，その申出について検討を加え，その申出に係る日本農林規格を制定すべきものと認めるときは，日本農林規格の案を作成し，これを審議会に付議するものとし，その制定の必要がないと認めるときは，理由を付してその旨を当該申出人に通知しなければならない。

3 主務大臣は，前項の規定による通知をしようとするときは，あらかじめ審議会の意見を聴かなければならない。

（日本農林規格の確認，改正及び廃止）

第五条 前二条の規定は，日本農林規格の確認，改正又は廃止について準用する。

第六条 主務大臣は，第三条（前条において準用する場合を含む。）の規定により制定し，又は確認し，若しくは改正した日本農林規格がなお適正であるかどうかを，その制定又は確認若しくは改正の日から少なくとも五年を経過する日までに審議会の審議に付し，速やかに，これを確認し，又は必要があると認めるときは改正し，若しくは廃止しなければならない。

（公示）

第七条 日本農林規格の制定，改正又は廃止は，その施行期日を定め，その期日の少なくとも三十日前に公示してしなければならない。

2 日本農林規格の確認は，これを公示してしなければならない。

（日本農林規格の呼称の禁止）

第八条 何人も，日本農林規格でない規格について日本農林規格又はこれに紛らわしい名称を用いてはならない。

（公聴会）

第九条 主務は，必要があると認めるときは，日本農林規格を制定すべきかどうか，又は制定すべき日本農林規格について，公聴会を開いて利害関係人の意見を聴くことができる。

（中略）

第三章 日本農林規格による格付等

第一節 格付

（格付）

第十条 国内において農林物資の生産，販売その他の取扱いを業とする者（以下「取扱業者」という。）は，主務省令で定めるところにより，ほ場，工場又は事業所及び農林物資の種類ごとに，あらかじめ登録認証機関の認証を受けて，その取り扱う当該認証に係る農林物資について日本農林規格（第二条第二項第一号イに掲げる事項についての基準を内容とするものに限る。第三十条第一項において同じ。）による格付を行い，当該農林物資又はその包装，容器若しくは送り状に日本農林規格により格付をしたことを示す主務省令で定める方式による特別な表示（以下「格付の表示」という。）を付することができる。

2 国内において農林物資を生産することを業とする者その他の国内において農林物資の生産行程を管理し，又は把握するものとして主務省令で定めるもの（以下「生産行程管理者」という。）は，主務省令で定めるところにより，工場又は事業所及び農林物資の種類ごとに，あらかじめ登録認証機関の認証を受けて，その生産行程を管理し，又は把握している当該認証に係る農林物資について日本農林規格（第二条第二項第一号ロに掲げる事項についての基準を内容とするものに限る。第三十条第二項において同じ。）による格付を行い，当該農林物資又はその包装，容器若しくは送り状に格付の表示を付することができる。

3 国内において農林物資を販売することを業とする者その他の国内において農林物資の流通行程を管理し，又は把握するものとして主務省令で定めるもの（以下「流通行程管理者」という。）は，主務省令で定めるところにより，農林物資の流通行程及び種類ごとに，あらかじめ登録認証機関の認証を受けて，その流通行程を管理し，又は把握している当該認証に係る農林物資について日本農林規格（第二条第二項第一号ハに掲げる事項についての基準を内容とするものに限る。第三十条第三項において同じ。）による格付を行い，当該農林物資又はその包装，容器若しくは送り状に格付の表示を付することができる。

（中略）

（小分け業者による格付の表示）

第十一条 国内において農林物資を小分けすることを業とする者（小分けして自ら販売することを業とする者を含む。以下「小分け業者」という。）は，主務省令で定めるところにより，事業所及び農林物資の種類ごとに，あらかじめ登録認証機関の認証を受けて，格付の表示の付してある当該認証に係る農林物資（その包装，容器又は送り状に格付の表示の付してある場合における当該農林物資を含む。第十二条の二第一項及び第三十一条第一項において同じ。）について，小分け後の当該農林物資又はその包装，容器若しくは送り状に小分け前に当該農林物資又はその包装，容器若しくは送り状に付されていた格付の表示と同一の格付の表示を付することができる。

2 前条第九項の規定は，前項の認証について準用する。

（輸入業者による格付の表示）

第十二条 農林物資を輸入することを業とする者（以下「輸入業者」という。）は，主務省令で定めるところにより，事業所及び農林物資の種類ごとに，あらかじめ登録認証機関の認証を受けて，主務省令で定める事項が記載されている証明書又はその写しが添付されている当該認証に係る農林物資について，その輸入する当該農林物資又はその包装，容器若しくは送り状に格付の表示を付することができる。

（中略）

（外国格付の表示）

第十二条の二 農林物資の輸出をしようとする取扱業者，生産行程管理者又は流通行程管理者は，主務省令で定めるところにより，事業所及び農林物資の種類ごとに，あらかじめ登録認証機関の認証を受けて，格付の表示の付してある当該認証に係る農林物資について，当該農林物資又はその包装，容器若しくは送り状

に，同等性の承認のある外国の格付の制度により格付をしたことを示す表示であって主務省令で定めるもの（以下「外国格付の表示」という。）を付することができる。

（中略）

第二節　適合の表示

第十三条 取扱業者は，主務省令で定めるところにより，農林物資の取扱い等の方法の区分ごとに，あらかじめ登録認証機関の認証を受けて，その農林物資の取扱い等に関する広告その他の主務省令で定めるもの（以下「広告等」という。）に，その農林物資の取扱い等の方法が日本農林規格（第二条第二項第二号に掲げる事項についての基準を内容とするものに限る。）に適合することを示す主務省令で定める方式による特別な表示（以下「適合の表示」という。）を付することができる。

2 第十条第九項の規定は，前項の認証について準用する。

第三節　登録認証機関

（登録認証機関の登録）

第十四条 登録認証機関の登録（以下この節において単に「登録」という。）を受けようとする者（国内にある事業所において第十条第一項から第三項まで，第十一条第一項，第十二条第一項，第十二条の二第一項，第三十条第一項から第三項まで，第三十一条第一項又は第三十三条第一項の認証（以下この節，第六十五条第一項，第六十六条第一項及び第七十五条第一項ただし書において単に「認証」という。）を行おうとする者に限る。）は，主務省令で定めるところにより，主務省令で定める区分ごとに，実費を勘案して政令で定める額の手数料を納付して，主務大臣に登録の申請をしなければならない。

2 農林水産大臣は，前項の規定による申請があった場合において，必要があると認めるときは，独立行政法人農林水産消費安全技術センター（以下「センター」という。）に，当該申請が第十六条第一項各号に適合しているかどうかについて，必要な調査を行わせることができる。

（欠格条項）

第十五条 次の各号のいずれかに該当する者は，登録を受けることができない。

一　この法律又はこの法律に基づく処分に違反し，罰金以上の刑に処せられ，その執行を終わり，又はその執行を受けることのなくなった日から一年を経過しない者

二　第二十六条第一項から第三項まで又は第三十五条第一項から第三項までの規定により登録を取り消され，その取消しの日から一年を経過しない者（当該登録を取り消された者が法人である場合においては，その取消しの日前三十日以内にその取消しに係る法人の業務を行う役員であった者でその取消しの日から一年を経過しないものを含む。）

三　法人であって，その業務を行う役員のうちに前二号のいずれかに該当する者があるもの

（登録の基準）

第十六条 主務大臣は，第十四条第一項の規定により登録を申請した者（第二号において「登録申請者」という。）が次に掲げる要件の全てに適合しているときは，その登録をしなければならない。この場合において，登録に関して必要な手続は，主務省令で定める。

一　国際標準化機構及び国際電気標準会議が定めた認証を行う機関に関する基準であって農林物資の種類又は農林物資の取扱い等の方法の区分ごとに主務大臣が定めるものに適合するものであること。

（中略）

第四節　外国における格付

（格付）

第三十条 外国取扱業者は，主務省令で定めるところにより，外国にあるほ場，工場又は事業所及び農林物資の種類ごとに，あら

かじめ登録認証機関又は登録外国認証機関の認証を受けて，その取り扱う当該認証に係る農林物資について日本農林規格による格付を行い，当該農林物資又はその包装，容器若しくは送り状に格付の表示を付することができる。

（中略）

（外国小分け業者による格付の表示）

第三十一条 外国小分け業者は，主務省令で定めるところにより，外国にある事業所及び農林物資の種類ごとに，あらかじめ登録認証機関又は登録外国認証機関の認証を受けて，格付の表示の付してある当該認証に係る農林物資について，小分け後の当該農林物資又はその包装，容器若しくは送り状に小分け前に当該農林物資又はその包装，容器若しくは送り状に付されていた格付の表示と同一の格付の表示を付することができる。

2 第十条第九項の規定は，前項の認証について準用する。

（認証品質外国取扱業者等の公示）

第三十二条 主務大臣は，第十九条第三項（第三十六条において準用する場合を含む。）の規定により報告を受けたときは，遅滞なく，当該報告に係る認証品質外国取扱業者，認証外国生産行程管理者，認証外国流通行程管理者又は前条第一項の認証を受けた外国小分け業者（以下「認証外国小分け業者」という。）の氏名又は名称，住所その他の主務省令で定める事項を公示しなければならない。

第五節　外国における適合の表示

第三十三条 外国取扱業者は，主務省令で定めるところにより，農林物資の取扱い等の方法の区分ごとに，あらかじめ登録認証機関又は登録外国認証機関の認証を受けて，その農林物資の取扱い等に関する広告等に適合の表示を付することができる。

2 第十条第九項の規定は，前項の認証について準用する。

第六節　登録外国認証機関

（登録外国認証機関の登録）

第三十四条 登録外国認証機関の登録（以下この節において単に「登録」という。）を受けようとする者（外国にある事業所において第三十条第一項から第三項まで，第三十一条第一項又は前条第一項の認証（以下この節において単に「認証」という。）を行おうとする者に限る。）は，主務省令で定めるところにより，主務省令で定める区分ごとに，実費を勘案して政令で定める額の手数料を納付して，主務大臣に登録の申請をしなければならない。

（中略）

第七節　格付の表示等の保護

（格付の表示等の禁止）

第三十七条 何人も，次に掲げる場合を除き，農林物資又はその包装，容器若しくは送り状に格付の表示を付し，又は国内において外国格付の表示（当該外国の政府機関その他これに準ずるものから認証又はこれに相当するものを受けて行うものを除く。）を付してはならない。

一 認証品質取扱業者が，第十条第一項又は第五項の規定に基づき，その取扱いに係る農林物資又はその包装，容器若しくは送り状に格付の表示を付する場合

二 認証生産行程管理者が，第十条第二項又は第五項の規定に基づき，その生産行程の管理若しくは把握に係る農林物資又はその包装，容器若しくは送り状に格付の表示を付する場合

三 認証流通行程管理者が，第十条第三項又は第五項の規定に基づき，その流通行程の管理若しくは把握に係る農林物資又はその包装，容器若しくは送り状に格付の表示を付する場合

四 第十一条第一項の認証を受けた小分け業者（以下「認証小分け業者」という。）が，同項の規定に基づき，小分け後の当該農林物資又はその包装，容器若しくは送り状に格付の表示を付する場合

五 第十二条第一項の認証を受けた輸入業者（以下「認証輸入業者」という。）が，同項の規定に基づき，その輸入に係る農林物

資又はその包装，容器若しくは送り状に格付の表示を付する場合

六 認証外国格付表示業者が，第十二条の二第一項又は第二項の規定に基づき，その輸出に係る農林物資又はその包装，容器若しくは送り状に外国格付の表示を付する場合

七 認証品質外国取扱業者が，第三十条第一項又は同条第五項において準用する第十条第五項の規定に基づき，その取扱いに係る農林物資又はその包装，容器若しくは送り状に格付の表示を付する場合

八 認証外国生産行程管理者が，第三十条第二項又は同条第五項において準用する第十条第五項の規定に基づき，その生産行程の管理若しくは把握に係る農林物資又はその包装，容器若しくは送り状に格付の表示を付する場合

九 認証外国流通行程管理者が，第三十条第三項又は同条第五項において準用する第十条第五項の規定に基づき，その流通行程の管理若しくは把握に係る農林物資又はその包装，容器若しくは送り状に格付の表示を付する場合

十 認証外国小分け業者が，第三十一条第一項の規定に基づき，小分け後の当該農林物資又はその包装，容器若しくは送り状に格付の表示を付する場合

（中略）

第四章　日本農林規格による試験等

第一節　試験等

（試験等）

第四十二条 試験等を業とする者（国内において試験等を行う者に限る。第四十四条第二項第二号において「試験業者」という。）は，農林水産省令で定めるところにより，あらかじめ農林水産大臣の登録を受けて，日本農林規格（第二条第二項第三号に掲げる事項についての基準を内容とするものに限る。以下この章において同じ。）による試験等を行い，農林水産省令で定める事項を記載し，農林水産省令で定める標章（以下「登録標章」という。）を付した証明書を交付することができる。

（登録）

第四十三条 前条の登録（以下この節において単に「登録」という。）を受けようとする者は，農林水産省令で定めるところにより，農林水産省令で定める区分ごとに，実費を勘案して政令で定める額の手数料を納付して，農林水産大臣に登録の申請をしなければならない。

2 農林水産大臣は，前項の規定による申請があった場合において，必要があると認めるときは，センターに，当該申請が次条第一項に規定する基準に適合しているかどうかについて，必要な調査を行わせることができる。

（登録の基準）

第四十四条 農林水産大臣は，前条第一項の規定による申請をした者の試験所（試験等を行う場所をいう。以下同じ。）が国際標準化機構及び国際電気標準会議が定めた試験所に関する基準であって試験等の方法の区分ごとに農林水産大臣が定めるものに適合しているときは，その登録をしなければならない。この場合において，登録に関して必要な手続は，農林水産省令で定める。

（中略）

（秘密保持義務）

第五十一条 登録試験業者若しくはその役員若しくは職員又はこれらの者であった者は，試験等に関する業務に関して知り得た秘密を漏らし，又は自己の利益のために使用してはならない。

（日本農林規格登録試験業者という名称の使用の禁止）

第五十二条 登録試験業者でない者は，日本農林規格登録試験業者という名称又はこれに紛らわしい名称を用いてはならない。

2 登録試験業者は，その登録した試験等の方法以外の試験等の方法については，日本農林規格登録試験業者という名称又はこれに紛らわしい名称を用いてはならない。

第二節　外国における試験等

（試験等）
第五十三条 試験等を業とする者（外国において試験等を行う者に限る。第五十五条第一項において「外国試験業者」という。）は、農林水産省令で定めるところにより、あらかじめ農林水産大臣の登録を受けて、日本農林規格による試験等を行い、農林水産省令で定める事項を記載し、登録標章を付した証明書を交付することができる。

（登録）
第五十四条 前条の登録（以下この節において単に「登録」という。）を受けようとする者は、農林水産省令で定めるところにより、農林水産省令で定める区分ごとに、実費を勘案して政令で定める額の手数料を納付して、農林水産大臣に登録の申請をしなければならない。
（中略）

第三節　登録標章の保護
（登録標章等を付することの禁止）
第五十七条 何人も、次に掲げる場合を除き、試験等に係る証明書に登録標章を付してはならない。
一　登録試験業者が、第四十二条の規定に基づき、試験等に係る証明書に登録標章を付する場合
二　登録外国試験業者が、第五十三条の規定に基づき、試験等に係る証明書に登録標章を付する場合
（以降略）

5. 食育基本法

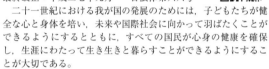

（平成十七年六月十七日法律第六十三号）
最終改正：平成二十七年九月一一日法律第六六号

　二十一世紀における我が国の発展のためには、子どもたちが健全な心と身体を培い、未来や国際社会に向かって羽ばたくことができるようにするとともに、すべての国民が心身の健康を確保し、生涯にわたって生き生きと暮らすことができるようにすることが大切である。

　子どもたちが豊かな人間性をはぐくみ、生きる力を身に付けていくためには、何よりも「食」が重要である。

　今、改めて、食育を、生きる上での基本であって、知育、徳育及び体育の基礎となるべきものと位置付けるとともに、様々な経験を通じて「食」に関する知識と「食」を選択する力を習得し、健全な食生活を実践することができる人間を育てる食育を推進することが求められている。

　もとより、食育はあらゆる世代の国民に必要なものであるが、子どもたちに対する食育は、心身の成長及び人格の形成に大きな影響を及ぼし、生涯にわたって健全な心と身体を培い豊かな人間性をはぐくんでいく基礎となるものである。

　一方、社会経済情勢がめまぐるしく変化し、日々忙しい生活を送る中で、人々は、毎日の「食」の大切さを忘れがちである。

　国民の食生活においては、栄養の偏り、不規則な食事、肥満や生活習慣病の増加、過度の痩身志向などの問題に加え、新たな「食」の安全上の問題や、「食」の海外への依存の問題が生じており、「食」に関する情報が社会に氾濫する中で、人々は、食生活の改善の面からも、「食」の安全の確保の面からも、自ら「食」のあり方を学ぶことが求められている。

　また、豊かな緑と水に恵まれた自然の下で先人からはぐくまれてきた、地域の多様性と豊かな味覚や文化の香りあふれる日本の「食」が失われる危機にある。

　こうした「食」をめぐる環境の変化の中で、国民の「食」に関する考え方を育て、健全な食生活を実現することが求められるとともに、都市と農山漁村の共生・対流を進め、「食」に関する消費者と生産者との信頼関係を構築して、地域社会の活性化、豊かな食文化の継承及び発展、環境と調和のとれた食料の生産及び消費の推進並びに食料自給率の向上に寄与することが期待されている。

　国民一人一人が「食」について改めて意識を高め、自然の恩恵や「食」に関わる人々の様々な活動への感謝の念や理解を深めつつ、「食」に関して信頼できる情報に基づく適切な判断を行う能力を身に付けることによって、心身の健康を増進する健全な食生活を実践するために、今こそ、家庭、学校、保育所、地域等を中心に、国民運動として、食育の推進に取り組んでいくことが、我々に課せられている課題である。

　さらに、食育の推進に関する我が国の取組が、海外との交流等を通じて食育に関して国際的に貢献することにつながることも期待される。

　ここに、食育について、基本理念を明らかにしてその方向性を示し、国、地方公共団体及び国民の食育の推進に関する取組を総合的かつ計画的に推進するため、この法律を制定する。

第一章　総則
（目的）
第一条 この法律は、近年における国民の食生活をめぐる環境の変化に伴い、国民が生涯にわたって健全な心身を培い、豊かな人間性をはぐくむための食育を推進することが緊要な課題となっていることにかんがみ、食育に関し、基本理念を定め、及び国、地方公共団体等の責務を明らかにするとともに、食育に関する施策の基本となる事項を定めることにより、食育に関する施策を総合的かつ計画的に推進し、もって現在及び将来にわたる健康で文化的な国民の生活と豊かで活力ある社会の実現に寄与することを目的とする。

（国民の心身の健康の増進と豊かな人間形成）
第二条 食育は、食に関する適切な判断力を養い、生涯にわたって健全な食生活を実現することにより、国民の心身の健康の増進と豊かな人間形成に資することを旨として、行われなければならない。

（食に関する感謝の念と理解）
第三条 食育の推進に当たっては、国民の食生活が、自然の恩恵の上に成り立っており、また、食に関わる人々の様々な活動に支えられていることについて、感謝の念や理解が深まるよう配慮されなければならない。

（食育推進運動の展開）
第四条 食育を推進するための活動は、国民、民間団体等の自発的意思を尊重し、地域の特性に配慮し、地域住民その他の社会を構成する多様な主体の参加と協力を得るものとするとともに、その連携を図りつつ、あまねく全国において展開されなければならない。

（子どもの食育における保護者、教育関係者等の役割）
第五条 食育は、父母その他の保護者にあっては、家庭が食育において重要な役割を有していることを認識するとともに、子どもの教育、保育等を行う者にあっては、教育、保育等における食育の重要性を十分自覚し、積極的に子どもの食育の推進に関する活動に取り組むこととなるよう、行われなければならない。

（食に関する体験活動と食育推進活動の実践）
第六条 食育は、広く国民が家庭、学校、保育所、地域その他のあらゆる機会とあらゆる場所を利用して、食料の生産から消費等に至るまでの食に関する様々な体験活動を行うとともに、自ら食育の推進のための活動を実践することにより、食に関する理解を深めることを旨として、行われなければならない。

（伝統的な食文化、環境と調和した生産等への配意及び農山漁村の活性化と食料自給率の向上への貢献）
第七条 食育は、我が国の伝統のある優れた食文化、地域の特性を生かした食生活、環境と調和のとれた食料の生産とその消費等に配意し、我が国の食料の需要及び供給の状況についての国民の理解を深めるとともに、食料の生産者と消費者との交流等を図ることにより、農山漁村の活性化と我が国の食料自給率の向上に資

するよう，推進されなければならない。

（食品の安全性の確保等における食育の役割）

第八条 食育は，食品の安全性が確保され安心して消費できることが健全な食生活の基礎であることにかんがみ，食品の安全性をはじめとする食に関する幅広い情報の提供及びこれについての意見交換が，食に関する知識と理解を深め，国民の適切な食生活の実践に資することを旨として，国際的な連携を図りつつ積極的に行われなければならない。

（国の責務）

第九条 国は，第二条から前条までに定める食育に関する基本理念（以下「基本理念」という。）にのっとり，食育の推進に関する施策を総合的かつ計画的に策定し，及び実施する責務を有する。

（地方公共団体の責務）

第十条 地方公共団体は，基本理念にのっとり，食育の推進に関し，国との連携を図りつつ，その地方公共団体の区域の特性を生かした自主的な施策を策定し，及び実施する責務を有する。

（教育関係者等及び農林漁業者等の責務）

第十一条 教育並びに保育，介護その他の社会福祉，医療及び保健（以下「教育等」という。）に関する職務に従事する者並びに教育等に関する関係機関及び関係団体（以下「教育関係者等」という。）は，食に関する関心及び理解の増進に果たすべき重要な役割にかんがみ，基本理念にのっとり，あらゆる機会とあらゆる場所を利用して，積極的に食育を推進するよう努めるとともに，他の者の行う食育の推進に関する活動に協力するよう努めるものとする。

2 農林漁業者及び農林漁業に関する団体（以下「農林漁業者等」という。）は，農林漁業に関する体験活動等が食に関する国民の関心及び理解を増進する上で重要な意義を有することにかんがみ，基本理念にのっとり，農林漁業に関する多様な体験の機会を積極的に提供し，自然の恩恵と食に関わる人々の活動の重要性について，国民の理解が深まるよう努めるとともに，教育関係者等と相互に連携して食育の推進に関する活動を行うよう努めるものとする。

（食品関連事業者等の責務）

第十二条 食品の製造，加工，流通，販売又は事事の提供を行う事業者及びその組織する団体（以下「食品関連事業者等」という。）は，基本理念にのっとり，その事業活動に関し，自主的かつ積極的に食育の推進に自ら努めるとともに，国又は地方公共団体が実施する食育の推進に関する施策その他の食育の推進に関する活動に協力するよう努めるものとする。

（国民の責務）

第十三条 国民は，家庭，学校，保育所，地域その他の社会のあらゆる分野において，基本理念にのっとり，生涯にわたり健全な食生活の実現に自ら努めるとともに，食育の推進に寄与するよう努めるものとする。

（法制上の措置等）

第十四条 政府は，食育の推進に関する施策を実施するため必要な法制上又は財政上の措置その他の措置を講じなければならない。

（年次報告）

第十五条 政府は，毎年，国会に，政府が食育の推進に関して講じた施策に関する報告書を提出しなければならない。

第二章 食育推進基本計画等

（食育推進基本計画）

第十六条 食育推進会議は，食育の推進に関する施策の総合的かつ計画的な推進を図るため，食育推進基本計画を作成するものとする。

2 食育推進基本計画は，次に掲げる事項について定めるものとする。

一 食育の推進に関する施策についての基本的な方針

二 食育の推進の目標に関する事項

三 国民等の行う自発的な食育推進活動等の総合的な促進に関する事項

四 前三号に掲げるもののほか，食育の推進に関する施策を総合的かつ計画的に推進するために必要な事項

3 食育推進会議は，第一項の規定により食育推進基本計画を作成したときは，速やかにこれを農林水産大臣に報告し，及び関係行政機関の長に通知するとともに，その要旨を公表しなければならない。

4 前項の規定は，食育推進基本計画の変更について準用する。

（都道府県食育推進計画）

第十七条 都道府県は，食育推進基本計画を基本として，当該都道府県の区域内における食育の推進に関する施策についての計画（以下「都道府県食育推進計画」という。）を作成するよう努めなければならない。

2 都道府県（都道府県食育推進会議が置かれている都道府県にあっては，都道府県食育推進会議）は，都道府県食育推進計画を作成し，又は変更したときは，速やかに，その要旨を公表しなければならない。

（市町村食育推進計画）

第十八条 市町村は，食育推進基本計画（都道府県食育推進計画が作成されているときは，食育推進基本計画及び都道府県食育推進計画）を基本として，当該市町村の区域内における食育の推進に関する施策についての計画（以下「市町村食育推進計画」という。）を作成するよう努めなければならない。

2 市町村（市町村食育推進会議が置かれている市町村にあっては，市町村食育推進会議）は，市町村食育推進計画を作成し，又は変更したときは，速やかに，その要旨を公表しなければならない。

第三章 基本的施策

（家庭における食育の推進）

第十九条 国及び地方公共団体は，父母その他の保護者及び子どもの食に対する関心及び理解を深め，健全な食習慣の確立に資するよう，親子で参加する料理教室その他の食事についての望ましい習慣を学びながら食を楽しむ機会の提供，健康美に関する知識の啓発その他の適切な栄養管理に関する知識の普及及び情報の提供，妊産婦に対する栄養指導又は乳幼児をはじめとする子どもを対象とする発達段階に応じた栄養指導その他の家庭における食育の推進を支援するために必要な施策を講ずるものとする。

（学校，保育所等における食育の推進）

第二十条 国及び地方公共団体は，学校，保育所等において魅力ある食育の推進に関する活動を効果的に促進することにより子どもの健全な食生活の実現及び健全な心身の成長が図られるよう，学校，保育所等における食育の推進のための指針の作成に関する支援，食育の指導にふさわしい教職員の設置及び指導的立場にある者の食育の推進において果たすべき役割についての意識の啓発その他の食育に関する指導体制の整備，学校，保育所等又は地域の特色を生かした学校給食等の実施，教育の一環として行われる農場等における実習，食品の調理，食品廃棄物の再生利用等様々な体験活動を通じた子どもの食に関する理解の促進，過度の痩身又は肥満の心身の健康に及ぼす影響等についての知識の啓発その他必要な施策を講ずるものとする。

（地域における食生活の改善のための取組の推進）

第二十一条 国及び地方公共団体は，地域において，栄養，食習慣，食料の消費等に関する食生活の改善を推進し，生活習慣病を予防して健康を増進するため，健全な食生活に関する指針の策定及び普及啓発，地域における食育の推進に関する専門的知識を有する者の養成及び資質の向上並びにその活用，保健所，市町村保健センター，医療機関等における食育に関する普及及び啓発活動

の推進，医学教育等における食育に関する指導の充実，食品関連事業者等が行う食育の推進のための活動への支援等必要な施策を講ずるものとする。

（食育推進運動の展開）
第二十二条 国及び地方公共団体は，国民，教育関係者等，農林漁業者等，食品関連事業者等その他の事業者若しくはその組織する団体又は消費生活の安定及び向上等のための活動を行う民間の団体が自発的に行う食育の推進に関する活動が，地域の特性を生かしつつ，相互に緊密な連携協力を図りながらあまねく全国において展開されるようにするとともに，関係者相互間の情報及び意見の交換が促進されるよう，食育の推進に関する普及啓発を図るための行事の実施，重点的かつ効果的に食育の推進に関する活動を推進するための期間の指定その他必要な施策を講ずるものとする。

2 国及び地方公共団体は，食育の推進に当たっては，食生活の改善のための活動その他の食育の推進に関する活動に携わるボランティアが果たしている役割の重要性にかんがみ，これらのボランティアとの連携協力を図りながら，その活動の充実が図られるよう必要な施策を講ずるものとする。

（生産者と消費者との交流の促進，環境と調和のとれた農林漁業の活性化等）
第二十三条 国及び地方公共団体は，生産者と消費者との間の交流の促進等により，生産者と消費者との信頼関係を構築し，食品の安全性の確保，食料資源の有効な利用の促進及び国民の食に対する理解と関心の増進を図るとともに，環境と調和のとれた農林漁業の活性化に資するため，農林水産物の生産，食品の製造，流通等における体験活動の促進，農林水産物の生産された地域内の学校給食等における利用その他のその地域内における消費の促進，創意工夫を生かした食品廃棄物の発生の抑制及び再生利用等必要な施策を講ずるものとする。

（食文化の継承のための活動への支援等）
第二十四条 国及び地方公共団体は，伝統的な行事や作法と結びついた食文化，地域の特色ある食文化等我が国の伝統のある優れた食文化の継承を推進するため，これらに関する啓発及び知識の普及その他の必要な施策を講ずるものとする。

（食品の安全性，栄養その他の食生活に関する調査，研究，情報の提供及び国際交流の推進）
第二十五条 国及び地方公共団体は，すべての世代の国民の適切な食生活の選択に資するよう，国民の食生活に関し，食品の安全性，栄養，食習慣，食料の生産，流通及び消費並びに食品廃棄物の発生及びその再生利用の状況等について調査及び研究を行うとともに，必要な各種の情報の収集，整理及び提供，データベースの整備その他食に関する正確な情報を迅速に提供するために必要な施策を講ずるものとする。

2 国及び地方公共団体は，食育の推進に資するため，海外における食品の安全性，栄養，食習慣等の食生活に関する情報の収集，食育に関する研究者等の国際的交流，食育の推進に関する活動についての情報交換その他国際交流の推進のために必要な施策を講ずるものとする。

（以降略）

6. 地域保健法
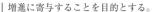

（昭和二十二年九月五日法律第百一号）
最終改正：令和五年六月七日法律第四十七号
第一章 総則
第一条 この法律は，地域保健対策の推進に関する基本指針，保健所の設置その他地域保健対策の推進に関し基本となる事項を定めることにより，母子保健法（昭和四十年法律第百四十一号）その他の地域保健対策に関する法律による対策が地域において総合的に推進されることを確保し，もつて地域住民の健康の保持及び

増進に寄与することを目的とする。
第二条 地域住民の健康の保持及び増進を目的として国及び地方公共団体が講ずる施策は，我が国における急速な高齢化の進展，保健医療を取り巻く環境の変化等に即応し，地域における公衆衛生の向上及び増進を図るとともに，地域住民の多様化し，かつ，高度化する保健，衛生，生活環境等に関する需要に的確に対応することができるように，地域の特性及び社会福祉等の関連施策との有機的な連携に配慮しつつ，総合的に推進されることを基本理念とする。
第三条 市町村（特別区を含む。以下同じ。）は，当該市町村が行う地域保健対策が円滑に実施できるように，必要な施設の整備，人材の確保及び資質の向上等に努めなければならない。

② 都道府県は，当該都道府県が行う地域保健対策が円滑に実施できるように，必要な施設の整備，人材の確保及び資質の向上，調査及び研究等に努めるとともに，市町村に対し，前項の責務が十分に果たされるように，その求めに応じ，必要な技術的援助を与えることに努めなければならない。

③ 国は，地域保健に関する情報の収集，整理及び活用並びに調査及び研究並びに地域保健対策に係る人材の養成及び資質の向上に努めるとともに，市町村及び都道府県に対し，前2項の責務が十分に果たされるように必要な技術的及び財政的援助を与えることに努めなければならない。

第二章 地域保健対策の推進に関する基本指針
第四条 厚生労働大臣は，地域保健対策の円滑な実施及び総合的な推進を図るため，地域保健対策の推進に関する基本的な指針（以下「基本指針」という。）を定めなければならない。

② 基本指針は，次に掲げる事項について定めるものとする。
一 地域保健対策の推進の基本的な方向
二 保健所及び市町村保健センターの整備及び運営に関する基本的事項
三 地域保健対策に係る人材の確保及び資質の向上並びに第二十四条第一項の人材確保支援計画の策定に関する基本的事項
四 地域保健に関する調査及び研究並びに試験及び検査に関する基本的事項
五 社会福祉等の関連施策との連携に関する基本的事項
六 その他地域保健対策の推進に関する重要事項

③ 基本指針は，健康危機（国民の生命及び健康に重大な影響を与えるおそれがある疾病のまん延その他の公衆衛生上重大な危害が生じ，又は生じるおそれがある緊急の事態をいう。第二十一条第一項において同じ。）への対処を考慮して定めるものとする。

④ 厚生労働大臣は，基本指針を定め，又はこれを変更したときは，遅滞なく，これを公表しなければならない。

第三章 保健所
第五条 保健所は，都道府県，地方自治法（昭和二十二年法律第六十七号）第二百五十二条の十九第一項の指定都市，同法第二百五十二条の二十二第一項の中核市その他の政令で定める市又は特別区が，これを設置する。

② 都道府県は，前項の規定により保健所を設置する場合においては，保健医療に係る施策と社会福祉に係る施策との有機的な連携を図るため，医療法（昭和二十三年法律第二百五号）第三十条の四第二項第十四号に規定する区域及び介護保険法（平成九年法律第百二十三号）第百十八条第二項第一号に規定する区域を参酌して，保健所の所管区域を設定しなければならない。

第六条 保健所は，次に掲げる事項につき，企画，調整，指導及びこれらに必要な事業を行う。
一 地域保健に関する思想の普及及び向上に関する事項
二 人口動態統計その他地域保健に係る統計に関する事項
三 栄養の改善及び食品衛生に関する事項
四 住宅，水道，下水道，廃棄物の処理，清掃その他の環境の衛生に関する事項

五　医事及び薬事に関する事項

六　保健師に関する事項

七　公共医療事業の向上及び増進に関する事項

八　母性及び乳幼児並びに老人の保健に関する事項

九　歯科保健に関する事項

十　精神保健に関する事項

十一　治療方法が確立していない疾病その他の特殊の疾病により長期に療養を必要とする者の保健に関する事項

十二　感染症その他の疾病の予防に関する事項

十三　衛生上の試験及び検査に関する事項

十四　その他地域住民の健康の保持及び増進に関する事項

第七条　保健所は，前条に定めるもののほか，地域住民の健康の保持及び増進を図るため必要があるときは，次に掲げる事業を行うことができる。

一　所管区域に係る地域保健に関する情報を収集し，整理し，及び活用すること。

二　所管区域に係る地域保健に関する調査及び研究を行うこと。

三　歯科疾患その他厚生労働大臣の指定する疾病の治療を行うこと。

四　試験及び検査を行い，並びに医師，歯科医師，薬剤師その他の者に試験及び検査に関する施設を利用させること。

第八条　都道府県の設置する保健所は，前二条に定めるもののほか，所管区域内の市町村の地域保健対策の実施に関し，市町村相互間の連絡調整を行い，及び市町村の求めに応じ，技術的助言，市町村職員の研修その他必要な援助を行うことができる。

第九条　第五条第一項に規定する地方公共団体の長は，その職権に属する第六条各号に掲げる事項に関する事務を保健所長に委任することができる。

第十条　保健所に，政令の定めるところにより，所長その他所要の職員を置く。

第十一条　第五条第一項に規定する地方公共団体は，保健所の所管区域内の地域保健及び保健所の運営に関する事項を審議させるため，当該地方公共団体の条例で定めるところにより，保健所に，運営協議会を置くことができる。

第十二条　第五条第一項に規定する地方公共団体は，保健所の事業の執行の便を図るため，その支所を設けることができる。

第十三条　この法律による保健所でなければ，その名称中に，保健所たることを示すような文字を用いてはならない。

第十四条　保健所の施設の利用又は保健所で行う業務については，政令で定める場合を除いては，使用料，手数料又は治療料を徴収してはならない。

第十五条　国は，保健所の施設又は設備に要する費用を支出する地方公共団体に対し，予算の範囲内において，政令で定めるところにより，その費用の全部又は一部を補助することができる。

第十六条　厚生労働大臣は，政令の定めるところにより，第五条第一項に規定する地方公共団体の長に対し，保健所の運営に関し必要な報告を求めることができる。

② 厚生労働大臣は，第五条第一項に規定する地方公共団体に対し，保健所の設置及び運営に関し適切と認める技術的な助言又は勧告をすることができる。

第十七条　この章に定めるもののほか，保健所及び保健所支所の設置，廃止及び運営に関して必要な事項は，政令でこれを定める。

第四章　市町村保健センター

第十八条　市町村は，市町村保健センターを設置することができる。

② 市町村保健センターは，住民に対し，健康相談，保健指導及び健康診査その他地域保健に関し必要な事業を行うことを目的とする施設とする。

第十九条　国は，予算の範囲内において，市町村に対し，市町村保健センターの設置に要する費用の一部を補助することができる。

第二十条　国は，第二十四条第一項の町村が市町村保健センターを整備しようとするときは，その整備が円滑に実施されるように適切な配慮をするものとする。

第五章　地域保健対策に係る人材の確保

第二十一条　第五条第一項に規定する地方公共団体の長は，感染症の予防及び感染症の患者に対する医療に関する法律（平成十年法律第百十四号）第十六条第二項に規定する新型インフルエンザ等感染症等に係る発生等の公表が行われた場合その他の健康危機が発生した場合におけるその管轄する区域内の地域保健対策に係る業務の状況を勘案して必要があると認めるときは，地域保健の専門的知識を有する者であつて厚生労働省令で定めるもののうち，あらかじめ，この項の規定による要請を受ける旨の承諾をした者に対し，当該地方公共団体の長が管轄する区域内の地域保健対策に係る業務に従事すること又は当該業務に関する助言を行うことを要請することができる。

② 前項の規定による要請を受けた者（以下「業務支援員」という。）を使用している者は，その業務の遂行に著しい支障のない限り，当該業務支援員が当該要請に応じて同項に規定する業務又は助言を行うことができるための配慮をするよう努めなければならない。

③ 業務支援員（地方公務員法（昭和二十五年法律第二百六十一号）第三条第二項に規定する一般職に属する職員として第一項に規定する業務又は助言を行う者を除く。以下この項において同じ。）は，第一項の規定による要請に応じて行つた同項に規定する助言に関して知り得た秘密を漏らしてはならない。業務支援員でなくなつた後においても，同様とする。

（以降略）

7. 母子保健法

（昭和四十年八月十八日法律第百四十一号）

最終改正：令和四年六月十五日法律第六十六号

第一章　総則

（目的）

第一条　この法律は，母性並びに乳児及び幼児の健康の保持及び増進を図るため，母子保健に関する原理を明らかにするとともに，母性並びに乳児及び幼児に対する保健指導，健康診査，医療その他の措置を講じ，もつて国民保健の向上に寄与することを目的とする。

（母性の尊重）

第二条　母性は，すべての児童がすこやかに生まれ，かつ，育てられる基盤であることにかんがみ，尊重され，かつ，保護されなければならない。

（乳幼児の健康の保持増進）

第三条　乳児及び幼児は，心身ともに健全な人として成長してゆくために，その健康が保持され，かつ，増進されなければならない。

（母性及び保護者の努力）

第四条　母性は，みずからすすんで，妊娠，出産又は育児についての正しい理解を深め，その健康の保持及び増進に努めなければならない。

2　乳児又は幼児の保護者は，みずからすすんで，育児についての正しい理解を深め，乳児又は幼児の健康の保持及び増進に努めなければならない。

（国及び地方公共団体の責務）

第五条　国及び地方公共団体は，母性並びに乳児及び幼児の健康の保持及び増進に努めなければならない。

2　国及び地方公共団体は，母性並びに乳児及び幼児の健康の保持及び増進に関する施策を講ずるに当たつては，当該施策が乳児及

215

び幼児に対する虐待の予防及び早期発見に資するものであることに留意するとともに，その施策を通じて，前三条に規定する母子保健の理念が具現されるように配慮しなければならない。

（用語の定義）
第六条 この法律において「妊産婦」とは，妊娠中又は出産後一年以内の女子をいう。

2 この法律において「乳児」とは，一歳に満たない者をいう。

3 この法律において「幼児」とは，満一歳から小学校就学の始期に達するまでの者をいう。

4 この法律において「保護者」とは，親権を行う者，未成年後見人その他の者で，乳児又は幼児を現に監護する者をいう。

5 この法律において「新生児」とは，出生後二十八日を経過しない乳児をいう。

6 この法律において「未熟児」とは，身体の発育が未熟のまま出生した乳児であつて，正常児が出生時に有する諸機能を得るに至るまでのものをいう。

（都道府県児童福祉審議会等の権限）
第七条 児童福祉法（昭和二十二年法律第百六十四号）第八条第二項に規定する都道府県児童福祉審議会（同条第一項ただし書に規定する都道府県にあつては，地方社会福祉審議会。以下この条において同じ。）及び同条第四項に規定する市町村児童福祉審議会は，母子保健に関する事項につき，調査審議するほか，同条第二項に規定する都道府県児童福祉審議会は都道府県知事の，同条第四項に規定する市町村児童福祉審議会は市町村長の諮問にそれぞれ答え，又は関係行政機関に意見を具申することができる。

（都道府県の援助等）
第八条 都道府県は，この法律の規定により市町村が行う母子保健に関する事業の実施に関し，市町村相互間の連絡調整を行い，及び市町村の求めに応じ，その設置する保健所による技術的事項についての指導，助言その他当該市町村に対する必要な技術的援助を行うものとする。

（実施の委託）
第八条の二 市町村は，この法律に基づく母子保健に関する事業の一部について，病院若しくは診療所又は医師，助産師その他適当と認められる者に対し，その実施を委託することができる。

（連携及び調和の確保）
第八条の三 都道府県及び市町村は，この法律に基づく母子保健に関する事業の実施に当たつては，学校保健安全法（昭和三十三年法律第五十六号），児童福祉法その他の法令に基づく母性及び児童の保健及び福祉に関する事業との連携及び調和の確保に努めなければならない。

第二章 母子保健の向上に関する措置
（知識の普及）
第九条 都道府県及び市町村は，母性又は乳児若しくは幼児の健康の保持及び増進のため，妊娠，出産又は育児に関し，個別的又は集団的に，必要な指導及び助言を行い，並びに地域住民の活動を支援すること等により，母子保健に関する知識の普及に努めなければならない。

（相談及び支援）
二 市町村は，母性又は乳児若しくは幼児の健康の保持及び増進のため，母子保健に関する相談に応じなければならない。

2 市町村は，母性並びに乳児及び幼児の心身の状態に応じ，健康の保持及び増進に関する支援を必要とする者について，母性並びに乳児及び幼児に対する支援に関する計画の作成その他の内閣府令で定める支援を行うものとする。

（保健指導）
第十条 市町村は，妊産婦若しくはその配偶者又は乳児若しくは幼児の保護者に対して，妊娠，出産又は育児に関し，必要な保健指導を行い，又は医師，歯科医師，助産師若しくは保健師について保健指導を受けることを勧奨しなければならない。

（新生児の訪問指導）
第十一条 市町村長は，前条の場合において，当該乳児が新生児であつて，育児上必要があると認めるときは，医師，保健師，助産師又はその他の職員をして当該新生児の保護者を訪問させ，必要な指導を行わせるものとする。ただし，当該新生児につき，第十九条の規定による指導が行われるときは，この限りでない。

2 前項の規定による新生児に対する訪問指導は，当該新生児が新生児でなくなつた後においても，継続することができる。

（健康診査）
第十二条 市町村は，次に掲げる者に対し，内閣府令の定めるところにより，健康診査を行わなければならない。

一 満一歳六か月を超え満二歳に達しない幼児

二 満三歳を超え満四歳に達しない幼児

2 前項の内閣府令は，健康増進法（平成十四年法律第百三号）第九条第一項に規定する健康診査等指針（第十六条第四項において単に「健康診査等指針」という。）と調和が保たれたものでなければならない。

第十三条 前条の健康診査のほか，市町村は，必要に応じ，妊産婦又は乳児若しくは幼児に対して，健康診査を行い，又は健康診査を受けることを勧奨しなければならない。

2 内閣総理大臣は，前項の規定による妊婦に対する健康診査についての望ましい基準を定めるものとする。

（栄養の摂取に関する援助）
第十四条 市町村は，妊産婦又は乳児若しくは幼児に対して，栄養の摂取につき必要な援助をするように努めるものとする。

（妊娠の届出）
第十五条 妊娠した者は，内閣府令で定める事項につき，速やかに，市町村長に妊娠の届出をするようにしなければならない。

（母子健康手帳）
第十六条 市町村は，妊娠の届出をした者に対して，母子健康手帳を交付しなければならない。

2 妊産婦は，医師，歯科医師，助産師又は保健師について，健康診査又は保健指導を受けたときは，その都度，母子健康手帳に必要な事項の記載を受けなければならない。乳児又は幼児の健康診査又は保健指導を受けた当該乳児又は幼児の保護者についても，同様とする。

3 母子健康手帳の様式は，内閣府令で定める。

4 前項の内閣府令は，健康診査等指針と調和が保たれたものでなければならない。

（妊産婦の訪問指導等）
第十七条 第十三条第一項の規定による健康診査を行つた市町村の長は，その結果に基づき，当該妊産婦の健康状態に応じ，保健指導を要する者については，医師，助産師，保健師又はその他の職員をして，その妊産婦を訪問させて必要な指導を行わせ，妊娠又は出産に支障を及ぼすおそれがある疾病にかかつている疑いのある者については，医師又は歯科医師の診療を受けることを勧奨するものとする。

2 市町村は，妊産婦が前項の勧奨に基づいて妊娠又は出産に支障を及ぼすおそれがある疾病につき医師又は歯科医師の診療を受けるために必要な援助を与えるように努めなければならない。

（産後ケア事業）
第十七条の二 市町村は，出産後一年を経過しない女子及び乳児の心身の状態に応じた保健指導，療養に伴う世話又は育児に関する指導，相談その他の援助（以下この項において「産後ケア」という。）を必要とする出産後一年を経過しない女子及び乳児につき，次の各号のいずれかに掲げる事業（以下この項において「産後ケア事業」という。）を行うよう努めなければならない。

一 病院，診療所，助産所その他内閣府令で定める施設であつて，産後ケアを行うもの（次号において「産後ケアセンター」という。）に産後ケアを必要とする出産後一年を経過しない女子及び

乳児を短期間入所させ，産後ケアを行う事業

二　産後ケアセンターその他の内閣府令で定める施設に産後ケアを必要とする出産後一年を経過しない女子及び乳児を通わせ，産後ケアを行う事業

三　産後ケアを必要とする出産後一年を経過しない女子及び乳児の居宅を訪問し，産後ケアを行う事業。

2　市町村は，産後ケア事業を行うに当たつては，産後ケア事業の人員，設備及び運営に関する基準として内閣府令で定める基準に従つて行わなければならない。

3　市町村は，産後ケア事業の実施に当たつては，妊娠中から出産後に至る支援を切れ目なく行う観点から，児童福祉法第十条の二第一項のこども家庭センター（次章において単に「こども家庭センター」という。）その他の関係機関との必要な連絡調整並びにこの法律に基づく母子保健に関する他の事業並びに児童福祉法その他の法令に基づく母性及び乳児の保健及び福祉に関する事業との連携を図ることにより，妊産婦及び乳児に対する支援の一体的な実施その他の措置を講ずるよう努めなければならない。

（低体重児の届出）

第十八条　体重が二千五百グラム未満の乳児が出生したときは，その保護者は，速やかに，その旨をその乳児の現在地の市町村に届け出なければならない。

（未熟児の訪問指導）

第十九条　市町村長は，その区域内に現在地を有する未熟児について，養育上必要があると認めるときは，医師，保健師，助産師又はその他の職員をして，その未熟児の保護者を訪問させ，必要な指導を行わせるものとする。

2　第十一条第二項の規定は，前項の規定による訪問指導に準用する。

（健康診査に関する情報の提供の求め）

第十九条の二　市町村は，妊産婦若しくは乳児若しくは幼児であつて，かつて当該市町村以外の市町村（以下この項において「他の市町村」という。）に居住していた者又は当該妊産婦の配偶者若しくは当該乳児若しくは幼児の保護者に対し，第九条の二第一項の相談，同条第二項の支援，第九条の保健指導，第十一条，第十七条第一項若しくは前条の訪問指導，第十二条第一項若しくは第十三条第一項の健康診査又は第二十二条第一項第二号から第五号までに掲げる事業を行うために必要があると認めるときは，当該他の市町村に対し，内閣府令で定めるところにより，当該妊産婦又は乳児若しくは幼児に対する第十二条第一項又は第十三条第一項の健康診査に関する情報の提供を求めることができる。

2　市町村は，前項の規定による情報の提供の求めについては，電子情報処理組織を使用する方法その他の情報通信の技術を利用する方法であつて厚生労働省令で定めるものにより行うよう努めなければならない。

（養育医療）

第二十条　市町村は，養育のため病院又は診療所に入院することを必要とする未熟児に対し，その養育に必要な医療（以下「養育医療」という。）の給付を行い，又はこれに代えて養育医療に要する費用を支給することができる。

2　前項の規定による費用の支給は，養育医療の給付が困難であると認められる場合に限り，行なうことができる。

3　養育医療の給付の範囲は，次のとおりとする。

一　診察

二　薬剤又は治療材料の支給

三　医学的処置，手術及びその他の治療

四　病院又は診療所への入院及びその療養に伴う世話その他の看護

五　移送

（中略）

（医療施設の整備）

第二十条の二　国及び地方公共団体は，妊産婦並びに乳児及び幼児の心身の特性に応じた高度の医療が適切に提供されるよう，必要な医療施設の整備に努めなければならない。

（調査研究の推進）

第二十条の三　国は，乳児及び幼児の障害の予防のための研究その他母性並びに乳児及び幼児の健康の保持及び増進のため必要な調査研究の推進に努めなければならない。

（費用の支弁）

第二十一条　市町村が行う第十二条第一項の規定による健康診査に要する費用及び第二十条の規定による措置に要する費用は，当該市町村の支弁とする。

（都道府県の負担）

第二十一条の二　都道府県は，政令の定めるところにより，前条の規定により市町村が支弁する費用のうち，第二十条の規定による措置に要する費用については，その四分の一を負担するものとする。

（国の負担）

第二十一条の三　国は，政令の定めるところにより，第二十一条の規定により市町村が支弁する費用のうち，第二十条の規定による措置に要する費用については，その二分の一を負担するものとする。

（費用の徴収）

第二十一条の四　第二十条の規定による養育医療の給付に要する費用を支弁した市町村長は，当該措置を受けた者又はその扶養義務者から，その負担能力に応じて，当該措置に要する費用の全部又は一部を徴収することができる。

2　前項の規定による費用の徴収は，徴収されるべき者の居住地又は財産所在地の市町村に嘱託することができる。

3　第一項の規定により徴収される費用を，指定の期限内に納付しない者があるときは，地方税の滞納処分の例により処分することができる。この場合における徴収金の先取特権の順位は，国税及び地方税に次ぐものとする。

第三章　こども家庭センターの母子保健事業

第二十二条　こども家庭センターは，児童福祉法第十条の二第二項各号に掲げる業務のほか，母性並びに乳児及び幼児の健康の保持及び増進に関する包括的な支援を行うことを目的として，第一号から第四号までに掲げる事業又はこれらの事業に併せて第五号に掲げる事業を行うものとする。

一　母性並びに乳児及び幼児の健康の保持及び増進に関する支援に必要な実情の把握を行うこと。

二　母子保健に関する各種の相談に応ずること。

三　母性並びに乳児及び幼児に対する保健指導を行うこと。

四　母性及び児童の保健医療又は福祉に関する機関との連絡調整並びに第九条の二第二項の支援を行うこと。

五　健康診査，助産その他の母子保健に関する事業を行うこと（前各号に掲げる事業を除く。）。

2　市町村は，こども家庭センターにおいて，第九条の相談及び助言，第九条の二第一項の相談並びに第十条の保健指導を行うに当たつては，児童福祉法第二十一条の十一第一項の情報の収集及び提供，相談並びに助言並びに同条第二項のあつせん，調整及び要請と一体的に行うように努めなければならない。

（以下略）

8. 高齢者の医療の確保に関する法律

（昭和五十七年八月十七日法律第八十号）

最終改正：令和五年五月十九日法律第三十一号

第一章　総則

（目的）

第一条　この法律は，国民の高齢期における適切な医療の確保を図るため，医療費の適正化を推進するための計画の作成及び保険

者による健康診査等の実施に関する措置を講ずるとともに，高齢者の医療について，国民の共同連帯の理念等に基づき，前期高齢者に係る保険者間の費用負担の調整，後期高齢者に対する適切な医療の給付等を行うために必要な制度を設け，もつて国民保健の向上及び高齢者の福祉の増進を図ることを目的とする。

（基本的理念）
第二条 国民は，自助と連帯の精神に基づき，自ら加齢に伴つて生ずる心身の変化を自覚して常に健康の保持増進に努めるとともに，高齢者の医療に要する費用を公平に負担するものとする。
2 国民は，年齢，心身の状況等に応じ，職域若しくは地域又は家庭において，高齢期における健康の保持を図るための適切な保健サービスを受ける機会を与えられるものとする。

（国の責務）
第三条 国は，国民の高齢期における医療に要する費用の適正化を図るための取組が円滑に実施され，高齢者医療制度（第三章に規定する前期高齢者に係る保険者間の費用負担の調整及び第四章に規定する後期高齢者医療制度をいう。以下同じ。）の運営が健全に行われるよう必要な措置を講ずるとともに，第一条に規定する目的の達成に資するため，医療，公衆衛生，社会福祉その他の関連施策を積極的に推進しなければならない。

（地方公共団体の責務）
第四条 地方公共団体は，この法律の趣旨を尊重し，住民の高齢期における医療に要する費用の適正化を図るための取組及び高齢者医療制度の運営が適切かつ円滑に行われるよう所要の施策を実施しなければならない。
2 前項に規定する住民の高齢期における医療に要する費用の適正化を図るための取組においては，都道府県は，当該都道府県における医療提供体制（医療法（昭和二十三年法律第二百五号）第三十条の三第一項に規定する医療提供体制をいう。）の確保並びに当該都道府県及び当該都道府県内の市町村（特別区を含む。以下同じ。）の国民健康保険事業の健全な運営を担う責務を有することに鑑み，保険者，第四十八条に規定する後期高齢者医療広域連合（第八条から第十六条まで及び第二十七条において「後期高齢者医療広域連合」という。），医療関係者その他の関係者の協力を得つつ，中心的な役割を果たすものとする。

（保険者の責務）
第五条 保険者は，加入者の高齢期における健康の保持のために必要な事業を積極的に推進するよう努めるとともに，高齢者医療制度の運営が健全かつ円滑に実施されるよう協力しなければならない。

（医療の担い手等の責務）
第六条 医師，歯科医師，薬剤師，看護師その他の医療の担い手並びに医療法第一条の二第二項 に規定する医療提供施設の開設者及び管理者は，前三条に規定する各般の措置，施策及び事業に協力しなければならない。

（定義）
第七条 この法律において「医療保険各法」とは，次に掲げる法律をいう。
一 健康保険法（大正十一年法律第七十号）
二 船員保険法（昭和十四年法律第七十三号）
三 国民健康保険法（昭和三十三年法律第百九十二号）
四 国家公務員共済組合法（昭和三十三年法律第百二十八号）
五 地方公務員等共済組合法（昭和三十七年法律第百五十二号）
六 私立学校教職員共済法（昭和二十八年法律第二百四十五号）
2 この法律において「保険者」とは，医療保険各法の規定により医療に関する給付を行う全国健康保険協会，健康保険組合，都道府県及び市町村，国民健康保険組合，共済組合又は日本私立学校振興・共済事業団をいう。
3 この法律において「被用者保険等保険者」とは，保険者（健康保険法第百二十三条第一項の規定による保険者としての全国健

保険協会，都道府県及び市町村並びに国民健康保険組合を除く。）又は健康保険法第三条第一項第八号の規定による承認を受けて同法の被保険者とならない者を組合員とする国民健康保険組合であつて厚生労働大臣が定めるものをいう。
4 この法律において「加入者」とは，次に掲げる者をいう。
一 健康保険法の規定による被保険者。ただし，同法第三条第二項の規定による日雇特例被保険者を除く。
二 船員保険法の規定による被保険者
三 国民健康保険法の規定による被保険者
四 国家公務員共済組合法又は地方公務員等共済組合法に基づく共済組合の組合員
五 私立学校教職員共済法の規定による私立学校教職員共済制度の加入者
六 健康保険法，船員保険法，国家公務員共済組合法（他の法律において準用する場合を含む。）又は地方公務員等共済組合法の規定による被扶養者。ただし，健康保険法第三条第二項の規定による日雇特例被保険者の被扶養者を除く。
七 健康保険法第百二十六条の規定により日雇特例被保険者手帳の交付を受け，その手帳に健康保険印紙をはり付けるべき余白がなくなるに至るまでの間にある者及び同法の規定によるその者の被扶養者。ただし，同法第三条第二項ただし書の規定による承認を受けて同項の規定による日雇特例被保険者とならない期間内にある者及び同法第百二十六条第三項の規定により当該日雇特例被保険者手帳を返納した者並びに同法の規定によるその者の被扶養者を除く。

第二章 医療費適正化の推進
第一節 医療費適正化計画等
（医療費適正化基本方針及び全国医療費適正化計画）
第八条 厚生労働大臣は，国民の高齢期における適切な医療の確保を図る観点から，医療に要する費用の適正化（以下「医療費適正化」という。）を総合的かつ計画的に推進するため，医療費適正化に関する施策についての基本的な方針（以下「医療費適正化基本方針」という。）を定めるとともに，六年ごとに，六年を一期として，医療費適正化を推進するための計画（以下「全国医療費適正化計画」という。）を定めるものとする。
2 医療費適正化基本方針においては，次に掲げる事項を定めるものとする。
一 次条第一項に規定する都道府県医療費適正化計画において定めるべき目標に係る参酌すべき標準その他の当該計画の作成に当たつて指針となるべき基本的な事項
二 次条第一項に規定する都道府県医療費適正化計画の達成状況の評価に関する基本的な事項
三 医療に要する費用の調査及び分析に関する基本的な事項
四 前三号に掲げるもののほか，医療費適正化の推進に関する重要事項
3 医療費適正化基本方針は，医療法第三十条の三第一項に規定する基本方針，介護保険法（平成九年法律第百二十三号）第百十六条第一項に規定する基本指針及び健康増進法（平成十四年法律第百三号）第七条第一項に規定する基本方針と調和が保たれたものでなければならない。
4 全国医療費適正化計画においては，次に掲げる事項を定めるものとする。
一 国民の健康の保持の推進に関し，医療費適正化のために国が達成すべき目標に関する事項
二 医療の効率的な提供の推進に関し，医療費適正化のために国が達成すべき目標に関する事項
三 前二号の目標を達成するために国が取り組むべき施策に関する事項
四 第一号及び第二号の目標を達成するための保険者，第四十八条に規定する後期高齢者医療広域連合（以下この条から第十六条

まで及び第二十七条において「後期高齢者医療広域連合」という。）医療機関その他の関係者の連携及び協力に関する事項

五　各都道府県の医療計画（医療法第三十条の四第一項 に規定する医療計画をいう。以下同じ。）に基づく事業の実施を踏まえ，計画の期間において見込まれる病床の機能（同法第三十条の三第二項第六号 に規定する病床の機能をいう。以下同じ。）の分化及び連携の推進の成果に関する事項

六　前号に掲げる事項，第一号及び第二号の目標を達成するための国民の健康の保持の推進及び医療の効率的な提供の推進により達成が見込まれる医療費適正化の効果その他厚生労働省令で定める事項を踏まえて，厚生労働省令で定めるところにより算定した計画の期間における医療に要する費用の見込み（第十一条第七項において「国の医療に要する費用の目標」という。）に関する事項

七　計画の達成状況の評価に関する事項

八　前各号に掲げるもののほか，医療費適正化の推進のために必要な事項

5　厚生労働大臣は，前項第一号から第三号までに掲げる事項を定めるに当たつては，病床の機能の分化及び連携の推進医療法第六条の三第一項に規定するかかりつけ医機能（次条第四項において「かかりつけ医機能」という。）の確保並びに地域における医療及び介護の総合的な確保の促進に関する法律（平成元年法律第六十四号）第二条第一項 に規定する地域包括ケアシステム（次条第四項において「地域包括ケアシステム」という。）の構築に向けた取組の重要性に留意するものとする。

（中略）

（都道府県医療費適正化計画）

第九条　都道府県は，医療費適正化基本方針に即して，六年ごとに，六年を一期として，当該都道府県における医療費適正化を推進するための計画（以下「都道府県医療費適正化計画」という。）を定めるものとする。

2　都道府県医療費適正化計画においては，次に掲げる事項を定めるものとする。

一　住民の健康の保持の推進に関し，当該都道府県における医療費適正化の推進のために達成すべき目標に関する事項

二　医療の効率的な提供の推進に関し，当該都道府県における医療費適正化の推進のために達成すべき目標に関する事項

三　当該都道府県の医療計画に基づく事業の実施を踏まえ，計画の期間において見込まれる病床の機能の分化及び連携の推進の成果に関する事項

四　前号に掲げる事項並びに第一号及び第二号の目標を達成するための住民の健康の保持の推進及び医療の効率的な提供の推進により達成が見込まれる医療費適正化の効果を踏まえて，厚生労働省令で定めるところにより算定した計画の期間における医療に要する費用の見込み（第十一条第四項において「都道府県の医療に要する費用の目標」という。）に関する事項

3　都道府県医療費適正化計画においては，前項に規定する事項のほか，おおむね都道府県における次に掲げる事項について定めるものとする。

一　前項第一号及び第二号の目標を達成するために都道府県が取り組むべき施策に関する事項

二　前項第一号及び第二号の目標を達成するための保険者，後期高齢者医療広域連合，医療機関その他の関係者の連携及び協力に関する事項

三　当該都道府県における医療に要する費用の調査及び分析に関する事項

四　計画の達成状況の評価に関する事項

4　都道府県は，第二項第一号及び第二号並びに前項第一号に掲げる事項を定めるに当たつては，地域における病床の機能の分化及び連携の推進並びに地域包括ケアシステムの構築に向けた取組並

びに住民の加齢に伴う身体的，精神的及び社会的な特性を踏まえた医療及び介護の効果的かつ効率的な提供の重要性に留意するものとする。

（中略）

（厚生労働大臣の助言）

第十条　厚生労働大臣は，都道府県に対し，都道府県医療費適正化計画の作成の手法その他都道府県医療費適正化計画の作成上重要な技術的事項について必要な助言をすることができる。

（計画の進捗状況の公表等）

第十一条　都道府県は，厚生労働省令で定めるところにより，年度（毎年四月一日から翌年三月三十一日までをいう。以下同じ。）（次項の規定による結果の公表及び次条第一項の評価を行つた年度を除く。）ごとに，都道府県医療費適正化計画の進捗状況を公表するよう努めるものとする。

2　都道府県は，次期の都道府県医療費適正化計画の作成に資するため，厚生労働省令で定めるところにより，都道府県医療費適正化計画の期間（以下この項及び第四項において「計画期間」という。）の終了の日の属する年度において，当該計画期間における当該都道府県医療費適正化計画の進捗状況に関する調査及び分析の結果を公表するよう努めるものとする。

3　都道府県は，医療費適正化基本方針の作成に資するため，前項の調査及び分析を行つたときは，厚生労働省令で定めるところにより，その結果を厚生労働大臣に報告するよう努めるものとする。

4　都道府県は，計画期間において，第九条第二項第一号及び第二号の目標を達成できないと認める場合又は当該都道府県における医療に要する費用が都道府県の医療に要する費用の目標を著しく上回ると認める場合には，その要因を分析するとともに，当該要因の解消に向けて，保険者，後期高齢者医療広域連合，医療機関その他の関係者と協力して必要な対策を講ずるよう努めるものとする。

5　厚生労働大臣は，厚生労働省令で定めるところにより，年度（次項の規定による結果の公表及び次条第三項の評価を行つた年度を除く。）ごとに，全国医療費適正化計画の進捗状況を公表するものとする。

6　厚生労働大臣は，次期の全国医療費適正化計画の作成に資するため，厚生労働省令で定めるところにより，全国医療費適正化計画の期間（以下この項及び次項において「計画期間」という。）の終了の日の属する年度において，当該計画期間における当該全国医療費適正化計画の進捗状況に関する調査及び分析の結果を公表するものとする。

7　厚生労働大臣は，計画期間において，第八条第四項第一号及び第二号の目標を達成できないと認める場合又は国における医療に要する費用が国の医療に要する費用の目標を著しく上回ると認める場合には，その要因を分析するとともに，当該要因の解消に向けて，保険者，後期高齢者医療広域連合，医療機関その他の関係者と協力して必要な対策を講ずるものとする。

（計画の実績に関する評価）

第十二条　都道府県は，厚生労働省令で定めるところにより，都道府県医療費適正化計画の期間の終了の日の属する年度の翌年度において，当該計画の目標の達成状況及び施策の実施状況の調査及び分析を行い，保険者協議会の意見を聴いて，当該計画の実績に関する評価を行うものとする。

（中略）

（診療報酬に係る意見の提出等）

第十三条　都道府県は，前条第一項の評価の結果，第九条第二項第二号の目標の達成のために必要があると認めるときは，厚生労働大臣に対し，健康保険法第七十六条第二項の規定による定め及び同法第八十八条第四項の規定による定め並びに第七十一条第一項に規定する療養の給付に要する費用の額の算定に関する基準及

び第七十八条第四項に規定する厚生労働大臣が定める基準（次項及び次条第一項において「診療報酬」という。）に関する意見を提出することができる。

2 厚生労働大臣は，前項の規定により都道府県から意見が提出されたときは，当該意見に配慮して，診療報酬を定めるように努めなければならない。

（診療報酬の特例）

第十四条 厚生労働大臣は，第十二条第三項の評価の結果，第九条第二項第二号の目標を達成し，医療費適正化を推進するために必要があると認めるときは，一の都道府県の区域内における診療報酬について，地域の実情を踏まえつつ，適切な医療を各都道府県間において公平に提供する観点から見て合理的であると認められる範囲内において，他の都道府県の区域内における診療報酬と異なる定めをすることができる。

2 厚生労働大臣は，前項の定めをするに当たつては，あらかじめ，関係都道府県知事に協議するものとする。

（資料提出の協力及び助言等）

第十五条 厚生労働大臣又は都道府県知事は，第十一条第一項若しくは第五項の進捗状況若しくは同条第二項若しくは第六項の結果を公表し，又は第十二条第一項若しくは第三項の評価を行うために必要があると認めるときは，保険者，後期高齢者医療広域連合，医療機関その他の関係者に対し，必要な資料の提出に関し，協力を求めることができる。

2 厚生労働大臣及び都道府県知事は，第十一条第一項若しくは第五項の規定により公表した進捗状況，同条第二項若しくは第六項の結果又は第十二条第一項若しくは第三項の評価の結果を踏まえ，保険者，後期高齢者医療広域連合又は医療機関に対し，必要な助言又は援助をすることができる。

（医療費適正化計画の作成等のための調査及び分析等）

第十六条 厚生労働大臣は，全国医療費適正化計画及び都道府県医療費適正化計画の作成，実施及び評価に資するため，次に掲げる事項に関する情報（以下「医療保険等関連情報」という。）について調査及び分析を行い，その結果を公表するものとする。

一 医療に要する費用に関する地域別，年齢別又は疾病別の状況その他の厚生労働省令で定める事項

二 医療の提供に関する地域別の病床数の推移の状況その他の厚生労働省令で定める事項

2 保険者及び後期高齢者医療広域連合は，厚生労働大臣に対し，医療保険等関連情報を，厚生労働省令で定める方法により提供しなければならない。

3 厚生労働大臣は，必要があると認めるときは，都道府県，市町村その他厚生労働省令で定める者に対し，医療保険等関連情報を，厚生労働省令で定める方法により提供するよう求めることができる。

（国民保健の向上のための匿名医療保険等関連情報の利用又は提供）

第十六条の二 厚生労働大臣は，国民保健の向上に資するため，匿名医療保険等関連情報（医療保険等関連情報に係る特定の被保険者その他の厚生労働省令で定める者（次条において「本人」という。）を識別すること及びその作成に用いる医療保険等関連情報を復元することができないようにするために厚生労働省令で定める基準に従い加工した医療保険等関連情報をいう。以下同じ。）を利用し，又は厚生労働省令で定めるところにより，次の各号に掲げる者であつて，匿名医療保険等関連情報の提供を受けて行うことについて相当の公益性を有すると認められる業務としてそれぞれ当該各号に定めるものを行うものに提供することができる。

一 国の他の行政機関及び地方公共団体 適正な保健医療サービスの提供に資する施策の企画及び立案に関する調査

二 大学その他の研究機関 疾病の原因並びに疾病の予防，診断及び治療の方法に関する研究その他の公衆衛生の向上及び増進に関する研究

三 民間事業者その他の厚生労働省令で定める者 医療分野の研究開発に資する分析その他の厚生労働省令で定める業務（特定の商品又は役務の広告又は宣伝に利用するために行うものを除く。）

（中略）

（照合等の禁止）

第十六条の三 前条第一項の規定により匿名医療保険等関連情報の提供を受け，これを利用する者（以下「匿名医療保険等関連情報利用者」という。）は，匿名医療保険等関連情報を取り扱うに当たつては，当該匿名医療保険等関連情報の作成に用いられた医療保険等関連情報に係る本人を識別するために，当該医療保険等関連情報から削除された記述等（文書，図画若しくは電磁的記録（電磁的方式（電子的方式，磁気的方式その他人の知覚によつては認識することができない方式をいう。）で作られる記録をいう。）に記載され，若しくは記録され，又は音声，動作その他の方法を用いて表された一切の事項をいう。）若しくは匿名医療保険等関連情報の作成に用いられた加工の方法に関する情報を取得し，又は当該匿名医療保険等関連情報を他の情報と照合してはならない。

（消去）

第十六条の四 匿名医療保険等関連情報利用者は，提供を受けた匿名医療保険等関連情報を利用する必要がなくなつたときは，遅滞なく，当該匿名医療保険等関連情報を消去しなければならない。

（安全管理措置）

第十六条の五 匿名医療保険等関連情報利用者は，匿名医療保険等関連情報の漏えい，滅失又は毀損の防止その他の当該匿名医療保険等関連情報の安全管理のために必要かつ適切なものとして厚生労働省令で定める措置を講じなければならない。

（利用者の義務）

第十六条の六 匿名医療保険等関連情報利用者又は匿名医療保険等関連情報利用者であつた者は，匿名医療保険等関連情報の利用に関して知り得た匿名医療保険等関連情報の内容をみだりに他人に知らせ，又は不当な目的に利用してはならない。

（立入検査等）

第十六条の七 厚生労働大臣は，この節の規定の施行に必要な限度において，匿名医療保険等関連情報利用者（国の他の行政機関を除く。以下この項及び次条において同じ。）に対し報告若しくは帳簿書類の提出若しくは提示を命じ，又は当該職員に関係者に対して質問させ，若しくは匿名医療保険等関連情報利用者の事務所その他の事業所に立ち入り，匿名医療保険等関連情報利用者の帳簿書類その他の物件を検査させることができる。

（中略）

（是正命令）

第十六条の八 厚生労働大臣は，匿名医療保険等関連情報利用者が第十六条の三から第十六条の六までの規定に違反していると認めるときは，その者に対し，当該違反を是正するため必要な措置をとるべきことを命ずることができる。

（支払基金等への委託）

第十七条 厚生労働大臣は，第十六条第一項に規定する調査及び分析並びに第十六条の二第一項の規定による利用又は提供に係る事務の全部又は一部を社会保険診療報酬支払基金法（昭和二十三年法律第百二十九号）による社会保険診療報酬支払基金（以下「支払基金」という。）又は国民健康保険法第四十五条第五項に規定する国民健康保険団体連合会（以下「国保連合会」という。）その他厚生労働省令で定める者（次条において「支払基金等」という。）に委託することができる。

（手数料）

第十七条の二 匿名医療保険等関連情報利用者は，実費を勘案して政令で定める額の手数料を国（前条の規定により厚生労働大臣

からの委託を受けて，支払基金等が第十六条の二第一項の規定による匿名医療保険等関連情報の提供に係る事務の全部を行う場合にあつては，支払基金等）に納めなければならない。

2 厚生労働大臣は，前項の手数料を納めようとする者が都道府県その他の国民保健の向上のために特に重要な役割を果たす者として政令で定める者であるときは，政令で定めるところにより，当該手数料を減額し，又は免除することができる。

3 第一項の規定により支払基金等に納められた手数料は，支払基金等の収入とする。

第二節 特定健康診査等基本指針等

（特定健康診査等基本指針）

第十八条 厚生労働大臣は，特定健康診査（糖尿病その他の政令で定める生活習慣病に関する健康診査をいう。以下同じ。）及び特定保健指導（特定健康診査の結果により健康の保持に努める必要がある者として厚生労働省令で定めるものに対し，保健指導に関する専門的知識及び技術を有する者として厚生労働省令で定めるものが行う保健指導をいう。以下同じ。）の適切かつ有効な実施を図るための基本的な指針（以下「特定健康診査等基本指針」という。）を定めるものとする。

2 特定健康診査等基本指針においては，次に掲げる事項を定めるものとする。

一 特定健康診査及び特定保健指導（以下「特定健康診査等」という。）の実施方法に関する基本的な事項

二 特定健康診査等の実施及びその成果に係る目標に関する基本的な事項

三 前二号に掲げるもののほか，次条第一項に規定する特定健康診査等実施計画の作成に関する重要事項

3 特定健康診査等基本指針は，健康増進法第九条第一項に規定する健康診査等指針と調和が保たれたものでなければならない。

4 厚生労働大臣は，特定健康診査等基本指針を定め，又はこれを変更しようとするときは，あらかじめ，関係行政機関の長に協議するものとする。

5 厚生労働大臣は，特定健康診査等基本指針を定め，又はこれを変更したときは，遅滞なく，これを公表するものとする。

（特定健康診査等実施計画）

第十九条 保険者（国民健康保険法の定めるところにより都道府県が当該都道府県内の市町村とともに行う国民健康保険（以下「国民健康保険」という。）にあつては，市町村。以下この節並びに第百二十五条の三第一項及び第四項において同じ。）は，特定健康診査等基本指針に即して，六年ごとに，六年を一期として，特定健康診査等の実施に関する計画（以下「特定健康診査等実施計画」という。）を定めるものとする。

2 特定健康診査等実施計画においては，次に掲げる事項を定めるものとする。

一 特定健康診査等の具体的な実施方法に関する事項

二 特定健康診査等の実施及びその成果に関する具体的な目標

三 前二号に掲げるもののほか，特定健康診査等の適切かつ有効な実施のために必要な事項

3 保険者は，特定健康診査等実施計画を定め，又はこれを変更したときは，遅滞なく，これを公表しなければならない。

（特定健康診査）

第二十条 保険者は，特定健康診査等実施計画に基づき，厚生労働省令で定めるところにより，四十歳以上の加入者に対し，特定健康診査を行うものとする。ただし，加入者が特定健康診査に相当する健康診査を受け，その結果を証明する書面の提出を受けたとき，又は第二十六条第二項の規定により特定健康診査に関する記録の送付を受けたときは，この限りでない。

（他の法令に基づく健康診断との関係）

第二十一条 保険者は，加入者が，労働安全衛生法（昭和四十七年法律第五十七号）その他の法令に基づき行われる特定健康診査

に相当する健康診断を受けた場合又は受けることができる場合は，厚生労働省令で定めるところにより，前条の特定健康診査の全部又は一部を行つたものとする。

2 労働安全衛生法第二条第三号に規定する事業者その他の法令に基づき特定健康診査に相当する健康診断を実施する責務を有する者（以下「事業者等」という。）は，当該健康診断の実施を保険者に対し委託することができる。この場合において，委託をしようとする事業者等は，その健康診断の実施に必要な費用を保険者に支払わなければならない。

（特定健康診査に関する記録の保存）

第二十二条 保険者は，第二十条の規定により特定健康診査を行つたときは，厚生労働省令で定めるところにより，当該特定健康診査に関する記録を保存しなければならない。同条ただし書の規定により特定健康診査の結果を証明する書面の提出若しくは特定健康診査に関する記録の送付を受けた場合又は第二十七条第四項の規定により特定健康診査，第百二十五条第一項に規定する健康診査若しくは健康診断に関する記録の写しの提供を受けた場合においても，同様とする。

（特定健康診査の結果の通知）

第二十三条 保険者は，厚生労働省令で定めるところにより，特定健康診査を受けた加入者に対し，当該特定健康診査の結果を通知しなければならない。第二十六条第二項の規定により，特定健康診査に関する記録の送付を受けた場合においても，同様とする。

（特定保健指導）

第二十四条 保険者は，特定健康診査等実施計画に基づき，厚生労働省令で定めるところにより，特定保健指導を行うものとする。

（特定保健指導に関する記録の保存）

第二十五条 保険者は，前条の規定により特定保健指導を行つたときは，厚生労働省令で定めるところにより，当該特定保健指導に関する記録を保存しなければならない。次条第二項の規定により特定保健指導に関する記録の送付を受けた場合又は第二十七条第四項の規定により特定保健指導若しくは第百二十五条第一項に規定する保健指導に関する記録の写しの提供を受けた場合においても，同様とする。

（他の保険者の加入者への特定健康診査等）

第二十六条 保険者は，その加入者の特定健康診査等の実施に支障がない場合には，他の保険者の加入者に係る特定健康診査又は特定保健指導を行うことができる。この場合において，保険者は，当該特定健康診査又は特定保健指導を受けた者に対し，厚生労働省令で定めるところにより，当該特定健康診査又は特定保健指導に要する費用を請求することができる。

（中略）

（特定健康診査等に関する記録の提供）

第二十七条 保険者は，特定健康診査等の適切かつ有効な実施を図るため，加入者の資格を取得した者（国民健康保険にあつては，同一の都道府県内の他の市町村の区域内から住所を変更した被保険者を含む。次項において同じ。）があるときは，当該加入者が加入していた他の保険者に対し，当該他の保険者が保存している当該加入者に係る特定健康診査又は特定保健指導に関する記録の写しを提供するよう求めることができる。

（中略）

（実施の委託）

第二十八条 保険者は，特定健康診査等について，健康保険法第六十三条第三項各号に掲げる病院又は診療所その他適当と認められるものに対し，その実施を委託することができる。この場合において，保険者は，受託者に対し，委託する特定健康診査等の実施に必要な範囲内において，厚生労働省令で定めるところにより，自らが保存する特定健康診査又は特定保健指導に関する記録

の写しその他必要な情報を提供することができる。

（関係者との連携）

第二十九条 保険者は，第三十二条第一項に規定する前期高齢者である加入者に対して特定健康診査等を実施するに当たつては，前期高齢者である加入者の心身の特性を踏まえつつ，介護保険法第百十五条の四十五第一項及び第二項の規定により地域支援事業を行う市町村との適切な連携を図るよう留意するとともに，当該特定健康診査等が効率的に実施されるよう努めるものとする。

2 保険者は，前項に規定するもののほか，特定健康診査の効率的な実施のために，他の保険者，医療機関その他の関係者との連携に努めなければならない。

（中略）

（秘密保持義務）

第三十条 第二十八条の規定により保険者から特定健康診査等の実施の委託を受けた者（その者が法人である場合にあつては，その役員）若しくはその職員又はこれらの者であつた者は，その実施に関して知り得た個人の秘密を正当な理由がなく漏らしてはならない。

（健康診査等指針との調和）

第三十一条 第十八条第一項，第二十条，第二十一条第一項，第二十二条から第二十五条まで，第二十六条第二項，第二十七条第三項及び第四項並びに第二十八条に規定する厚生労働省令は，健康増進法第九条第一項に規定する健康診査等指針と調和が保たれたものでなければならない。

（中略）

第四章 後期高齢者医療制度

第一節 総則

（後期高齢者医療）

第四十七条 後期高齢者医療は，高齢者の疾病，負傷又は死亡に関して必要な給付を行うものとする。

（広域連合の設立）

第四十八条 市町村は，後期高齢者医療の事務（保険料の徴収の事務及び被保険者の便益の増進に寄与するものとして政令で定める事務を除く。）を処理するため，都道府県の区域ごとに当該区域内のすべての市町村が加入する広域連合（以下「後期高齢者医療広域連合」という。）を設けるものとする。

（特別会計）

第四十九条 後期高齢者医療広域連合及び市町村は，後期高齢者医療に関する収入及び支出について，政令で定めるところにより，特別会計を設けなければならない。

第二節 被保険者

（被保険者）

第五十条 次の各号のいずれかに該当する者は，後期高齢者医療広域連合が行う後期高齢者医療の被保険者とする。

一 後期高齢者医療広域連合の区域内に住所を有する七十五歳以上の者

二 後期高齢者医療広域連合の区域内に住所を有する六十五歳以上七十五歳未満の者であつて，厚生労働省令で定めるところにより，政令で定める程度の障害の状態にある旨の当該後期高齢者医療広域連合の認定を受けたもの

（適用除外）

第五十一条 前条の規定にかかわらず，次の各号のいずれかに該当する者は，後期高齢者医療広域連合が行う後期高齢者医療の被保険者としない。

一 生活保護法（昭和二十五年法律第百四十四号）による保護を受けている世帯（その保護を停止されている世帯を除く。）に属する者

二 前号に掲げるもののほか，後期高齢者医療の適用除外とすべき特別の理由がある者で厚生労働省令で定めるもの

（資格取得の時期）

第五十二条 後期高齢者医療広域連合が行う後期高齢者医療の被保険者は，次の各号のいずれかに該当するに至つた日又は前条各号のいずれにも該当しなくなつた日から，その資格を取得する。

一 当該後期高齢者医療広域連合の区域内に住所を有する者（第五十条第二号の認定を受けた者を除く。）が七十五歳に達したとき。

二 七十五歳以上の者が当該後期高齢者医療広域連合の区域内に住所を有するに至つたとき。

三 当該後期高齢者医療広域連合の区域内に住所を有する六十五歳以上七十五歳未満の者が，第五十条第二号の認定を受けたとき。

（資格喪失の時期）

第五十三条 後期高齢者医療広域連合が行う後期高齢者医療の被保険者は，当該後期高齢者医療広域連合の区域内に住所を有しなくなつた日若しくは第五十条第二号の状態に該当しなくなつた日又は第五十一条第二号に掲げる者に該当するに至つた日の翌日から，その資格を喪失する。ただし，当該後期高齢者医療広域連合の区域内に住所を有しなくなつた日に他の後期高齢者医療広域連合の区域内に住所を有するに至つたときは，その日から，その資格を喪失する。

2 後期高齢者医療広域連合が行う後期高齢者医療の被保険者は，第五十一条第一号に規定する者に該当するに至つた日から，その資格を喪失する。

（届出等）

第五十四条 被保険者は，厚生労働省令で定めるところにより，被保険者の資格の取得及び喪失に関する事項その他必要な事項を後期高齢者医療広域連合に届け出なければならない。

（中略）

（病院等に入院，入所又は入居中の被保険者の特例）

第五十五条 次の各号に掲げる入院，入所又は入居（以下この条において「入院等」という。）をしたことにより，当該各号に規定する病院，診療所又は施設（以下この条において「病院等」という。）の所在する場所に住所を変更したと認められる被保険者（次条第一項の規定により同項に規定する従前住所地後期高齢者医療広域連合の後期高齢者医療の被保険者とされる者を除く。）であつて，当該病院等に入院等をした際他の後期高齢者医療広域連合（当該病院等が所在する後期高齢者医療広域連合以外の後期高齢者医療広域連合をいう。）の区域内に住所を有していたと認められるものは，第五十条の規定にかかわらず，当該他の後期高齢者医療広域連合が行う後期高齢者医療の被保険者とする。ただし，二以上の病院等に継続して入院等をしている被保険者であつて，現に入院等をしている病院等（以下この条において「現入院病院等」という。）に入院等をする直前に入院等をしていた病院等（以下この項において「直前入院病院等」という。）及び現入院病院等のそれぞれに入院等をしたことにより直前入院病院等及び現入院病院等のそれぞれの所在する場所に順次住所を変更したと認められるもの（次項において「特定継続入院等被保険者」という。）については，この限りでない。

一 病院又は診療所への入院

二 障害者の日常生活及び社会生活を総合的に支援するための法律（平成十七年法律第百二十三号）第五条第十一項に規定する障害者支援施設又は同条第一項の厚生労働省令で定める施設への入所

三 独立行政法人国立重度知的障害者総合施設のぞみの園法（平成十四年法律第百六十七号）第十一条第一号の規定により独立行政法人国立重度知的障害者総合施設のぞみの園の設置する施設への入所

四 老人福祉法（昭和三十八年法律第百三十三号）第二十条の四又は第二十条の五に規定する養護老人ホーム又は特別養護老人ホームへの入所（同法第十一条第一項第一号又は第二号の規定に

よる入所措置が採られた場合に限る。）
五　介護保険法第八条第十一項に規定する特定施設への入居又は同条第二十五項に規定する介護保険施設への入所
（以降略）

9. 食品表示法

（平成二十五年六月二十八日法律七十号）
最終改正：令和四年六月十七日法律第六十八号

第一章 総則

（目的）

第一条　この法律は，食品に関する表示が食品を摂取する際の安全性の確保及び自主的かつ合理的な食品の選択の機会の確保に関し重要な役割を果たしていることに鑑み，販売（不特定又は多数の者に対する販売以外の譲渡を含む。以下同じ。）の用に供する食品に関する表示について，基準の策定その他の必要な事項を定めることにより，その適正を確保し，もって一般消費者の利益の増進を図るとともに，食品衛生法（昭和二十二年法律第二百三十三号），健康増進法（平成十四年法律第百三号）及び日本農林規格等に関する法律（昭和二十五年法律第百七十五号）による措置と相まって，国民の健康の保護及び増進並びに食品の生産及び流通の円滑化並びに消費者の需要に即した食品の生産の振興に寄与することを目的とする。

（定義）

第二条　この法律において「食品」とは，全ての飲食物（医薬品，医療機器等の品質，有効性及び安全性の確保等に関する法律）（昭和三十五年法律第百四十五号）第二条第一項に規定する医薬品，同条第二項に規定する医薬部外品及び同条第九項に規定する再生医療等製品を除き，食品衛生法第四条第二項に規定する添加物（第四条第一項第一号及び第十一条において単に「添加物」という。）を含む。）をいう。

2　この法律において「酒類」とは，酒税法（昭和二十八年法律第六号）第二条第一項に規定する酒類をいう。

3　この法律において「食品関連事業者等」とは，次の各号のいずれかに該当する者をいう。

一　食品の製造，加工（調整及び選別を含む。）若しくは輸入を業とする者（当該食品の販売をしない者を除く。）又は食品の販売を業とする者（以下「食品関連事業者」という。）
二　前号に掲げる者のほか，食品の販売をする者

（基本理念）

第三条　販売の用に供する食品に関する表示の適正を確保するための施策は，消費者基本法（昭和四十三年法律第七十八号）第二条第一項に規定する消費者政策の一環として，消費者の安全及び自主的かつ合理的な選択の機会が確保され，並びに消費者に対し必要な情報が提供されることが消費者の権利であることを尊重するとともに，消費者が自らの利益の擁護及び増進のため自主的かつ合理的に行動することができるよう消費者の自立を支援することを基本として講ぜられなければならない。

2　販売の用に供する食品に関する表示の適正を確保するための施策は，食品の生産，取引又は消費の現況及び将来の見通しを踏まえ，かつ，小規模の食品関連事業者の事業活動に及ぼす影響及び食品関連事業者間の公正な競争の確保に配慮して講ぜられなければならない。

第二章 食品表示基準

（食品表示基準の策定等）

第四条　内閣総理大臣は，内閣府令で，食品及び食品関連事業者等の区分ごとに，次に掲げる事項のうち当該区分に属する食品を消費者が安全に摂取し，及び自主的かつ合理的に選択するために必要と認められる事項を内容とする販売の用に供する食品に関する表示の基準を定めなければならない。

一　名称，アレルゲン（食物アレルギーの原因となる物質をいう。

第六条第八項及び第十一条において同じ。），保存の方法，消費期限（食品を摂取する際の安全性の判断に資する期限をいう。第六条第八項及び第十一条において同じ。），原材料，添加物，栄養成分の量及び熱量，原産地その他食品関連事業者等が食品の販売をする際に表示されるべき事項
二　表示の方法その他前号に掲げる事項を表示する際に食品関連事業者等が遵守すべき事項

2　内閣総理大臣は，前項の規定により販売の用に供する食品に関する表示の基準を定めようとするときは，あらかじめ，厚生労働大臣，農林水産大臣及び財務大臣に協議するとともに，消費者委員会の意見を聴かなければならない。

3　厚生労働大臣は，第一項の規定により販売の用に供する食品に関する表示の基準が定められることにより，国民の健康の保護又は増進が図られると認めるときは，内閣総理大臣に対し，当該基準の案を添えて，その策定を要請することができる。

4　農林水産大臣は，第一項の規定により販売の用に供する食品に関する表示の基準が定められることにより，当該基準に係る食品（酒類を除く。）の生産若しくは流通の円滑化又は消費者の需要に即した当該食品の生産の振興が図られると認めるときは，内閣総理大臣に対し，当該基準の案を添えて，その策定を要請することができる。

5　財務大臣は，第一項の規定により販売の用に供する食品に関する表示の基準が定められることにより，当該基準に係る酒類の生産若しくは流通の円滑化又は消費者の需要に即した当該酒類の生産の振興が図られると認めるときは，内閣総理大臣に対し，当該基準の案を添えて，その策定を要請することができる。

6　第二項から前項までの規定は，第一項の規定により定められた販売の用に供する食品に関する表示の基準（以下「食品表示基準」という。）の変更について準用する。

（食品表示基準の遵守）

第五条　食品関連事業者等は，食品表示基準に従った表示がされていない食品の販売をしてはならない。

第三章 不適正な表示に対する措置等

（指示等）

第六条　食品表示基準に定められた第四条第一項第一号に掲げる事項（以下「表示事項」という。）が表示されていない食品（酒類を除く。以下この項において同じ。）の販売をし，又は販売の用に供する食品に関して表示事項を表示する際に食品表示基準に定められた同条第一項第二号に掲げる事項（以下「遵守事項」という。）を遵守しない食品関連事業者があるときは，内閣総理大臣又は農林水産大臣（内閣府令・農林水産省令で定める表示事項が表示されず，又は内閣府令・農林水産省令で定める遵守事項を遵守しない場合にあっては，内閣総理大臣）は，当該食品関連事業者に対し，表示事項を表示し，又は遵守事項を遵守すべき旨の指示をすることができる。

2　次の各号に掲げる大臣は，単独で前項の規定による指示（第一号に掲げる大臣にあっては，同項の内閣府令・農林水産省令で定める表示事項が表示されず，又は同項の内閣府令・農林水産省令で定める遵守事項を遵守しない場合におけるものを除く。）をしようとするときは，あらかじめ，その指示の内容について，それぞれ当該各号に定める大臣に通知するものとする。

一　内閣総理大臣　　農林水産大臣
二　農林水産大臣　　内閣総理大臣

3　表示事項が表示されていない酒類の販売をし，又は販売の用に供する酒類に関して表示事項を表示する際に遵守事項を遵守しない食品関連事業者があるときは，内閣総理大臣又は財務大臣（内閣府令・財務省令で定める表示事項が表示されず，又は内閣府令・財務省令で定める遵守事項を遵守しない場合にあっては，内閣総理大臣）は，当該食品関連事業者に対し，表示事項を表示し，又は遵守事項を遵守すべき旨の指示をすることができる。

4 次の各号に掲げる大臣は，単独で前項の規定による指示（第一号に掲げる大臣にあっては，同項の内閣府令・財務省令で定める表示事項が表示されず，又は同項の内閣府令・財務省令で定める遵守事項を遵守しない場合におけるものを除く。）をしようとするときは，あらかじめ，その指示の内容について，それぞれ当該各号に定める大臣に通知するものとする。

一 内閣総理大臣　財務大臣
二 財務大臣　内閣総理大臣

5 内閣総理大臣は，第一項又は第三項の規定による指示を受けた者が，正当な理由がなくてその指示に係る措置をとらなかったときは，その者に対し，その指示に係る措置をとるべきことを命ずることができる。

6 農林水産大臣は，第一項の規定による指示をした場合において，その指示を受けた者が，正当な理由がなくてその指示に係る措置をとらなかったときは，内閣総理大臣に対し，前項の規定により，その者に対してその指示に係る措置をとるべきことを命ずることを要請することができる。

7 財務大臣は，第三項の規定による指示をした場合において，その指示を受けた者が，正当な理由がなくてその指示に係る措置をとらなかったときは，内閣総理大臣に対し，第五項の規定により，その者に対してその指示に係る措置をとるべきことを命ずることを要請することができる。

8 内閣総理大臣は，食品関連事業者等が，アレルゲン，消費期限，食品を安全に摂取するために加熱を要するかどうかの別その他の食品を摂取する際の安全性に重要な影響を及ぼす事項として内閣府令で定めるものについて食品表示基準に従った表示がされていない食品の販売をし，又は販売をしようとする場合において，消費者の生命又は身体に対する危害の発生又は拡大の防止を図るため緊急の必要があると認めるときは，当該食品関連事業者等に対し，食品の回収その他必要な措置をとるべきことを命じ，又は期間を定めてその業務の全部若しくは一部を停止すべきことを命ずることができる。

（公表）
第七条 内閣総理大臣，農林水産大臣又は財務大臣は，前条の規定による指示又は命令をしたときは，その旨を公表しなければならない。

（立入検査等）
第八条 内閣総理大臣は，販売の用に供する食品に関する表示の適正を確保するため必要があると認めるときは，食品関連事業者等若しくは食品関連事業者とその事業に関して関係のある事業者に対し，販売の用に供する食品に関する表示について必要な報告若しくは帳簿，書類その他の物件の提出を求め，又はその職員に，これらの者の事務所，事業所その他の場所に立ち入り，販売の用に供する食品に関する表示の状況若しくは食品，その原材料，帳簿，書類その他の物件を検査させ，従業員その他の関係者に質問させ，若しくは試験の用に供するのに必要な限度において，食品若しくはその原材料を無償で収去させることができる。
（中略）

（センターによる立入検査等）
第九条 農林水産大臣は，前条第二項の規定によりその職員に立入検査又は質問を行わせることができる場合において必要があると認めるときは，独立行政法人農林水産消費安全技術センター（以下「センター」という。）に，食品関連事業者又はその者とその事業に関して関係のある事業者の事務所，事業所その他の場所に立ち入り，販売の用に供する食品（酒類を除く。以下この項において同じ。）に関する表示の状況若しくは食品，その原材料，帳簿，書類その他の物件を検査させ，又は従業員その他の関係者に質問させることができる。
（中略）

（センターに対する命令）
第十条 農林水産大臣は，前条第一項の規定による立入検査又は質問の業務の適正な実施を確保するため必要があると認めるときは，センターに対し，当該業務に関し必要な命令をすることができる。

（食品の回収の届出等）
第十条の二 食品関連事業者等は，第六条第八項の内閣府令で定める事項について食品表示基準に従った表示がされていない食品の販売をした場合において，当該食品を回収するとき（同項の規定による命令を受けて回収するとき，及び消費者の生命又は身体に対する危害が発生するおそれがない場合として内閣府令で定めるときを除く。）は，内閣府令で定めるところにより，遅滞なく，回収に着手した旨及び回収の状況を内閣総理大臣に届け出なければならない。

2 内閣総理大臣は，前項の規定による届出があったときは，その旨を公表しなければならない。
（以下略）

厚生労働省健康局がん対策・健康増進課長
平成25年3月29日

平成25年度から開始する健康日本21（第二次）の推進に当たり，行政栄養士による健康づくり及び栄養・食生活の改善の一層の推進が図られるよう，「地域における行政栄養士による健康づくり及び栄養・食生活の改善について」（平成25年3月29日付け健発0329第9号）が，健康局長から通知されたところであるが，更に別紙のとおり「地域における行政栄養士による健康づくり及び栄養・食生活の改善の基本指針」を定めたので，御了知の上，この基本指針に基づき行政栄養士による健康づくり及び栄養・食生活の改善に関する施策の充実及び推進を図られたい。各都道府県においては，管内市町村（保健所設置市及び特別区を除く。）等に周知を図るとともに，その円滑な実施について遺憾なきようご指導願いたい。

また，本通知は地方自治法（昭和22年法律第67号）第245条の4に基づく技術的助言であること，更には，基本指針の理解を深めるため，別途参考資料を作成し送付する予定であることを申し添える。

なお，この通知の施行をもって「地域における行政栄養士による健康づくり及び栄養・食生活の改善の基本指針について」（平成20年10月10日付け健習発第1010001号）は廃止する。

別紙
地域における行政栄養士による健康づくり及び栄養・食生活の改善の基本指針

この指針は，地域における健康づくり及び栄養・食生活の改善を推進するに当たり，行政栄養士が，都道府県，保健所設置市及び特別区，市町村において，「健康日本21（第2次）」の推進を踏まえ，健康づくりや栄養・食生活の改善に取り組むための基本的な考え方とその具体的な内容を示したものである。

1 都道府県
(1) 組織体制の整備

栄養・食生活の改善は，生活習慣病の発症予防と重症化予防の徹底のほか，子どもや高齢者の健康，社会環境の整備の促進にも関わるため，該当施策を所管する課の施策の方向性に関する情報を共有し，優先されるべき有効な施策の企画立案及び実施に関わることができるよう，関係部局や関係者と協議の上，その体制を確保すること。

また，本庁における行政栄養士の配置数は1都道府県当たり平均2〜3名と少なく，保健所（福祉事務所等を含む。）における行政栄養士の配置数は1都道府県当たり平均14名であることから，本庁及び保健所が施策の基本方針を共有し，施策の成果が最大に得られるような体制を確保すること。都道府県施策の質の向上の観点から，都道府県内の保健所設置市及び特別区と有益な施策について共有する体制を確保すること。

健康・栄養課題の明確化を図るためには，住民の身近でサービス提供を行い，各種健診等を実施している市町村が有する地域集団のデータ及び地域の観察力を活用することも重要であることから，市町村との協働体制を確保すること。

(2) 健康・栄養課題の明確化とPDCAサイクルに基づく施策の推進

人口や医療費等の構造や推移を踏まえ，優先的な健康・栄養課題を明確にするため，市町村の健診等の結果や都道府県等の各種調査結果を収集・整理し，総合的に分析すること。明確化された健康・栄養課題の解決に向け，計画を策定し，その計画において施策の成果が評価できるよう，目標を設定すること。目標設定に当たってはできる限り数値目標とし，設定した主要目標に対して，PDCAサイクルに基づき，施策を推進すること。

また，健康・栄養状態や食生活に関する市町村の状況の差を明らかにし，健康・栄養状態に課題がみられる地域に対しては，保健所が計画的に支援を行い，その課題解決を図るとともに，健康・栄養状態が良好な地域やその改善に成果をあげている地域の取組を他地域に広げていく仕組みづくりを進めること。

特に専門的な知識及び技術を必要とする栄養指導としては，地域の優先的な健康課題を解決するために，対象とすべき人々の食事内容や食行動，食習慣とともに，それらを改善するために介入可能な食環境を特定し，市町村や関係機関等との調整の下，それらのネットワークを活用して，下記の（3）から（5）までの施策を効率的かつ効果的に推進し，課題解決に向けた成果をあげるための指導を行うこと。その際，市町村の状況の差を拡大させないような指導に配慮すること。

(3) 生活習慣病の発症予防と重症化予防の徹底のための施策の推進

適切な栄養・食生活を実践することで予防可能な疾患について予防の徹底を図るためには，地域における優先的な健康・栄養課題を選択する必要があることから，市町村や保険者等の協力を得て，特定健診・特定保健指導等の結果を共有し，施策に活かすための体制の整備を進めること。共有された情報を集約・整理し，市町村の状況の差に関する情報を還元する仕組みづくりを進めること。

また，優先的な課題を解決するため，地域特性を踏まえた疾病の構造と食事や食習慣の特徴を明らかにし，明らかになった結果については，予防活動に取り組む関係機関及び関係者に広く周知・共有し，発症予防の効果的な取組を普及拡大する仕組みづくりを進めること。

(4) 社会生活を自立的に営むために必要な機能の維持及び向上のための施策の推進

市町村の各種健診結果や調査結果等の情報として，乳幼児の肥満や栄養不良，高齢者の低栄養傾向や低栄養の状況の実態等を集約・整理し，市町村の状況の差に関する情報について還元する仕組みづくりを進めること。

児童・生徒における健康・栄養状態の課題がみられる場合は，その課題解決に向けた対応方針及び方策について，教育委員会と調整を行うこと。

子どもの健やかな発育・発達，高齢者の身体及び生活機能の維持・低下の防止に資する効果的な栄養・食生活支援の取組事例の収集・整理を行い，市町村の取組に役立つ情報について還元する仕組みづくりを進めること。

(5) 食を通じた社会環境の整備の促進
①特定給食施設における栄養管理状況の把握及び評価に基づく指導・支援

特定給食施設の指導・支援に当たっては，「特定給食施設における栄養管理に関する指導及び支援について」（平成25年3月29日がん対策・健康増進課長通知）を踏まえ，効率的かつ効果的な指導及び支援を行うこと。

特定給食施設の管理栄養士・栄養士の配置率は，施設の種類によって異なり，さらに都道府県によっても異なることから，改善が必要な課題が明確になるよう，施設の種類別等の評価を行い，指導計画の改善を図ること。

特に，健康増進に資する栄養管理の質の向上を図る観点から，管理栄養士・栄養士の配置促進に関する取組を推進するとともに，全国的に一定の方法を用いて施設における栄養管理の状況の把握を行うことで，施設ごと，保健所管内ごと，都道府県ごとの状況の差が明らかとなることから，改善の成果が明確になるよう，栄養管理の状況を的確に評価する仕組みを整備すること。
②飲食店によるヘルシーメニューの提供等の促進

食塩や脂肪の低減などヘルシーメニューの提供に取り組む飲食店について，その数を増大させていく取組を推進するに当たっては，波及効果をより大きなものとしていくため，どのような種類の店舗でヘルシーメニューを実践することが効果的かを検証し，より効果の期待できる店舗での実践を促していくこと。

また，栄養表示の活用については，健康増進に資するよう制度の普及に努め，その上で食品事業者が表示を行うに当たって不明

な内容がある場合には，消費者庁に問い合わせるよう促すこと。なお，販売に供する食品であって栄養表示がされたものの検査及び収去に関する業務を行う場合は，食品衛生監視員の業務として行うものであること。その結果，食品事業者に係る表示の適正さに関する疑義が生じた場合については，栄養表示基準を定めている消費者庁に問い合わせること。

③地域の栄養ケア等の拠点の整備

高齢化の一層の進展に伴い在宅療養者が増大することを踏まえ，地域の在宅での栄養・食生活に関するニーズの実態把握を行う仕組みを検討するとともに，在宅の栄養・食生活の支援を担う管理栄養士の育成や確保を行うため，地域の医師会や栄養士会等関係団体と連携し，地域のニーズに応じた栄養ケアの拠点の整備に努めること。

また，地域の状況の把握・分析については，専門的な分析技術が求められ，かつ，災害等の緊急時には速やかな分析が求められることから，管理栄養士の養成課程を有する大学等と連携し，地域の技術力を生かした栄養情報の拠点の整備に努めること。

④保健，医療，福祉及び介護領域における管理栄養士・栄養士の育成

行政栄養士の育成に当たっては，都道府県及び管内市町村の行政栄養士の配置の現状と施策の成果が最大に得られるような配置の姿を勘案し，職位や業務年数に応じて求められる到達能力を明らかにし，求められる能力が発揮できる配置体制について人事担当者や関係部局と調整するとともに，関係職種の協力のもと求められる能力が獲得できる仕組みづくりを進めること。

また，地域の医療や福祉，介護の質の向上を図る観点から，管内の医療機関や子ども又は高齢者が入所・利用する施設等の管理栄養士・栄養士の活動状況を通して，それぞれの領域において専門職種の技能の向上が必要とされる場合は，職能団体等と調整し，その資質の向上を図ること。

さらに，管理栄養士養成施設等の学生の実習の受け入れに当たっては，当該養成施設等と調整し，求められる知識や技能の修得に必要な実習内容を計画的に提供する体制を確保すること。

⑤健康増進に資する食に関する多領域の施策の推進

食に関する施策を所管する部局は，健康増進のほか，子育て支援，保育，教育，福祉，農政，産業振興，環境保全など多岐にわたることから，健康増進が多領域の施策と有機的かつ効果的に推進されるよう，食育推進に係る計画の策定，実施及び評価等について，関係部局と調整を図ること。

特に，健康増進と産業振興との連携による施策の推進に当たっては，健康増進に資する良質なものが普及拡大するよう，科学的根拠に基づき，一定の質を確保するための仕組みづくりを進めること。

⑥健康危機管理への対応

災害，食中毒，感染症，飲料水汚染等の飲食に関する健康危機に対して，発生の未然防止，発生時に備えた準備，発生時における対応，被害回復の対応等について，市町村や関係機関等と調整を行い，必要なネットワークの整備を図ること。

特に，災害の発生に備え，都道府県の地域防災計画に栄養・食生活支援の具体的な内容を位置づけるよう，関係部局との調整を行うとともに，保健医療職種としての災害発生時の被災地への派遣の仕組みや支援体制の整備に関わること。また，地域防災計画に基づく的確な対応を確保するため，市町村の地域防災計画における栄養・食生活の支援内容と連動するよう調整を行うとともに，関係機関や関係者等との支援体制の整備を行うこと。

2　保健所設置市及び特別区

(1) 組織体制の整備

栄養・食生活の改善は，生活習慣病の発症予防と重症化予防の徹底のほか，子どもや高齢者の健康，社会環境の整備の促進にも関わるため，該当施策を所管する課に行政栄養士がそれぞれ配置

されている場合は，各種施策の推進とともに，行政栄養士の育成が円滑に進むよう，関係部局や関係者と協議の上，栄養・食生活に関連する施策全体の情報を集約し，共有する体制を確保すること。また，行政栄養士の配置が健康増進施策の所管課に限られている場合は，該当施策を所管する課の施策の方向性に関する情報を共有し，優先されるべき有効な施策の企画立案及び実施に関わることができるよう，関係部局や関係者と協議の上，その体制を確保すること。

(2) 健康・栄養課題の明確化とPDCAサイクルに基づく施策の推進

人口や医療費等の構造や推移を踏まえ，優先的な健康・栄養課題を明確にするため，健診結果等の分析を行うこと。その際，背景となる食事内容や食習慣等の特徴について，各種調査結果とともに地域や暮らしの観察も含め，総合的に分析すること。それらの分析結果により明確化された健康・栄養課題の解決に向け，計画を策定し，その計画において施策の成果が評価できるよう，目標を設定すること。目標設定に当たってはできる限り数値目標とし，設定した主要目標に対して，PDCAサイクルに基づき，施策を推進すること。

特に専門的な知識及び技術を必要とする栄養指導としては，地域の優先的な健康課題を解決するために，対象とすべき人々の食事内容や食行動，食習慣とともに，それらを改善するために介入可能な食環境を特定し，関係機関等との調整の下，それらのネットワークを活用して，下記の (3) から (5) までの施策を効率的かつ効果的に推進し，課題解決に向けた成果をあげるための指導を行うこと。

(3) 生活習慣病の発症予防と重症化予防の徹底のための施策の推進

適切な栄養・食生活を実践することで予防可能な疾患について予防の徹底を図るために，集団全体の健康・栄養状態の特徴を特定健診・特定保健指導の結果をはじめ，レセプトデータ，介護保険データ，その他統計資料等に基づいて分析し，優先的に取り組む健康・栄養課題を明確にし，効果が期待できる目標を設定し，効率的かつ効果的に栄養指導を実施すること。

栄養指導の実施に当たっては，対象者が代謝等の身体のメカニズムと食習慣との関係を理解し，食習慣の改善を自らが選択し，行動変容につなげるように進めること。実施後は，検査データの改善度，行動目標の達成度，食習慣の改善状況等を評価することで，より効率的かつ効果的な指導方法や内容となるよう改善を図ること。

さらに，集団全体の健康・栄養状態の改善状況，生活習慣病の有病者・予備群の減少，生活習慣病関連の医療費の適正化など，設定した目標に対する評価・検証を行い，これらの検証結果に基づき，課題解決に向けた計画の修正，健康・栄養課題を明確にした戦略的取組の検討を行うこと。

(4) 社会生活を自立的に営むために必要な機能の維持及び向上のための施策の推進

①次世代の健康

母子保健部門における国民運動計画である「健やか親子21」の取組と連動した目標設定を行い，効果的な取組を進めること。

乳幼児健診で得られるデータについて，子どもの栄養状態を反映する代表的な指標である身体発育状況の集計・解析を行い，集団の年次推移の評価を通して，肥満や栄養不良など優先される課題を選定するとともに，個人の状況の変化の評価を通して，栄養・食生活の個別支援が必要とされる子どもの特定を図ること。集団で優先される課題の解決，特定化された個人の課題の解決に向けて，その背景にある食事内容，食習慣及び養育環境等の観察・分析を行い，他職種や関係機関と連携した取組を行うこと。

また，低出生体重児の減少に向けては，妊娠前の母親のやせや低栄養など予防可能な要因について，他職種と連携し，その改善

に向けた取組を行うこと。

さらに，児童・生徒について，肥満ややせなど将来の健康にも影響を及ぼす課題がみられた場合は，教育委員会と基本的な対応方針にかかる情報を共有した上で，家庭，学校及び関係機関と連携した取組を行うこと。

②高齢者の健康

地域全体の高齢者の食と健康を取り巻く状況を捉え，健康増進，介護予防及び介護保険等での栄養・食生活支援を効果的に行う体制を確保すること。

高齢期の適切な栄養は，身体機能を維持し生活機能の自立を確保する上で重要であることから，低栄養傾向や低栄養の高齢者の実態把握及びその背景の分析等を進め，改善に向けた効果的な計画を立案し，必要な取組を行うこと。

また，地域によって高齢者を取り巻く社会資源の状況が異なることから，地域包括ケア体制全体の中で，優先的に解決すべき栄養の課題について，他職種と連携し取り組む体制を確保するとともに，必要な栄養・食生活支援について関係部局や関係機関と調整を行うこと。

(5) 食を通じた社会環境の整備の促進

①特定給食施設における栄養管理状況の把握及び評価に基づく指導・支援

特定給食施設の指導・支援に当たっては，「特定給食施設における栄養管理に関する指導及び支援について」（平成25年3月29日がん対策・健康増進課長通知）を踏まえ，効率的かつ効果的な指導及び支援を行うこと。

特定給食施設の管理栄養士・栄養士の配置率は，施設の種類等によって異なることから，改善が必要な課題が明確になるよう，施設の種類別等の評価を行い，指導計画の改善を図ること。

特に，健康増進に資する栄養管理の質の向上を図る観点から，管理栄養士・栄養士の配置促進に関する取組を推進するとともに，全国的に一定の方法を用いて施設における栄養管理の状況の把握を行うことで，施設ごと，保健所管内ごと，都道府県ごとの状況の差が明らかとなることから，改善の成果が明確になるよう，栄養管理の状況を的確に評価する仕組みを整備すること。

②飲食店によるヘルシーメニューの提供等の促進

食塩や脂肪の低減などヘルシーメニューの提供に取り組む飲食店について，その数を増大させていく取組を推進するに当たっては，波及効果をより大きなものとしていくため，どのような種類の店舗でヘルシーメニューを実践することが効果的かを検証し，より効果の期待できる店舗での実践を促していくこと。

また，栄養表示の活用については，健康増進に資するよう制度の普及に努め，その上で食品事業者が表示を行うに当たって不明な内容がある場合には，消費者庁に問い合わせるよう促すこと。なお，販売に供する食品であって栄養表示がされたものの検査及び収去に関する業務を行う場合は，食品衛生監視員の業務として行うものであること。その結果，食品事業者に係る表示の適正さに関する疑義が生じた場合については，栄養表示基準を定めている消費者庁に問い合わせること。

③保健，医療，福祉及び介護領域における管理栄養士・栄養士の育成

行政栄養士の育成に当たっては，行政栄養士の配置の現状と施策の成果が最大に得られるような配置の姿を勘案し，職位や業務年数に応じて求められる到達能力を明らかにし，求められる能力が発揮できる配置体制について人事担当者や関係部局と調整するとともに，関係職種の協力のもと求められる能力が獲得できる仕組みづくりを進めること。

また，地域の医療や福祉，介護の質の向上を図る観点から，管内の医療機関や子ども又は高齢者が入所・利用する施設等の管理栄養士・栄養士の活動状況を通して，それぞれの領域において専門職種の技能の向上が必要とされる場合は，職能団体等と調整

し，その資質の向上を図ること。

さらに，管理栄養士養成施設等の学生の実習の受け入れに当たっては，当該養成施設等と調整し，求められる知識や技能の修得に必要な実習内容を計画的に提供する体制を確保すること。

④食育推進のネットワークの構築

食に関する施策を所管する部局は，健康増進のほか，子育て支援，保育，教育，福祉，農政，産業振興，環境保全など多岐にわたることから，健康増進が多領域の施策と有機的かつ効果的に推進されるよう，食育推進に係る計画の策定，実施及び評価等について，関係部局と調整を図ること。

また，住民主体の活動やソーシャルキャピタルを活用した健康づくり活動を推進するため，食生活改善推進員等に係るボランティア組織の育成や活動の活性化が図られるよう，関係機関等との幅広いネットワークの構築を図ること。

⑤健康危機管理への対応

災害，食中毒，感染症，飲料水汚染等の飲食に関する健康危機に対して，発生の未然防止，発生時に備えた準備，発生時における対応，被害回復の対応等について，住民に対して適切な情報の周知を図るとともに，近隣自治体や関係機関等と調整を行い，的確な対応に必要なネットワークの構築や支援体制の整備を図ること。

特に，災害の発生に備え，保健所設置市又は特別区の地域防災計画に栄養・食生活支援の具体的な内容を位置づけるよう，関係部局との調整を行うとともに，保健医療職種としての災害発生時の被災地への派遣の仕組みや支援体制の整備に関わること。

3 市町村

(1) 組織体制の整備

栄養・食生活の改善は，生活習慣病の発症予防と重症化予防の徹底のほか，子どもや高齢者の健康，社会環境の整備の促進にも関わるため，該当施策を所管する課に行政栄養士がそれぞれ配置されている場合は，各種施策の推進とともに，行政栄養士の育成が円滑に進むよう，関係部局や関係者と協議の上，栄養・食生活に関連する施策全体の情報を集約し，共有する体制を確保すること。また，行政栄養士の配置が健康増進施策の所管課に限られている場合は，該当施策を所管する課の施策の方向性に関する情報を共有し，優先されるべき有効な施策の企画立案及び実施に関わることができるよう，関係部局や関係者と協議の上，その体制を確保すること。

(2) 健康・栄養課題の明確化とPDCAサイクルに基づく施策の推進

人口や医療費等の構造や推移を踏まえ，優先的な健康・栄養課題を明確にするため，健診結果等の分析を行うこと。その際，背景となる食事内容や食習慣等の特徴について，各種調査結果とともに地域や暮らしの観察も含め，総合的に分析すること。それらの分析結果により明確化された健康・栄養課題の解決に向け，計画を策定し，その計画に応じて施策の成果が評価できるよう，目標を設定すること。目標設定に当たってはできる限り数値目標とし，設定した主要目標に対して，PDCAサイクルに基づき，施策を推進すること。

なお，地域の健康・栄養問題の特徴や課題を明らかにする上で，都道府県全体の状況や管内の市町村ごとの状況の差に関する情報が有益と考えられる場合や，栄養指導の対象者の明確化や効率的かつ効果的な指導方法や内容を改善していく上で，既に改善に取り組んでいる管内の市町村の情報が有益と考えられる場合には，都道府県に対し技術的助言として情報提供を求めること。

(3) 生活習慣病の発症予防と重症化予防の徹底のための施策の推進

適切な栄養・食生活を実践することで予防可能な疾患について予防の徹底を図るために，集団全体の健康・栄養状態の特徴を特定健診・特定保健指導の結果をはじめ，レセプトデータ，介護保

険データ，その他統計資料等に基づいて分析し，優先的に取り組む健康・栄養課題を明確にし，効果が期待できる目標を設定し，効率的・効果的に栄養指導を実施すること。

栄養指導の実施に当たっては，対象者が代謝等の身体のメカニズムと食習慣との関係を理解し，食習慣の改善を自らが選択し，行動変容につなげるように進めること。実施後は，検査データの改善度，行動目標の達成度，食習慣の改善状況等を評価することで，より効率的かつ効果的な指導方法や内容となるよう改善を図ること。

さらに，集団全体の健康・栄養状態の改善状況，生活習慣病の有病者・予備群の減少，生活習慣病関連の医療費の適正化など，設定した目標に対する評価・検証を行い，これらの検証結果に基づき，課題解決に向けた計画の修正，健康・栄養課題を明確にした戦略的取組の検討を行うこと。

(4) 社会生活を自立的に営むために必要な機能の維持及び向上のための施策の推進

①次世代の健康

母子保健部門における国民運動計画である「健やか親子21」の取組と連動した目標設定を行い，効果的な取組を進めること。

乳幼児健診で得られるデータについて，子どもの栄養状態を反映する代表的な指標である身体発育状況の集計・解析を行い，集団の年次推移の評価を通して，肥満や栄養不良など優先される課題を選定するとともに，個人の状況の変化の評価を通して，栄養・食生活の個別支援が必要とされる子どもの特定を図ること。集団で優先される課題の解決，特定化された個人の課題の解決に向けて，その背景にある食事内容，食習慣及び養育環境等の観察・分析を行い，他職種や関係機関と連携した取組を行うこと。

また，低出生体重児の減少に向けては，妊娠前の母親のやせや低栄養など予防可能な要因について，他職種と連携し，その改善に向けた取組を行うこと。

さらに，児童・生徒について，肥満ややせなど将来の健康にも影響を及ぼす課題が見られた場合は，教育委員会と基本的な対応方針に係る情報を共有した上で，家庭，学校及び関係機関と連携した取組を行うこと。

②高齢者の健康

地域全体の高齢者の食と健康を取り巻く状況を捉え，健康増進，介護予防及び介護保険等での栄養・食生活支援を効果的に行う体制を確保すること。

高齢期の適切な栄養は，身体機能を維持し生活機能の自立を確保する上で重要であることから，低栄養傾向や低栄養の高齢者の実態把握及びその背景の分析等を進め，改善に向けた効果的な計画を立案し，必要な取組を行うこと。

また，地域によって高齢者を取り巻く社会資源の状況が異なることから，地域包括ケア体制全体の中で，優先的に解決すべき栄養の課題について，他職種と連携し取り組む体制を確保するとともに，必要な栄養・食生活支援について関係部局や関係機関と調整を行うこと。

(5) 食を通じた社会環境の整備の促進

①保健，医療，福祉及び介護領域における管理栄養士・栄養士の育成

行政栄養士の育成に当たっては，行政栄養士の配置の現状と施策の成果が最大に得られるような配置の姿を勘案し，職位や業務年数に応じて求められる到達能力を明らかにし，求められる能力が発揮できる配置体制について人事担当者や関係部局と調整するとともに，関係職種の協力のもと求められる能力が獲得できる仕組みづくりを進めること。

また，地域の医療や福祉，介護の質の向上を図る観点から，管内の医療機関や子ども又は高齢者が入所・利用する施設等の管理栄養士・栄養士の活動状況を通して，それぞれの領域において専門職種の技能の向上が必要とされる場合は，都道府県や職能団体等と調整し，その資質の向上を図ること。

さらに，管理栄養士養成施設等の学生の実習の受け入れに当たっては，当該養成施設等と調整し，求められる知識や技能の修得に必要な実習内容を計画的に提供する体制を確保すること。

②食育推進のネットワークの構築

食に関する施策を所管する部局は，健康増進のほか，子育て支援，保育，教育，福祉，農政，産業振興，環境保全など多岐にわたることから，健康増進が多領域の施策と有機的かつ効果的に推進されるよう，食育推進に係る計画の策定，実施及び評価等について，関係部局と調整を図ること。

また，住民主体の活動やソーシャルキャピタルを活用した健康づくり活動を推進するため，食生活改善推進員等に係るボランティア組織の育成や活動の活性化が図られるよう，関係機関等との幅広いネットワークの構築を図ること。

③健康危機管理への対応

災害，食中毒，感染症，飲料水汚染等の飲食に関する健康危機に対して，発生の未然防止，発生時に備えた準備，発生時における対応，被害回復の対応等について，住民に対して適切な情報の周知を図るとともに，都道府県や関係機関等と調整を行い，的確な対応に必要なネットワークの構築や支援体制の整備を図ること。

特に，災害の発生に備え，都道府県の地域防災計画等を踏まえ，市町村の地域防災計画に栄養・食生活支援の具体的な内容を位置づけるよう，関係部局と調整を行うこと。

厚生労働省 2023（令和 5）年 5 月

別表第一健康寿命の延伸と健康格差の縮小に関する目標

目標	指標	目標値
①健康寿命の延伸	日常生活に制限のない期間の平均	平均寿命の増加分を上回る健康寿命の増加（令和 14 年度）
②健康格差の縮小	日常生活に制限のない期間の平均の下位 4 分の 1 の都道府県の平均	日常生活に制限のない期間の平均の上位 4 分の 1 の都道府県の平均の増加分を上回る下位 4 分の 1 の都道府県の平均の増加（令和 14 年度）

別表第二個人の行動と健康状態の改善に関する目標
1 生活習慣の改善
(1) 栄養・食生活

目標	指標	目標値
①適正体重を維持している者の増加（肥満,若年女性のやせ,低栄養傾向の高齢者の減少）	BMI18.5 以上 25 未満（65 歳以上は BMI20 を超え 25 未満）の者の割合（年齢調整値）	66%（令和 14 年度）
②児童・生徒における肥満傾向児の減少	児童・生徒における肥満傾向児の割合	令和 5 年度から開始する第 2 次成育医療等の提供に関する施策の総合的な推進に関する基本的な方針（以下「第 2 次成育医療等基本方針」という。）に合わせて設定
③バランスの良い食事を摂っている者の増加	主食・主菜・副菜を組み合わせた食事が 1 日 2 回以上の日がほぼ毎日の者の割合	50%（令和 14 年度）
④野菜摂取量の増加	野菜摂取量の平均値	350g（令和 14 年度）
⑤果物摂取量の改善	果物摂取量の平均値	200g（令和 14 年度）
⑥食塩摂取量の減少	食塩摂取量の平均値	7g（令和 14 年度）

(2) 身体活動・運動

目標	指標	目標値
①日常生活における歩数の増加	1 日の歩数の平均値（年齢調整値）	7,100 歩（令和 14 年度）
②運動習慣者の増加	運動習慣者の割合（年齢調整値）	40%（令和 14 年度）
③運動やスポーツを習慣的に行っていないこどもの減少	1 週間の総運動時間（体育授業を除く。）が 60 分未満の児童の割合	第 2 次成育医療等基本方針に合わせて設定

(3) 休養・睡眠

目標	指標	目標値
①睡眠で休養がとれている者の増加	睡眠で休養がとれている者の割合（年齢調整値）	80%（令和 14 年度）
②睡眠時間が十分に確保できている者の増加	睡眠時間が 6～9 時間（60 歳以上については,6～8 時間）の者の割合（年齢調整値）	60%（令和 14 年度）
③週労働時間 60 時間以上の雇用者の減少	週労働時間 40 時間以上の雇用者のうち,週労働時間 60 時間以上の雇用者の割合	5%（令和 7 年）

(4) 飲酒

目標	指標	目標値
①生活習慣病（NCDs）のリスクを高める量を飲酒している者の減少	1 日当たりの純アルコール摂取量が男性 40g 以上,女性 20g 以上の者の割合	10%（令和 14 年度）
②20 歳未満の者の飲酒をなくす	中学生・高校生の飲酒者の割合	0%（令和 14 年度）

(5) 喫煙

目標	指標	目標値
①喫煙率の減少（喫煙をやめたい者がやめる）	20 歳以上の者の喫煙率	12%（令和 14 年度）
②20 歳未満の者の喫煙をなくす	中学生・高校生の喫煙者の割合	0%（令和 14 年度）
③妊娠中の喫煙をなくす	妊婦の喫煙率	第 2 次成育医療等基本方針に合わせて設定

(6) 歯・口腔の健康

目標	指標	目標値
①歯周病を有する者の減少	40歳以上における歯周炎を有する者の割合（年齢調整値）	40%（令和14年度）
②よく噛んで食べることができる者の増加	50歳以上における咀嚼（そしゃく）良好者の割合（年齢調整値）	80%（令和14年度）
③歯科検診の受診者の増加	過去1年間に歯科検診を受診した者の割合	95%（令和14年度）

2　生活習慣病（NCDs）の発症予防・重症化予防

(1) がん

目標	指標	目標値
①がんの年齢調整罹患率の減少	がんの年齢調整罹患率（人口10万人当たり）	減少（令和10年度）
②がんの年齢調整死亡率の減少	がんの年齢調整死亡率（人口10万人当たり）	減少（令和10年度）
③がん検診の受診率の向上	がん検診の受診率	60%（令和10年度）

(2) 循環器病

目標	指標	目標値
①脳血管疾患・心疾患の年齢調整死亡率の減少	脳血管疾患・心疾患の年齢調整死亡率（人口10万人当たり）	減少（令和10年度）
②高血圧の改善	収縮期血圧の平均値（40歳以上，内服加療中の者を含む。）（年齢調整値）	ベースライン値から5mmHgの低下（令和14年度）
③脂質（LDLコレステロール）高値の者の減少	LDLコレステロール160mg/dl以上の者の割合（40歳以上，内服加療中の者を含む。）（年齢調整値）	ベースライン値から25%の減少（令和14年度）
④メタボリックシンドロームの該当者及び予備群の減少	メタボリックシンドロームの該当者及び予備群の人数（年齢調整値）	令和6年度から開始する第4期医療費適正化計画（以下「第4期医療費適正化計画」という。）に合わせて設定
⑤特定健康診査の実施率の向上	特定健康診査の実施率	第4期医療費適正化計画に合わせて設定
⑥特定保健指導の実施率の向上	特定保健指導の実施率	第4期医療費適正化計画に合わせて設定

(3) 糖尿病

目標	指標	目標値
①糖尿病の合併症（糖尿病腎症）の減少	糖尿病腎症の年間新規透析導入患者数	12,000人（令和14年度）
②治療継続者の増加	治療継続者の割合	75%（令和14年度）
③血糖コントロール不良者の減少	HbA1c8.0%以上の者の割合	1.0%（令和14年度）
④糖尿病有病者の増加の抑制	糖尿病有病者数（糖尿病が強く疑われる者）の推計値	1,350万人（令和14年度）
⑤メタボリックシンドロームの該当者及び予備群の減少（再掲）	メタボリックシンドロームの該当者及び予備群の人数（年齢調整値）	第4期医療費適正化計画に合わせて設定
⑥特定健康診査の実施率の向上（再掲）	特定健康診査の実施率	第4期医療費適正化計画に合わせて設定
⑦特定保健指導の実施率の向上（再掲）	特定保健指導の実施率	第4期医療費適正化計画に合わせて設定

(4) COPD

目標	指標	目標値
COPDの死亡率の減少	COPDの死亡率（人口10万人当たり）	10.0（令和14年度）

3　生活機能の維持・向上

目標	指標	目標値
①ロコモティブシンドロームの減少	足腰に痛みのある高齢者の人数（人口千人当たり）（65歳以上）	210人（令和14年度）
②骨粗鬆症検診受診率の向上	骨粗鬆症検診受診率	15%（令和14年度）
③心理的苦痛を感じている者の減少	K6（こころの状態を評価する指標）の合計得点が10点以上の者の割合	9.4%（令和14年度）

別表第三社会環境の質の向上に関する目標

1　社会とのつながり・こころの健康の維持及び向上

目標	指標	目標値
①地域の人々とのつながりが強いと思う者の増加	地域の人々とのつながりが強いと思う者の割合	45％（令和14年度）
②社会活動を行っている者の増加	いずれかの社会活動（就労・就学を含む。）を行っている者の割合	ベースライン値から5％の増加（令和14年度）
③地域等で共食している者の増加	地域等で共食している者の割合	30％（令和14年度）
④メンタルヘルス対策に取り組む事業場の増加	メンタルヘルス対策に取り組む事業場の割合	80％（令和9年度）
⑤心のサポーター数の増加	心のサポーター数	100万人（令和15年度）

2　自然に健康になれる環境づくり

目標	指標	目標値
①「健康的で持続可能な食環境づくりのための戦略的イニシアチブ」の推進	「健康的で持続可能な食環境づくりのための戦略的イニシアチブ」に登録されている都道府県数	47都道府県（令和14年度）
②「居心地が良く歩きたくなる」まちなかづくりに取り組む市町村数の増加	滞在快適性等向上区域（まちなかウォーカブル区域）を設定している市町村数	100市町村（令和7年度）
③望まない受動喫煙の機会を有する者の減少	望まない受動喫煙（家庭・職場・飲食店）の機会を有する者の割合	望まない受動喫煙のない社会の実現（令和14年度）

3　誰もがアクセスできる健康増進のための基盤の整備

目標	指標	目標値
①スマート・ライフ・プロジェクト活動企業・団体の増加	スマート・ライフ・プロジェクトへ参画し活動している企業・団体数	1,500団体（令和14年度）
②健康経営の推進	保険者とともに健康経営に取り組む企業数	10万社（令和7年度）
③利用者に応じた食事提供をしている特定給食施設の増加	管理栄養士・栄養士を配置している施設（病院，介護老人保健施設，介護医療院を除く。）の割合	75％（令和14年度）
④必要な産業保健サービスを提供している事業場の増加	各事業場において必要な産業保健サービスを提供している事業場の割合	80％（令和9年度）

別表第四ライフコースアプローチを踏まえた健康づくりに関する目標

(1)　こども

目標	指標	目標値
①運動やスポーツを習慣的に行っていないこどもの減少（再掲）	1週間の総運動時間（体育授業を除く。）が60分未満の児童の割合	第2次成育医療等基本方針に合わせて設定
②児童・生徒における肥満傾向児の減少（再掲）	児童・生徒における肥満傾向児の割合	第2次成育医療等基本方針に合わせて設定
③20歳未満の者の飲酒をなくす（再掲）	中学生・高校生の飲酒者の割合	0％（令和14年度）
④20歳未満の者の喫煙をなくす（再掲）	中学生・高校生の喫煙者の割合	0％（令和14年度）

(2)　高齢者

目標	指標	目標値
①低栄養傾向の高齢者の減少（適正体重を維持している者の増加の一部を再掲）	BMI20以下の高齢者（65歳以上）の割合	13％（令和14年度）
②ロコモティブシンドロームの減少（再掲）	足腰に痛みのある高齢者の人数（人口千人当たり）（65歳以上）	210人（令和14年度）
③社会活動を行っている高齢者の増加（社会活動を行っている者の増加の一部を再掲）	いずれかの社会活動（就労・就学を含む。）を行っている高齢者（65歳以上）の割合	ベースライン値から10％の増加（令和14年度

(3)　女性

目標	指標	目標値
①若年女性のやせの減少（適正体重を維持している者の増加の一部を再掲）	BMI18.5未満の20歳～30歳代女性の割合	15％（令和14年度）
②骨粗鬆症検診受診率の向上（再掲）	骨粗鬆症検診受診率	15％（令和14年度）

③生活習慣病(NCDs)のリスクを高める量を飲酒している女性の減少(生活習慣病(NCDs)のリスクを高める量を飲酒している者の減少の一部を再掲)	1日当たりの純アルコール摂取量が20g以上の女性の割合	6.4%(令和14年度)
④妊娠中の喫煙をなくす(再掲)	妊婦の喫煙率	第2次成育医療等基本方針に合わせて設定

付　表

日本人の食事摂取基準（2020年版）

エネルギーの食事摂取基準：推定エネルギー必要量（kcal/日）						
性　別	男　性			女　性		
身体活動レベル¹	Ⅰ	Ⅱ	Ⅲ	Ⅰ	Ⅱ	Ⅲ
0～5（月）	—	550	—	—	500	—
6～8（月）	—	650	—	—	600	—
9～11（月）	—	700	—	—	650	—
1～2（歳）	—	950	—	—	900	—
3～5（歳）	—	1,300	—	—	1,250	—
6～7（歳）	1,350	1,550	1,750	1,250	1,450	1,650
8～9（歳）	1,600	1,850	2,100	1,500	1,700	1,900
10～11（歳）	1,950	2,250	2,500	1,850	2,100	2,350
12～14（歳）	2,300	2,600	2,900	2,150	2,400	2,700
15～17（歳）	2,500	2,800	3,150	2,050	2,300	2,550
18～29（歳）	2,300	2,650	3,050	1,700	2,000	2,300
30～49（歳）	2,300	2,700	3,050	1,750	2,050	2,350
50～64（歳）	2,200	2,600	2,950	1,650	1,950	2,250
65～74（歳）	2,050	2,400	2,750	1,550	1,850	2,100
75以上（歳）²	1,800	2,100	—	1,400	1,650	—
妊婦（付加量）³初期				+50	+50	+50
中期				+250	+250	+250
後期				+450	+450	+450
授乳婦（付加量）				+350	+350	+350

¹身体活動レベルは，低い，ふつう，高いの三つのレベルとして，それぞれⅠ，Ⅱ，Ⅲで示した。
²レベルⅡは自立している者，レベルⅠは自宅にいてほとんど外出しない者に相当する。レベルⅠは高齢者施設で自立に近い状態で過ごしている者にも適用できる値である。
³妊婦個々の体格や妊娠中の体重増加量及び胎児の発育状況の評価を行うことが必要である。
注1：活用に当たっては，食事摂取状況のアセスメント，体重及びBMIの把握を行い，エネルギーの過不足は，体重の変化又はBMIを用いて評価すること。
注2：身体活動レベルⅠの場合，少ないエネルギー消費量に見合った少ないエネルギー摂取量を維持することになるため，健康の保持・増進の観点からは，身体活動量を増加させる必要がある。

たんぱく質の食事摂取基準（推定平均必要量，推奨量，目安量：g/日，目標量：%エネルギー）							
性　別	男　性				女　性			
年齢等	推定平均必要量	推奨量	目安量	目標量¹	推定平均必要量	推奨量	目安量	目標量¹
0～5（月）	—	—	10	—	—	—	10	—
6～8（月）	—	—	15	—	—	—	15	—
9～11（月）	—	—	25	—	—	—	25	—
1～2（歳）	15	20	—	13～20	15	20	—	13～20
3～5（歳）	20	25	—	13～20	20	25	—	13～20
6～7（歳）	25	30	—	13～20	25	30	—	13～20
8～9（歳）	30	40	—	13～20	30	40	—	13～20
10～11（歳）	40	45	—	13～20	40	50	—	13～20
12～14（歳）	50	60	—	13～20	45	55	—	13～20
15～17（歳）	50	65	—	13～20	45	55	—	13～20
18～29（歳）	50	65	—	13～20	40	50	—	13～20
30～49（歳）	50	65	—	13～20	40	50	—	13～20
50～64（歳）	50	65	—	14～20	40	50	—	14～20
65～74（歳）²	50	60	—	15～20	40	50	—	15～20
75以上（歳）²	50	60	—	15～20	40	50	—	15～20
妊婦（付加量）初期					+0	+0	—	—³
中期					+5	+5	—	—³
後期					+20	+25	—	—⁴
授乳婦（付加量）					+15	+20	—	—⁴

¹範囲に関しては，おおむねの値を示したものであり，弾力的に運用すること。
²65歳以上の高齢者について，フレイル予防を目的とした量を定めることは難しいが，身長・体重が参照体位に比べて小さい者や，特に75歳以上であって加齢に伴い身体活動量が大きく低下した者など，必要エネルギー摂取量が低い者では，下限が推奨量を下回る場合があり得る。この場合でも，下限は推奨量以上とすることが望ましい。
³妊婦（初期・中期）の目標量は，13～20%エネルギーとした。
⁴妊婦（後期）及び授乳婦の目標量は，15～20%エネルギーとした。

性　別	脂質の食事摂取基準（%エネルギー）				飽和脂肪酸の食事摂取基準（%エネルギー）[2,3]	
	男　性		女　性		男　性	女　性
年齢等	目安量	目標量[1]	目安量	目標量[1]	目標量	目標量
0～5　（月）	50	―	50	―	―	―
6～11　（月）	40	―	40	―	―	―
1～2　（歳）	―	20～30	―	20～30	―	―
3～5　（歳）	―	20～30	―	20～30	10以下	10以下
6～7　（歳）	―	20～30	―	20～30	10以下	10以下
8～9　（歳）	―	20～30	―	20～30	10以下	10以下
10～11（歳）	―	20～30	―	20～30	10以下	10以下
12～14（歳）	―	20～30	―	20～30	10以下	10以下
15～17（歳）	―	20～30	―	20～30	8以下	8以下
18～29（歳）	―	20～30	―	20～30	7以下	7以下
30～49（歳）	―	20～30	―	20～30	7以下	7以下
50～64（歳）	―	20～30	―	20～30	7以下	7以下
65～74（歳）	―	20～30	―	20～30	7以下	7以下
75以上（歳）	―	20～30	―	20～30	7以下	7以下
妊　婦			―	20～30		7以下
授乳婦			―	20～30		7以下

[1] 範囲に関しては，おおむねの値を示したものである。
[2] 飽和脂肪酸と同じく，脂質異常症及び循環器疾患に関与する栄養素としてコレステロールがある。コレステロールに目標量は設定しないが，これは許容される摂取量に上限が存在しないことを保証するものではない。また，脂質異常症の重症化予防の目的からは，200mg/日未満に留めることが望ましい。
[3] 飽和脂肪酸と同じく，冠動脈疾患に関与する栄養素としてトランス脂肪酸がある。日本人の大多数は，トランス脂肪酸に関する世界保健機関（WHO）の目標（1%エネルギー未満）を下回っており，トランス脂肪酸の摂取による健康への影響は，飽和脂肪酸の摂取によるものと比べて小さいと考えられる。ただし，脂質に偏った食事をしている者では，留意する必要がある。トランス脂肪酸は人体にとって不可欠な栄養素ではなく，健康の保持・増進を図る上で積極的な摂取は勧められないことから，その摂取は1%エネルギー未満に留めることが望ましく，1%エネルギー未満でもできるだけ低く留めることが望ましい。

性　別	n-6系脂肪酸の食事摂取基準（g/日）		n-3系脂肪酸の食事摂取基準（g/日）	
	男　性	女　性	男　性	女　性
年齢等	目安量	目安量	目安量	目安量
0～5　（月）	4	4	0.9	0.9
6～11　（月）	4	4	0.8	0.8
1～2　（歳）	4	4	0.7	0.8
3～5　（歳）	6	6	1.1	1.0
6～7　（歳）	8	7	1.5	1.3
8～9　（歳）	8	7	1.5	1.3
10～11（歳）	10	8	1.6	1.6
12～14（歳）	11	9	1.9	1.6
15～17（歳）	13	9	2.1	1.6
18～29（歳）	11	8	2.0	1.6
30～49（歳）	10	8	2.0	1.6
50～64（歳）	10	8	2.2	1.9
65～74（歳）	9	8	2.2	2.0
75以上（歳）	8	7	2.1	1.8
妊　婦		9		1.6
授乳婦		10		1.8

	炭水化物の食事摂取基準（％エネルギー）		食物繊維の食事摂取基準（g/日）	
性　別	男　性	女　性	男　性	女　性
年齢等	目標量[1,2]	目標量[1,2]	目標量	目標量
0～5　（月）	—	—	—	—
6～11　（月）	—	—	—	—
1～2　（歳）	50～65	50～65	—	—
3～5　（歳）	50～65	50～65	8以上	8以上
6～7　（歳）	50～65	50～65	10以上	10以上
8～9　（歳）	50～65	50～65	11以上	11以上
10～11　（歳）	50～65	50～65	13以上	13以上
12～14　（歳）	50～65	50～65	17以上	17以上
15～17　（歳）	50～65	50～65	19以上	18以上
18～29　（歳）	50～65	50～65	21以上	18以上
30～49　（歳）	50～65	50～65	21以上	18以上
50～64　（歳）	50～65	50～65	21以上	18以上
65～74　（歳）	50～65	50～65	20以上	17以上
75以上　（歳）	50～65	50～65	20以上	17以上
妊　婦		50～65		18以上
授乳婦		50～65		18以上

[1] 範囲に関しては，おおむねの値を示したものである。
[2] アルコールを含む。ただし，アルコールの摂取を勧めるものではない。

ビタミンAの食事摂取基準（μgRAE/日）[1]							
性　別	男　性				女　性		
年齢等	推定平均必要量[2]	推奨量[2]	目安量[3]	耐容上限量[3]	推定平均必要量[2]	推奨量[2]	目安量[3]	耐容上限量[3]
0～5　（月）	—	—	300	600	—	—	300	600
6～11　（月）	—	—	400	600	—	—	400	600
1～2　（歳）	300	400	—	600	250	350	—	600
3～5　（歳）	350	450	—	700	350	500	—	850
6～7　（歳）	300	400	—	950	300	400	—	1,200
8～9　（歳）	350	500	—	1,200	350	500	—	1,500
10～11　（歳）	450	600	—	1,500	400	600	—	1,900
12～14　（歳）	550	800	—	2,100	500	700	—	2,500
15～17　（歳）	650	900	—	2,500	500	650	—	2,800
18～29　（歳）	600	850	—	2,700	450	650	—	2,700
30～49　（歳）	650	900	—	2,700	500	700	—	2,700
50～64　（歳）	650	900	—	2,700	500	700	—	2,700
65～74　（歳）	600	850	—	2,700	500	700	—	2,700
75以上　（歳）	550	800	—	2,700	450	650	—	2,700
妊婦（付加量）初期					＋0	＋0	—	—
中期					＋0	＋0	—	—
後期					＋60	＋80	—	—
授乳婦（付加量）					＋300	＋450	—	—

[1] レチノール活性当量（μgRAE）
＝レチノール（μg）＋β-カロテン（μg）×1/12＋α-カロテン（μg）×1/24
＋β-クリプトキサンチン（μg）×1/24＋その他のプロビタミンAカロテノイド（μg）×1/24
[2] プロビタミンAカロテノイドを含む。
[3] プロビタミンAカロテノイドを含まない。

| 性　別 | ビタミンDの食事摂取基準（μg/日）[1] | | | | ビタミンEの食事摂取基準（mg/日）[2] | | | | ビタミンKの食事摂取基準（μg/日） | |
| | 男　性 | | 女　性 | | 男　性 | | 女　性 | | 男　性 | 女　性 |
年齢等	目安量	耐容上限量	目安量	耐容上限量	目安量	耐容上限量	目安量	耐容上限量	目安量	目安量
0～5（月）	5.0	25	5.0	25	3.0	—	3.0	—	4	4
6～11（月）	5.0	25	5.0	25	4.0	—	4.0	—	7	7
1～2（歳）	3.0	20	3.5	20	3.0	150	3.0	150	50	60
3～5（歳）	3.5	30	4.0	30	4.0	200	4.0	200	60	70
6～7（歳）	4.5	30	5.0	30	5.0	300	5.0	300	80	90
8～9（歳）	5.0	40	6.0	40	5.0	350	5.0	350	90	110
10～11（歳）	6.5	60	8.0	60	5.5	450	5.5	450	110	140
12～14（歳）	8.0	80	9.5	80	6.5	650	6.0	600	140	170
15～17（歳）	9.0	90	8.5	90	7.0	750	5.5	650	160	150
18～29（歳）	8.5	100	8.5	100	6.0	850	5.0	650	150	150
30～49（歳）	8.5	100	8.5	100	6.0	900	5.5	700	150	150
50～64（歳）	8.5	100	8.5	100	7.0	850	6.0	700	150	150
65～74（歳）	8.5	100	8.5	100	7.0	850	6.5	650	150	150
75以上（歳）	8.5	100	8.5	100	6.5	750	6.5	650	150	150
妊　婦			8.5	—			6.5	—		150
授乳婦			8.5	—			7.0	—		150

[1] 日照により皮膚でビタミンDが産生されることを踏まえ，フレイル予防を図る者はもとより，全年齢区分を通じて，日常生活において可能な範囲内での適度な日光浴を心掛けるとともに，ビタミンDの摂取については，日照時間を考慮に入れることが重要である。
[2] α-トコフェロールについて算定した。α-トコフェロール以外のビタミンEは含んでいない。

| 性　別 | ビタミンB$_1$の食事摂取基準（mg/日）[1,2] | | | | | | ビタミンB$_2$の食事摂取基準（mg/日）[3] | | | | | |
| | 男　性 | | | 女　性 | | | 男　性 | | | 女　性 | | |
年齢等	推定平均必要量	推奨量	目安量	推定平均必要量	推奨量	目安量	推定平均必要量	推奨量	目安量	推定平均必要量	推奨量	目安量
0～5（月）	—	—	0.1	—	—	0.1	—	—	0.3	—	—	0.3
6～11（月）	—	—	0.2	—	—	0.2	—	—	0.4	—	—	0.4
1～2（歳）	0.4	0.5	—	0.4	0.5	—	0.5	0.6	—	0.5	0.5	—
3～5（歳）	0.6	0.7	—	0.6	0.7	—	0.7	0.8	—	0.6	0.8	—
6～7（歳）	0.7	0.8	—	0.7	0.8	—	0.8	0.9	—	0.7	0.9	—
8～9（歳）	0.8	1.0	—	0.8	0.9	—	0.9	1.1	—	0.9	1.0	—
10～11（歳）	1.0	1.2	—	0.9	1.1	—	1.1	1.4	—	1.0	1.3	—
12～14（歳）	1.2	1.4	—	1.1	1.3	—	1.3	1.6	—	1.2	1.4	—
15～17（歳）	1.3	1.5	—	1.0	1.2	—	1.4	1.7	—	1.2	1.4	—
18～29（歳）	1.2	1.4	—	0.9	1.1	—	1.3	1.6	—	1.0	1.2	—
30～49（歳）	1.2	1.4	—	0.9	1.1	—	1.3	1.6	—	1.0	1.2	—
50～64（歳）	1.1	1.3	—	0.9	1.1	—	1.2	1.5	—	1.0	1.2	—
65～74（歳）	1.1	1.3	—	0.9	1.1	—	1.2	1.5	—	1.0	1.2	—
75以上（歳）	1.0	1.2	—	0.8	0.9	—	1.1	1.3	—	0.9	1.0	—
妊　婦（付加量）				＋0.2	＋0.2	—				＋0.2	＋0.3	—
授乳婦（付加量）				＋0.2	＋0.2	—				＋0.5	＋0.6	—

[1] チアミン塩化物塩酸塩（分子量＝337.3）の重量として示した。
[2] 身体活動レベルⅡの推定エネルギー必要量を用いて算定した。
特記事項：推定平均必要量は，ビタミンB$_1$の欠乏症である脚気を予防するに足る最小必要量からではなく，尿中にビタミンB$_1$の排泄量が増大し始める摂取量（体内飽和量）から算定。
[3] 身体活動レベルⅡの推定エネルギー必要量を用いて算定した。
特記事項：推定平均必要量は，ビタミンB$_2$の欠乏症である口唇炎，口角炎，舌炎などの皮膚炎を予防するに足る最小量からではなく，尿中にビタミンB$_2$の排泄量が増大し始める摂取量（体内飽和量）から算定。

ナイアシンの食事摂取基準（mgNE/日）[1,2]								
性　別	男　性				女　性			
年齢等	推定平均必要量	推奨量	目安量	耐容上限量[3]	推定平均必要量	推奨量	目安量	耐容上限量[3]
0〜5（月）[4]	—	—	2	—	—	—	2	—
6〜11（月）	—	—	3	—	—	—	3	—
1〜2（歳）	5	6	—	60(15)	4	5	—	60(15)
3〜5（歳）	6	8	—	80(20)	6	7	—	80(20)
6〜7（歳）	7	9	—	100(30)	7	8	—	100(30)
8〜9（歳）	9	11	—	150(35)	8	10	—	150(35)
10〜11（歳）	11	13	—	200(45)	10	10	—	150(45)
12〜14（歳）	12	15	—	250(60)	12	14	—	250(60)
15〜17（歳）	14	17	—	300(70)	11	13	—	250(65)
18〜29（歳）	13	15	—	300(80)	9	11	—	250(65)
30〜49（歳）	13	15	—	350(85)	10	12	—	250(65)
50〜64（歳）	12	14	—	350(85)	9	11	—	250(65)
65〜74（歳）	12	14	—	300(80)	9	11	—	250(65)
75以上（歳）	11	13	—	300(75)	9	10	—	250(60)
妊　婦（付加量）					+0	+0	—	—
授乳婦（付加量）					+3	+3	—	—

[1] ナイアシン当量（NE）＝ナイアシン＋1/60 トリプトファンで示した。
[2] 身体活動レベルⅡの推定エネルギー必要量を用いて算定した。
[3] ニコチンアミドの重量（mg/ 日），（ ）内はニコチン酸の重量（mg/ 日）。
[4] 単位はmg/ 日。

	ビタミンB$_6$の食事摂取基準（mg/ 日）[1]								ビタミンB$_{12}$の食事摂取基準（μg/ 日）[3]					
性　別	男　性				女　性				男　性			女　性		
年齢等	推定平均必要量	推奨量	目安量	耐容上限量[2]	推定平均必要量	推奨量	目安量	耐容上限量[2]	推定平均必要量	推奨量	目安量	推定平均必要量	推奨量	目安量
0〜5（月）	—	—	0.2	—	—	—	0.2	—	—	—	0.4	—	—	0.4
6〜11（月）	—	—	0.3	—	—	—	0.3	—	—	—	0.5	—	—	0.5
1〜2（歳）	0.4	0.5	—	10	0.4	0.5	—	10	0.8	0.9	—	0.8	0.9	—
3〜5（歳）	0.5	0.6	—	15	0.5	0.6	—	15	0.9	1.1	—	0.9	1.1	—
6〜7（歳）	0.7	0.8	—	20	0.6	0.7	—	20	1.1	1.3	—	1.1	1.3	—
8〜9（歳）	0.8	0.9	—	25	0.8	0.9	—	25	1.3	1.6	—	1.3	1.6	—
10〜11（歳）	1.0	1.1	—	30	1.0	1.1	—	30	1.6	1.9	—	1.6	1.9	—
12〜14（歳）	1.2	1.4	—	40	1.0	1.3	—	40	2.0	2.4	—	2.0	2.4	—
15〜17（歳）	1.2	1.5	—	50	1.0	1.3	—	45	2.0	2.4	—	2.0	2.4	—
18〜29（歳）	1.1	1.4	—	55	1.0	1.1	—	45	2.0	2.4	—	2.0	2.4	—
30〜49（歳）	1.1	1.4	—	60	1.0	1.1	—	45	2.0	2.4	—	2.0	2.4	—
50〜64（歳）	1.1	1.4	—	55	1.0	1.1	—	45	2.0	2.4	—	2.0	2.4	—
65〜74（歳）	1.1	1.4	—	50	1.0	1.1	—	40	2.0	2.4	—	2.0	2.4	—
75以上（歳）	1.1	1.4	—	50	1.0	1.1	—	40	2.0	2.4	—	2.0	2.4	—
妊　婦（付加量）					+0.2	+0.2	—	—				+0.3	+0.4	—
授乳婦（付加量）					+0.3	+0.3	—	—				+0.7	+0.8	—

[1] たんぱく質の推奨量を用いて算定した（妊婦・授乳婦の付加量は除く）。
[2] ピリドキシン（分子量＝169.2）の重量として示した。
[3] シアノコバラミン（分子量＝1,355.37）の重量として示した。

性　別	男　性				女　性			
年齢等	推定平均必要量	推奨量	目安量	耐容上限量[2]	推定平均必要量	推奨量	目安量	耐容上限量[2]
0～5　（月）	—	—	40	—	—	—	40	—
6～11（月）	—	—	60	—	—	—	60	—
1～2　（歳）	80	90	—	200	90	90	—	200
3～5　（歳）	90	110	—	300	90	110	—	300
6～7　（歳）	110	140	—	400	110	140	—	400
8～9　（歳）	130	160	—	500	130	160	—	500
10～11（歳）	160	190	—	700	160	190	—	700
12～14（歳）	200	240	—	900	200	240	—	900
15～17（歳）	220	240	—	900	200	240	—	900
18～29（歳）	200	240	—	900	200	240	—	900
30～49（歳）	200	240	—	1,000	200	240	—	1,000
50～64（歳）	200	240	—	1,000	200	240	—	1,000
65～74（歳）	200	240	—	900	200	240	—	900
75以上（歳）	200	240	—	900	200	240	—	900
妊婦（付加量）[3, 4]					＋200	＋240	—	—
授乳婦（付加量）					＋80	＋100	—	—

表題：葉酸の食事摂取基準（µg/日）[1]

[1] プテロイルモノグルタミン酸（分子量＝441.40）の重量として示した。
[2] 通常の食品以外の食品に含まれる葉酸（狭義の葉酸）に適用する。
[3] 妊娠を計画している女性，妊娠の可能性がある女性及び妊娠初期の妊婦は，胎児の神経管閉鎖障害のリスク低減のために，通常の食品以外の食品に含まれる葉酸（狭義の葉酸）を400µg/日摂取することが望まれる。
[4] 付加量は，中期及び後期にのみ設定した。

性　別	パントテン酸の食事摂取基準（mg/日）		ビオチンの食事摂取基準（µg/日）	
	男　性	女　性	男　性	女　性
年齢等	目安量	目安量	目安量	目安量
0～5（月）	4	4	4	4
6～11（月）	5	5	5	5
1～2（歳）	3	4	20	20
3～5（歳）	4	4	20	20
6～7（歳）	5	5	30	30
8～9（歳）	6	5	30	30
10～11（歳）	6	6	40	40
12～14（歳）	7	6	50	50
15～17（歳）	7	6	50	50
18～29（歳）	5	5	50	50
30～49（歳）	5	5	50	50
50～64（歳）	6	5	50	50
65～74（歳）	6	5	50	50
75以上（歳）	6	5	50	50
妊　婦		5		50
授乳婦		6		50

性　別	男　性			女　性		
	ビタミンCの食事摂取基準（mg/日）[1]					
年齢等	推定平均 必要量	推奨量	目安量	推定平均 必要量	推奨量	目安量
0〜5（月）	—	—	40	—	—	40
6〜11（月）	—	—	40	—	—	40
1〜2（歳）	35	40	—	35	40	—
3〜5（歳）	40	50	—	40	50	—
6〜7（歳）	50	60	—	50	60	—
8〜9（歳）	60	70	—	60	70	—
10〜11（歳）	70	85	—	70	85	—
12〜14（歳）	85	100	—	85	100	—
15〜17（歳）	85	100	—	85	100	—
18〜29（歳）	85	100	—	85	100	—
30〜49（歳）	85	100	—	85	100	—
50〜64（歳）	85	100	—	85	100	—
65〜74（歳）	80	100	—	80	100	—
75以上（歳）	80	100	—	80	100	—
妊婦（付加量）				+10	+10	—
授乳婦（付加量）				+40	+45	—

[1] L—アスコルビン酸（分子量＝176.12）の重量で示した。
特記事項：推定平均必要量は，ビタミンCの欠乏症である壊血病を予防するに足る最小量からではなく，心臓血管系の疾病予防効果及び抗酸化作用の観点から算定。

性　別	ナトリウムの食事摂取基準（mg/日,（ ）は食塩相当量［g/日］）[1]						カリウムの食事摂取基準（mg/日）			
	男　性			女　性			男　性		女　性	
年齢等	推定 平均 必要量	目安量	目標量	推定 平均 必要量	目安量	目標量	目安量	目標量	目安量	目標量
0〜5（月）	—	100(0.3)	—	—	100(0.3)	—	400	—	400	—
6〜11（月）	—	600(1.5)	—	—	600(1.5)	—	700	—	700	—
1〜2（歳）	—	—	(3.0未満)	—	—	(3.0未満)	900	—	900	—
3〜5（歳）	—	—	(3.5未満)	—	—	(3.5未満)	1,000	1,400以上	1,000	1,400以上
6〜7（歳）	—	—	(4.5未満)	—	—	(4.5未満)	1,300	1,800以上	1,200	1,800以上
8〜9（歳）	—	—	(5.0未満)	—	—	(5.0未満)	1,500	2,000以上	1,500	2,000以上
10〜11（歳）	—	—	(6.0未満)	—	—	(6.0未満)	1,800	2,200以上	1,800	2,000以上
12〜14（歳）	—	—	(7.0未満)	—	—	(6.5未満)	2,300	2,400以上	1,900	2,400以上
15〜17（歳）	—	—	(7.5未満)	—	—	(6.5未満)	2,700	3,000以上	2,000	2,600以上
18〜29（歳）	600(1.5)	—	(7.5未満)	600(1.5)	—	(6.5未満)	2,500	3,000以上	2,000	2,600以上
30〜49（歳）	600(1.5)	—	(7.5未満)	600(1.5)	—	(6.5未満)	2,500	3,000以上	2,000	2,600以上
50〜64（歳）	600(1.5)	—	(7.5未満)	600(1.5)	—	(6.5未満)	2,500	3,000以上	2,000	2,600以上
65〜74（歳）	600(1.5)	—	(7.5未満)	600(1.5)	—	(6.5未満)	2,500	3,000以上	2,000	2,600以上
75以上（歳）	600(1.5)	—	(7.5未満)	600(1.5)	—	(6.5未満)	2,500	3,000以上	2,000	2,600以上
妊婦				600(1.5)	—	(6.5未満)			2,000	2,600以上
授乳婦				600(1.5)	—	(6.5未満)			2,200	2,600以上

[1] 高血圧及び慢性腎臓病（CKD）の重症化予防のための食塩相当量の量は，男女とも6.0g/日未満とした。

性 別	カルシウムの食事摂取基準（mg/日）								マグネシウムの食事摂取基準（mg/日）							
	男 性				女 性				男 性				女 性			
年齢等	推定平均必要量	推奨量	目安量	耐容上限量	推定平均必要量	推奨量	目安量	耐容上限量	推定平均必要量	推奨量	目安量	耐容上限量[1]	推定平均必要量	推奨量	目安量	耐容上限量[1]
0～5 （月）	—	—	200	—	—	—	200	—	—	—	20	—	—	—	20	—
6～11（月）	—	—	250	—	—	—	250	—	—	—	60	—	—	—	60	—
1～2 （歳）	350	450	—	—	350	400	—	—	60	70	—	—	60	70	—	—
3～5 （歳）	500	600	—	—	450	550	—	—	80	100	—	—	80	100	—	—
6～7 （歳）	500	600	—	—	450	550	—	—	110	130	—	—	110	130	—	—
8～9 （歳）	550	650	—	—	600	750	—	—	140	170	—	—	140	160	—	—
10～11（歳）	600	700	—	—	600	750	—	—	180	210	—	—	180	220	—	—
12～14（歳）	850	1,000	—	—	700	800	—	—	250	290	—	—	240	290	—	—
15～17（歳）	650	800	—	—	550	650	—	—	300	360	—	—	260	310	—	—
18～29（歳）	650	800	—	2,500	550	650	—	2,500	280	340	—	—	230	270	—	—
30～49（歳）	600	750	—	2,500	550	650	—	2,500	310	370	—	—	240	290	—	—
50～64（歳）	600	750	—	2,500	550	650	—	2,500	310	370	—	—	240	290	—	—
65～74（歳）	600	750	—	2,500	550	650	—	2,500	290	350	—	—	230	280	—	—
75以上（歳）	600	700	—	2,500	500	600	—	2,500	270	320	—	—	220	260	—	—
妊 婦（付加量）					+0	+0	—	—					+30	+40	—	—
授乳婦（付加量）					+0	+0	—	—					+0	+0	—	—

[1] 通常の食品以外からの摂取量の耐容上限量は，成人の場合350mg/日，小児では5mg/kg 体重/日とした。それ以外の通常の食品からの摂取の場合，耐容上限量は設定しない。

性 別	リンの食事摂取基準（mg/日）			
	男 性		女 性	
年齢等	目安量	耐容上限量	目安量	耐容上限量
0～5 （月）	120	—	120	—
6～11（月）	260	—	260	—
1～2 （歳）	500	—	500	—
3～5 （歳）	700	—	700	—
6～7 （歳）	900	—	800	—
8～9 （歳）	1,000	—	1,000	—
10～11（歳）	1,100	—	1,000	—
12～14（歳）	1,200	—	1,000	—
15～17（歳）	1,200	—	900	—
18～29（歳）	1,000	3,000	800	3,000
30～49（歳）	1,000	3,000	800	3,000
50～64（歳）	1,000	3,000	800	3,000
65～74（歳）	1,000	3,000	800	3,000
75以上（歳）	1,000	3,000	800	3,000
妊 婦			800	—
授乳婦			800	—

鉄の食事摂取基準（mg/日）

性別	男性				女性					
	推定平均必要量	推奨量	目安量	耐容上限量	月経なし		月経あり		目安量	耐容上限量
年齢等					推定平均必要量	推奨量	推定平均必要量	推奨量		
0〜5（月）	—	—	0.5	—	—	—	—	—	0.5	—
6〜11（月）	3.5	5.0	—	—	3.5	4.5	—	—	—	—
1〜2（歳）	3.0	4.5	—	25	3.0	4.5	—	—	—	20
3〜5（歳）	4.0	5.5	—	25	4.0	5.5	—	—	—	25
6〜7（歳）	5.0	5.5	—	30	4.5	5.5	—	—	—	30
8〜9（歳）	6.0	7.0	—	35	6.0	7.5	—	—	—	35
10〜11（歳）	7.0	8.5	—	35	7.0	8.5	10.0	12.0	—	35
12〜14（歳）	8.0	10.0	—	40	7.0	8.5	10.0	12.0	—	40
15〜17（歳）	8.0	10.0	—	50	5.5	7.0	8.5	10.5	—	40
18〜29（歳）	6.5	7.5	—	50	5.5	6.5	8.5	10.5	—	40
30〜49（歳）	6.5	7.5	—	50	5.5	6.5	9.0	10.5	—	40
50〜64（歳）	6.5	7.5	—	50	5.5	6.5	9.0	11.0	—	40
65〜74（歳）	6.0	7.5	—	50	5.0	6.0	—	—	—	40
75以上（歳）	6.0	7.0	—	50	5.0	6.0	—	—	—	40
妊婦（付加量）初期					＋2.0	＋2.5	—	—	—	—
中期・後期					＋8.0	＋9.5	—	—	—	—
授乳婦（付加量）					＋2.0	＋2.5	—	—	—	—

亜鉛の食事摂取基準（mg/日）								銅の食事摂取基準（mg/日）							
性別	男性				女性				男性				女性			
年齢等	推定平均必要量	推奨量	目安量	耐容上限量	推定平均必要量	推奨量	目安量	耐容上限量	推定平均必要量	推奨量	目安量	耐容上限量	推定平均必要量	推奨量	目安量	耐容上限量
0〜5（月）	—	—	2	—	—	—	2	—	—	—	0.3	—	—	—	0.3	—
6〜11（月）	—	—	3	—	—	—	3	—	—	—	0.3	—	—	—	0.3	—
1〜2（歳）	3	3	—	—	2	3	—	—	0.3	0.3	—	—	0.2	0.3	—	—
3〜5（歳）	3	4	—	—	3	3	—	—	0.3	0.4	—	—	0.3	0.3	—	—
6〜7（歳）	4	5	—	—	3	4	—	—	0.4	0.4	—	—	0.4	0.4	—	—
8〜9（歳）	5	6	—	—	4	5	—	—	0.4	0.5	—	—	0.4	0.5	—	—
10〜11（歳）	6	7	—	—	5	6	—	—	0.5	0.6	—	—	0.5	0.6	—	—
12〜14（歳）	9	10	—	—	7	8	—	—	0.7	0.8	—	—	0.6	0.8	—	—
15〜17（歳）	10	12	—	—	7	8	—	—	0.8	0.9	—	—	0.6	0.7	—	—
18〜29（歳）	9	11	—	40	7	8	—	35	0.7	0.9	—	7	0.6	0.7	—	7
30〜49（歳）	9	11	—	45	7	8	—	35	0.7	0.9	—	7	0.6	0.7	—	7
50〜64（歳）	9	11	—	45	7	8	—	35	0.7	0.9	—	7	0.6	0.7	—	7
65〜74（歳）	9	11	—	40	7	8	—	35	0.7	0.9	—	7	0.6	0.7	—	7
75以上（歳）	9	10	—	40	6	8	—	30	0.7	0.8	—	7	0.6	0.7	—	7
妊婦（付加量）					＋1	＋2	—	—					＋0.1	＋0.1	—	—
授乳婦（付加量）					＋3	＋4	—	—					＋0.5	＋0.6	—	—

マンガンの食事摂取基準 （mg/日）				
性　別	男　性		女　性	
年齢等	目安量	耐容上限量	目安量	耐容上限量
0〜5　（月）	0.01	—	0.01	—
6〜11　（月）	0.5	—	0.5	—
1〜2　（歳）	1.5	—	1.5	—
3〜5　（歳）	1.5	—	1.5	—
6〜7　（歳）	2.0	—	2.0	—
8〜9　（歳）	2.5	—	2.5	—
10〜11　（歳）	3.0	—	3.0	—
12〜14　（歳）	4.0	—	4.0	—
15〜17　（歳）	4.5	—	3.5	—
18〜29　（歳）	4.0	11	3.5	11
30〜49　（歳）	4.0	11	3.5	11
50〜64　（歳）	4.0	11	3.5	11
65〜74　（歳）	4.0	11	3.5	11
75以上　（歳）	4.0	11	3.5	11
妊　婦			3.5	—
授乳婦			3.5	—

	ヨウ素の食事摂取基準 （μg/日）								セレンの食事摂取基準 （μg/日）							
性　別	男　性				女　性				男　性				女　性			
年齢等	推定平均必要量	推奨量	目安量	耐容上限量	推定平均必要量	推奨量	目安量	耐容上限量	推定平均必要量	推奨量	目安量	耐容上限量	推定平均必要量	推奨量	目安量	耐容上限量
0〜5　（月）	—	—	100	250	—	—	100	250	—	—	15	—	—	—	15	—
6〜11　（月）	—	—	130	250	—	—	130	250	—	—	15	—	—	—	15	—
1〜2　（歳）	35	50	—	300	35	50	—	300	10	10	—	100	10	10	—	100
3〜5　（歳）	45	60	—	400	45	60	—	400	10	15	—	100	10	10	—	100
6〜7　（歳）	55	75	—	550	55	75	—	550	15	15	—	150	15	15	—	150
8〜9　（歳）	65	90	—	700	65	90	—	700	15	20	—	200	15	20	—	200
10〜11　（歳）	80	110	—	900	80	110	—	900	20	25	—	250	20	25	—	250
12〜14　（歳）	95	140	—	2,000	95	140	—	2,000	25	30	—	350	25	30	—	300
15〜17　（歳）	100	140	—	3,000	100	140	—	3,000	30	35	—	400	20	25	—	350
18〜29　（歳）	95	130	—	3,000	95	130	—	3,000	25	30	—	450	20	25	—	350
30〜49　（歳）	95	130	—	3,000	95	130	—	3,000	25	30	—	450	20	25	—	350
50〜64　（歳）	95	130	—	3,000	95	130	—	3,000	25	30	—	450	20	25	—	350
65〜74　（歳）	95	130	—	3,000	95	130	—	3,000	25	30	—	450	20	25	—	350
75以上　（歳）	95	130	—	3,000	95	130	—	3,000	25	30	—	400	20	25	—	350
妊　婦（付加量）					＋75	＋110	—	—[1]					＋5	＋5	—	—
授乳婦（付加量）					＋100	＋140	—	—[1]					＋15	＋20	—	—

[1] 妊婦及び授乳婦の耐容上限量は，2,000 μg/日とした。

クロムの食事摂取基準（μg/日）				
性　別	男　性		女　性	
年齢等	目安量	耐容上限量	目安量	耐容上限量
0～5（月）	0.8	—	0.8	—
6～11（月）	1.0	—	1.0	—
1～2（歳）	—	—	—	—
3～5（歳）	—	—	—	—
6～7（歳）	—	—	—	—
8～9（歳）	—	—	—	—
10～11（歳）	—	—	—	—
12～14（歳）	—	—	—	—
15～17（歳）	—	—	—	—
18～29（歳）	10	500	10	500
30～49（歳）	10	500	10	500
50～64（歳）	10	500	10	500
65～74（歳）	10	500	10	500
75以上（歳）	10	500	10	500
妊　婦			10	—
授乳婦			10	—

モリブデンの食事摂取基準（μg/日）								
性　別	男　性				女　性			
年齢等	推定平均必要量	推奨量	目安量	耐容上限量	推定平均必要量	推奨量	目安量	耐容上限量
0～5（月）	—	—	2	—	—	—	2	—
6～11（月）	—	—	5	—	—	—	5	—
1～2（歳）	10	10	—	—	10	10	—	—
3～5（歳）	10	10	—	—	10	10	—	—
6～7（歳）	10	15	—	—	10	15	—	—
8～9（歳）	15	20	—	—	15	15	—	—
10～11（歳）	15	20	—	—	15	20	—	—
12～14（歳）	20	25	—	—	20	25	—	—
15～17（歳）	25	30	—	—	20	25	—	—
18～29（歳）	20	30	—	600	20	25	—	500
30～49（歳）	25	30	—	600	20	25	—	500
50～64（歳）	25	30	—	600	20	25	—	500
65～74（歳）	20	30	—	600	20	25	—	500
75以上（歳）	20	25	—	600	20	25	—	500
妊　婦（付加量）					＋0	＋0	—	—
授乳婦（付加量）					＋3	＋3	—	—

index ■さくいん

英数字

24時間食事思い出し法　106, 189
ACD　177
AFDA　177
BMI　59, 77, 108, 136, 144,
　149, 181, 184, 191
CKD　20
CO_2　9, 70, 168
COPD　20, 156, 231
COVID-19　148
CRISPR-Cas9　174
FAO　65, 147, 152, 158, 163,
　169
HACCP　13
HALE　41
ICDN　176
ICDA　176
JAS法　12, 90
JICA　178
NCDs　16, 148, 156, 162
NST　114
O157　2, 13
PDCA　76, 88, 188
PEM　161, 167
PHC　169
QOL　3, 4, 76, 82, 168
SDGs　13, 128, 162, 166
SV　134
UHC　169
WHO　3, 17, 37, 41, 148,
　156, 166

あ

悪性新生物　23, 26, 42, 100
アジア栄養士会議　177
アジア栄養士連盟　177
アスタナ宣言　169

アメリカ人のための食生活指針
　150
アルマ・アタ宣言　169
アレルゲン表示　94
一次予防　3, 24, 123
遺伝子組換え作物　172
いも類　52
医療計画　17
医療法　6, 17
医療保険者への特定健康診査・特定
　保健指導の義務づけ　11
飲酒ガイドライン（案）　14
運動基準　11, 136
運動不足　3, 26, 140, 156,
　161, 194
影響評価　83
栄養アセスメント　2, 45, 78
栄養疫学　97, 99
栄養改善法　7, 10, 91
栄養格差　14, 125
栄養学　1
栄養学校　114
栄養機能食品　90
栄養教諭　10, 129
栄養ケア・ステーション　46
栄養ケア・マネジメント　11, 45
栄養サポートチーム　114
栄養士　6, 114
栄養士免許　112
栄養士法　6, 9, 112, 200
栄養士養成　112, 174
栄養障害の二重負荷　148, 162,
　178
栄養所要量から食事摂取基準へ　10
栄養スクリーニング　45, 76
栄養成分表示　95
栄養素等摂取量　50, 107, 185
栄養素密度法　108

栄養転換　148
栄養表示基準制度　8
栄養不足　6, 147, 158, 162
栄養不足人口　147, 158
栄養補助食品　94
疫学　97
疫学診断　82
エコロジカル・フットプリント
　166
エネルギー収支バランス　191
エネルギー調整　108
エネルギー過剰摂取　3, 100
嚥下　43
嚥下困難者用食品　91
エンパワメント　3
横断研究　103
オタワ憲章　168

か

介護保険法　10
外食　13, 56
改善課題　82
介入研究　101, 103
科学的根拠　1
陰膳法　189
課題解決型アプローチ　75
過体重　148, 156
脚気　98
学校給食法　7, 140
カットポイント法　104
がん　14, 26
がん教育　140
環境省　65
観察研究　101
がん対策基本法　28, 121
がん対策推進基本計画　28
管理栄養士国家試験　112
管理栄養士国家試験出題基準（ガイ

ドライン）の改定　12
管理栄養士　7, 9, 10, 45, 76, 89, 112, 115
気候変動　16, 158, 162, 172
記述疫学　101
機能性表示食品　90, 93
給食管理　112, 114
供給熱量（カロリー）ベース総合食料自給率　66
行政栄養士　12, 86
偶然誤差　101
経過評価　83
系統的誤差　101
結核　26, 42
結果評価　85
ゲノム編集食品　174
減塩　125, 156
健康・栄養行政　111
健康格差　17, 58, 125
健康寿命　11, 40, 82, 123, 141
健康寿命のあり方に関する有識者会議　40
健康増進センターの設置　7
健康増進法　10, 48, 76, 91, 114, 121
健康阻害要因　3
健康づくりのための運動基準　11, 136
健康づくりのための休養指針　138
健康づくりのための身体活動・運動ガイド2023　137
健康づくりのための睡眠指針2014　138
健康的で持続可能な食環境戦略イニシアチブ　14, 125
健康な食事　125
健康日本21　9, 121
健康日本21（第二次）　10, 123
健康日本21（第三次）　14, 58, 125, 141
健康の社会的決定要因のための概念的枠組み　17

健康フロンティア戦略　11
原産地表示　94
現状把握　84
公害による健康被害　15
後期高齢者　37
合計特殊出生率　33, 158
公衆栄養（定義）　1
公衆栄養アセスメント　78, 82
公衆栄養学（定義）　1, 2, 3
公衆栄養活動　4, 7, 14, 16, 19, 75, 83
公衆栄養スクリーニング・アセスメント　76
公衆栄養マネジメント　75
公衆栄養プログラム　82
公衆栄養マネジメントサイクル　76
厚生省栄養課の創設　6
厚生労働省　111
交絡因子　108
高齢化率　37
高齢期　140
高齢者（定義）　37
高齢者の医療の確保に関する法律　11, 118, 140
高齢者の栄養　45, 140
国際栄養士会議　176
国際栄養士連盟　176
国際栄養目標2025　148
国民医療費　23
国民栄養調査の開始　6
国民健康・栄養調査　48, 100, 115
国民生活基礎調査　23
国連食糧農業機関　169
こころの健康　123, 138
こども家庭庁　35, 111
子どもの貧困　36, 37, 158
コホート研究　103
コホート合計特殊出生率　33
コミュニティ　17, 168
小麦　52, 63, 171
米（コメ）　50, 171
婚姻　32

さ

サービング　134
災害時の公衆栄養活動　19
佐伯矩　6, 114
砂糖（遊離糖）　156
サルコペニア　43
残差法　108
自殺　31
脂質　50, 156
脂質異常症　20, 25, 100
持続可能な開発のための2030アジェンダ　162
持続可能な開発目標　162
持続可能な食料システムによる健康的な食事　163
実践栄養学　1
実践活動　4
実態調査　78
質的調査　78
質問紙法　79
児童福祉施設における食事の提供ガイド　37, 140
社会資源　83
社会診断　82
社会調査法　78
ジャカルタ宣言　168
若年女性のやせ　14, 60, 125, 134
周産期死亡率　35
重量ベース（品目別）自給率　66
宿主要因　99
受動喫煙　115, 125
授乳・離乳の支援ガイド　37, 140
受療率　3
循環器系疾患　28
少子化　32
消費者庁　90, 111
症例対照研究　103
食育基本法　10, 70, 111, 116, 128
食塩　50, 88, 103, 128, 156
食塩の過剰摂取　14, 125, 152,

156
食事改善　78, 188
食事記録法　105
食事摂取基準　10, 76
食事調査　104
食事調査方法　49, 105
食事バランスガイド　130
食事歴法　189, 191
食生活指針　8, 13, 130, 149, 152
褥瘡　42
食の外部化，簡便化　56
食品安全基本法　10
食品衛生法　13, 90
食品群別摂取量　50, 107
食品のロスと廃棄に関する啓発の国際デー　164
食品廃棄物　65
食品表示基準　90, 94
食品表示法　12, 90, 94, 120
食品ロス　65
食品ロスの削減の推進に関する法律　65
食物摂取頻度調査法　106
食物繊維　95, 141, 187
食物連鎖　1, 15
食料安全保障　16, 169
食料自給率　66, 68, 160
食料需給表　65
食料・農業・農村基本計画　69
食料・農業・農村基本法　16
食料不足　147, 160
新型コロナウイルス感染症　20, 148, 158
心疾患　23, 26, 28, 157
身体計測　77
新健康フロンティア戦略　10
申告誤差　107
新生児死亡率　35
腎臓病用組み合せ食品　92
身体活動基準　136
推奨量　183, 184
推定エネルギー必要量　184

推定平均必要量　79, 183, 184
健やか親子21　35, 88, 111
ストレス　3, 138
スノウ，ジョン　97
スマートミール　125
スローフード　9
生化学検査　2, 77
生活習慣病　9, 15, 20, 24, 42, 78, 87, 97, 100, 113, 121, 125, 130, 141, 181
生活習慣病ハイリスク集団　141
生活の質の向上　3
生産額ベース総合食料自給率　66
精神保健　31
成人期　140
成人病　9
生態学的研究　103
生態系　15, 166
生体指標　185, 189
成長期　140
精度管理　101
世界食糧サミット　169
世界人口　1, 156
世界の食料事情　158
世界の農産物生産量　170
世界保健機関　166
絶対的貧困　162
前期高齢者　37
前後比較デザイン　104
層化　108
早期新生児死亡率　35
ソーシャル・キャピタル　17, 119
咀嚼　43

た

体位（身長，体重）　59, 187
第一次国民健康づくり対策　7
大豆　47, 63, 64, 170
第二次国民健康づくり対策（「アクティブ80ヘルスプラン」）の推進　8
耐容上限量　79, 183, 185, 192
第4次食育推進基本計画　13, 79,

128
高木兼寛　98
単独世帯　16, 44
地域診断　75
地域相関研究　103
地域高齢者等の健康支援を推進する配食事業の栄養管理に関するガイドライン　13, 47
地域包括ケアシステム　16, 45
地域保健対策　16, 117
地域保健法　8, 85, 117
地球温暖化　1, 63, 147, 158
地産地消　70, 166
朝食欠食率　54, 128
腸内細菌　47
調理師法　121
地方交付税　87
通院者　24
低栄養　42, 45, 59, 130, 148, 163
電話調査法　80
東京栄養サミット2021　178
糖尿病　12, 16, 23, 29, 100, 124, 140, 141, 156, 161
糖尿病性腎症　30
糖尿病用組み合せ食品　92
動物性たんぱく質　50, 54, 166
とうもろこし　63, 170, 172
特定給食施設　88, 115
特定健診・特定保健指導（プログラム）　11, 141
特定保健用食品　91
特別用途食品　90

な

内閣府　111
内臓脂肪症候群　12, 59, 140
中食　13, 55, 125
ナトリウム　50, 95, 156
難病対策地域協議会　89
難病の患者に対する医療等に関する法律　89
二次予防　1, 3, 26

日間変動　107
ニッポンフードシフト　71
日本栄養士会　19, 47, 177
日本食品標準成分表　49, 111
日本食品標準成分表2020年版　6, 125
日本人の食事摂取基準（2020年版）　10, 43, 50, 104, 116, 181
日本肥満学会の判定方法　59
乳児死亡率　35
乳児用調整液状乳　92
乳児用調製粉乳　90
乳幼児期　140
乳幼児身体発育調査　140
妊産婦死亡率　35
妊産婦・授乳婦用粉乳　90
妊産婦のための食事バランスガイド　94, 134
妊産婦のための食生活指針　134, 139
妊娠期・授乳期　139
妊娠前からはじめる妊産婦のための食生活指針　134
認知症　39, 47
年齢区分（日本人の食事摂取基準）　184
年齢調整死亡率　26
脳血管疾患（脳卒中）　14, 23, 26, 28, 39, 100, 121
農産物需要（世界）　170
農産物貿易　64
農産物輸入　62
脳卒中・循環器病対策基本法　29, 121
農林水産省　9, 13, 65, 71, 111

は

肺炎　26
ハイリスク・アプローチ　3, 104
曝露要因　99
ハサップ　13

半健康人　3
半定量食物摂取頻度調査法　106
非感染性疾患　16, 148, 152, 156, 162, 167
非糖類甘味料　156
ひとり親　36
非肥満者　142
肥満者　59, 103
病院食制度の改善　8
病者用食品　90
標準化　101
秤量法　105
秤量目安量法　106
肥料　16, 171
比例案分法　49
貧困率　158
フードガイド　149
フードガイドピラミッド　149
フードシステム　9
フードデザート　43
フード・マイレージ　70, 165
プライマリ・ヘルス・ケア　169
プラネタリーヘルスダイエット　163
プリシード・プロシードモデル　76, 82
フレイル　13, 43, 181, 184
文献調査　78
分析疫学　103
平均寿命　39, 157
平均余命　39
ヘルシーピープル　149
ヘルスプロモーション　3, 168
変動係数　185
保健所　6, 8, 85, 87, 89, 117, 119, 141
保健所法　6, 8, 117
保健センター　7, 8, 117
母子保健法　119
母集団と標本　100
ポピュレーション・アプローチ

3, 104

ま

マイピラミッド　150
マイプレート　150
松本良順　4
マネジメントサイクル　4, 76, 83
慢性腎臓病　20
未婚率　32
緑の革命　172
無作為でない比較試験　104
無作為割付比較試験　103
6つの基礎食品　7
メタボリックシンドローム　12, 59, 124, 140, 142
メッツ　138
目安量　77, 101, 185
目安量法　105
面接法　79
目的設定型アプローチ　75
目標設定　82, 88
目標量　183, 185, 193
文部科学省　13, 111, 130

や

野菜類　52, 59, 141
やせ　14, 59, 125, 134
有訴者　23
有訴者率　3, 23
ユニバーサル・ヘルス・カバレッジ　169
要介護　39, 42, 44
要介護認定者　39, 44
養生法　6
横浜栄養宣言2022　178

ら

量的調査　78
老衰　26
ローマ宣言　169
ロコモティブシンドローム　42

エスカベーシック
公衆栄養学概論
2024／2025

2012 年 4 月 15 日　第一版第 1 刷発行
2013 年 4 月 15 日　第二版第 1 刷発行
2014 年 4 月 25 日　第三版第 1 刷発行
2015 年 4 月 15 日　第四版第 1 刷発行
2016 年 4 月 15 日　第五版第 1 刷発行
2017 年 4 月 15 日　第六版第 1 刷発行
2018 年 4 月 15 日　第七版第 1 刷発行
2019 年 4 月 15 日　第八版第 1 刷発行
2020 年 4 月 1 日　第九版第 1 刷発行
2021 年 4 月 1 日　第十版第 1 刷発行
2022 年 4 月 1 日　第十一版第 1 刷発行
2023 年 4 月 1 日　第十二版第 1 刷発行
2024 年 4 月 1 日　第十三版第 1 刷発行

監　修●芦川修貳
編著者●古畑 公・田中弘之
著　者●髙橋佳子・荒井裕介
　　　　岩瀬靖彦・鈴木三枝
　　　　円谷由子・笠原賀子
　　　　本田佳代子・内堀佳子
　　　　岡田文江・間中友美
　　　　古本美栄・木下ゆり
　　　　児玉小百合・宮城栄重
　　　　白川海恋

発行者●宇野文博
発行所●株式会社 同文書院
　　　　〒 112-0002　東京都文京区小石川 5-24-3
　　　　TEL（03）3812-7777
　　　　FAX（03）3812-7792
　　　　振替　00100-4-1316
装　丁●中野岳人
DTP・印刷・製本●日本ハイコム株式会社